全国中医药行业高等教育“十三五”规划教材

全国高等中医药院校规划教材（第十版）

作业治疗学

〔供康复治疗学、作业治疗学、针灸推拿专业（康复方向）等专业用〕

主　编

胡　军（上海中医药大学）

副主编

李　丽（山东中医药大学）
李奎成（宜兴九如城康复医院）
董洪英（天津中医药大学）
杨永红（四川大学华西临床医学院/华西医院）

编　委（以姓氏笔画为序）

艾　坤（湖南中医药大学）
朱　琳（新疆医科大学第一附属医院）
伊文超（南京医科大学）
刘　琦（成都中医药大学）
刘晓丹（上海中医药大学）
刘雪枫（福建中医药大学）
李品梅（吉林大学中日联谊医院）
陆佳妮（同济大学附属阳光康复中心）
陈慧杰（黑龙江中医药大学附属第二医院）
赵颖倩（陕西中医药大学）
胡玉明（南通大学附属医院）
崔　颖（华北理工大学护理与康复学院）
董安琴（郑州大学第五附属医院）
舒　乐（甘肃中医药大学）

学术秘书

刘倩雯（上海中医药大学）

中国中医药出版社

·北　京·

图书在版编目(CIP)数据

作业治疗学 / 胡军主编. —北京：中国中医药出版社，2017.8（2022.1 重印）
全国中医药行业高等教育“十三五”规划教材
ISBN 978－7－5132－4241－7

Ⅰ. ①作…　Ⅱ. ①胡…　Ⅲ. ①康复医学—中医学院—教材　Ⅳ. ①R49

中国版本图书馆 CIP 数据核字(2017)第 112810 号

中国中医药出版社出版
北京经济技术开发区科创十三街31号院二区8号楼
邮政编码　100176
传真　010-64405721
廊坊市祥丰印刷有限公司印刷
各地新华书店经销

开本 850×1168　1/16　印张 17.5　字数 465 千字
2017 年 8 月第 1 版　2022 年 1 月第 2 次印刷
书号　ISBN 978－7－5132－4241－7

定价　49.00 元
网址　www.cptcm.com

服务热线　010－64405510
购书热线　010－89535836
维权打假　010－64405753

微信服务号　zgzyycbs
微商城网址　https://kdt.im/LIdUGr
官方微博　http://e.weibo.com/cptcm
天猫旗舰店网址　https://zgzyycbs.tmall.com

如有印装质量问题请与本社出版部联系(010－64405510)

全国中医药行业高等教育“十三五”规划教材

全国高等中医药院校规划教材（第十版）

专家指导委员会

编审专家组

组　长

王国强（国家卫生计生委副主任　国家中医药管理局局长）

副组长

张伯礼（中国工程院院士　天津中医药大学教授）
王志勇（国家中医药管理局副局长）

组　员

卢国慧（国家中医药管理局人事教育司司长）
严世芸（上海中医药大学教授）
吴勉华（南京中医药大学教授）
王之虹（长春中医药大学教授）
匡海学（黑龙江中医药大学教授）
刘红宁（江西中医药大学教授）
翟双庆（北京中医药大学教授）
胡鸿毅（上海中医药大学教授）
余曙光（成都中医药大学教授）
周桂桐（天津中医药大学教授）
石　岩（辽宁中医药大学教授）
黄必胜（湖北中医药大学教授）

前 言

为落实《国家中长期教育改革和发展规划纲要（2010–2020年）》《关于医教协同深化临床医学人才培养改革的意见》，适应新形势下我国中医药行业高等教育教学改革和中医药人才培养的需要，国家中医药管理局教材建设工作委员会办公室（以下简称“教材办”）、中国中医药出版社在国家中医药管理局领导下，在全国中医药行业高等教育规划教材专家指导委员会指导下，总结全国中医药行业历版教材特别是新世纪以来全国高等中医药院校规划教材建设的经验，制定了“‘十三五’中医药教材改革工作方案”和“‘十三五’中医药行业本科规划教材建设工作总体方案”，全面组织和规划了全国中医药行业高等教育“十三五”规划教材。鉴于由全国中医药行业主管部门主持编写的全国高等中医药院校规划教材目前已出版九版，为体现其系统性和传承性，本套教材在中国中医药教育史上称为第十版。

本套教材规划过程中，教材办认真听取了教育部中医学、中药学等专业教学指导委员会相关专家的意见，结合中医药教育教学一线教师的反馈意见，加强顶层设计和组织管理，在新世纪以来三版优秀教材的基础上，进一步明确了“正本清源，突出中医药特色，弘扬中医药优势，优化知识结构，做好基础课程和专业核心课程衔接”的建设目标，旨在适应新时期中医药教育事业发展和教学手段变革的需要，彰显现代中医药教育理念，在继承中创新，在发展中提高，打造符合中医药教育教学规律的经典教材。

本套教材建设过程中，教材办还聘请中医学、中药学、针灸推拿学三个专业德高望重的专家组成编审专家组，请他们参与主编确定，列席编写会议和定稿会议，对编写过程中遇到的问题提出指导性意见，参加教材间内容统筹、审读稿件等。

本套教材具有以下特点：

1. 加强顶层设计，强化中医经典地位

针对中医药人才成长的规律，正本清源，突出中医思维方式，体现中医药学科的人文特色和“读经典，做临床”的实践特点，突出中医理论在中医药教育教学和实践工作中的核心地位，与执业中医（药）师资格考试、中医住院医师规范化培训等工作对接，更具有针对性和实践性。

2. 精选编写队伍，汇集权威专家智慧

主编遴选严格按照程序进行，经过院校推荐、国家中医药管理局教材建设专家指导委员会专家评审、编审专家组认可后确定，确保公开、公平、公正。编委优先吸纳教学名师、学科带头人和一线优秀教师，集中了全国范围内各高等中医药院校的权威专家，确保了编写队伍的水平，体现了中医药行业规划教材的整体优势。

3. 突出精品意识，完善学科知识体系

结合教学实践环节的反馈意见，精心组织编写队伍进行编写大纲和样稿的讨论，要求每门教材立足专业需求，在保持内容稳定性、先进性、适用性的基础上，根据其在整个中医知识体系中的地位、学生知识结构和课程开设时间，突出本学科的教学重点，努力处理好继承与创新、理论与实践、基础与临床的关系。

4. 尝试形式创新，注重实践技能培养

为提升对学生实践技能的培养，配合高等中医药院校数字化教学的发展，更好地服务于中医药教学改革，本套教材在传承历版教材基本知识、基本理论、基本技能主体框架的基础上，将数字化作为重点建设目标，在中医药行业教育云平台的总体构架下，借助网络信息技术，为广大师生提供了丰富的教学资源和广阔的互动空间。

本套教材的建设，得到国家中医药管理局领导的指导与大力支持，凝聚了全国中医药行业高等教育工作者的集体智慧，体现了全国中医药行业齐心协力、求真务实的工作作风，代表了全国中医药行业为“十三五”期间中医药事业发展和人才培养所做的共同努力，谨向有关单位和个人致以衷心的感谢！希望本套教材的出版，能够对全国中医药行业高等教育教学的发展和中医药人才的培养产生积极的推动作用。

需要说明的是，尽管所有组织者与编写者竭尽心智，精益求精，本套教材仍有一定的提升空间，敬请各高等中医药院校广大师生提出宝贵意见和建议，以便今后修订和提高。

国家中医药管理局教材建设工作委员会办公室

中国中医药出版社

2016 年 6 月

编写说明

近10年来，中国康复事业迎来了前所未有的发展契机。随之而来，康复教育也得到空前的关注和发展机遇，大批全国高等院校陆续开办了康复治疗专业。为了使康复治疗专业的教材既传承中国健康文化，又与国际康复治疗教育接轨，国家中医药管理局教材建设办公室、中国中医药出版社组织开展了全国中医药行业高等教育"十三五"规划教材建设工作。作为康复治疗的核心课程之一，《作业治疗学》被纳入其中。作业治疗学历史悠久，是对生活功能障碍和社会适应能力进行评估、治疗和研究的一门成熟学科，是康复科学的重要组成部分。

本版教材吸纳作业治疗领域国际前沿的专业理念和知识，编写理念向国际作业治疗学教育标准靠拢，侧重于理念与治疗技术的引入，将评定与治疗实践有机地结合，使作业治疗教学更具有实践性和针对性。主要内容包括作业治疗的历史发展与趋势、作业治疗常用模式、作业治疗评定、作业实践基础、基本作业训练、临床常见功能障碍的作业治疗、精神健康、职业康复与职业教育、家庭社区作业治疗与辅助器具等。

本教材分为四部分25个章节，各编委执笔章节如下：第一章、第二章：胡军；第三章：艾坤；第四章、第十七章：董安琴；第五章、第二十一章：杨永红；第六章、第八章：刘琦；第七章、第九章：朱琳；第十章：胡玉明；第十一章：伊文超；第十二章：崔颖；第十三章：董洪英；第十四章：舒乐；第十五章：刘雪枫；第十六章：李品梅；第十八章：李奎成；第十九章、第二十章：李丽；第二十二章：刘晓丹；第二十三章：赵颖倩；第二十四章：陈慧杰；第二十五章：陆佳妮。本教材适用于康复治疗学专业和作业治疗学专业本科生、针灸推拿专业康复方向本科生和研究生等，也可供康复医师、康复治疗师、特殊学校教师，以及临床医师、护士等阅读参考。

本教材即将付梓之际，首先感谢中国中医药出版社有关领导与同志的支持与厚爱；感谢《作业治疗学》编委们辛勤与不懈的努力。上海中医药大学康复医学院的李晓林、上海中医药大学附属岳阳中西医结合医院的李文兮和薛夏琰、上海中医药大学附属第七人民医院的周欢霞都参与了本书的编写整理工作，在此感谢他们的工作和贡献。

中国作业治疗起步较晚，前行的道路还很漫长，虽已经有了非常好的发展态势，仍需要大家共同不懈的努力。恳切希望有关专家和读者在教材使用过程中提出宝贵意见，以便再版时修正。

《作业治疗学》编委会

2017年6月

目 录

第一部分　基础篇

第一章　导　论

第一节　作业及作业治疗

一、作业的定义

作业,在英文中为 occupation,词中含有的"occup-"前缀即"占据、占有"的意思,作业即为占据人时间和精力的活动,也可称为"作业活动"。许多权威机构、作业治疗师都尝试定义作业。世界作业治疗师联盟(World Federation of Occupational Therapists, WFOT)定义作业为"每个人在家庭和社区中每天所做的事,这些事占据了时间并给生活带来意义,作业包括了人需要、想要和期待去做的事"(WFOT, 2012)。玛丽·罗(Mary Law)等定义作业为"人和文化给予意义和价值的活动,作业占据人生命的一切事情,包括自我照顾……享受自我……为社会与经济做贡献"[罗(Law)、波拉塔科(Polatajko)、巴波替斯特(Baptiste)和唐森德(Townsend),1997]。美国作业治疗师协会将作业定义为"人每天参与的活动"。虽然在各种著作中对作业的表述不尽相同,但皆认可作业是人参与的具有目的性的活动。

二、作业的范畴

作业覆盖了人生活的方方面面,作业分为五方面,分别为日常生活活动、教育与工作、休闲娱乐、社会参与以及休息与睡眠。

(一)日常生活活动

日常生活活动(activity of daily living, ADL)分为基本性生活活动(basic activities of daily living, BADL)和工具性日常生活活动(instrumental activities of daily living, IADL)两大类。基本性生活活动(表 1-1)即指人日常的生活自理活动,是人维持生存状态的基础。包括进食与吞咽、洗澡、如厕、穿衣、功能性移动、个人清洁与修饰以及性活动。工具性日常生活活动(表 1-2)即指人维持家庭与社区生活的活动,该类活动往往要求更高的技能。包括照顾人和宠物,交流工具的使用,交通工具的使用与社区移动,经济管理,健康管理与维持,家庭管理与维护,饮食准备与清理,精神活动,安全与紧急事件应对,购物。日常生活活动具体内容见表 1-1、表 1-2。

表1-1 基本性生活活动名称与内容

活动名称	内容
进食与吞咽	设置进食环境，保持恰当的进食体位，使用工具完成将食物（包括液体）送入口腔的过程，吞咽食物
洗澡	洗澡前的准备，保持洗澡过程中的体位，转移，使用肥皂清洗等
如厕	管理衣物，转移至如厕用具上，大小便控制，如厕后的清洁，如厕用具的使用
穿衣	合理根据气候、场合选择衣服，准备所需衣物，以正确的顺序穿上、脱下衣服、裤袜、鞋子，包括假肢、夹板等
功能性移动	能够自行或使用各种移动工具到达各种地方
个人清洁与修饰	为了个人的美观所参与的活动，如刷牙，洗脸，梳头，剪指甲，面部、身体护理，假牙护理，隐形眼镜的使用与日常护理，辅具（如假肢、夹板等）的清洁护理

表1-2 工具性日常生活活动名称与内容

活动名称	内容
照顾人和宠物	照顾、护理、看护人或宠物
交流工具的使用	使用各种交流工具（书信、手机、电脑、交流板、盲文系统等）达到收发信息的目的
交通工具使用与社区移动	使用各式交通工具实现社区范围内的移动，如走路、开车、搭乘公交车、打车、骑自行车等
经济管理	使用各种方式进行金钱来往和理财。例如开通银行账户进行存款
健康管理与维持	培养健康习惯，保持健康生活方式，参与促进健康的活动，保持营养膳食，预防危害健康的因素。例如每周去健身房3次以保持身体健康
家庭管理与维护	维持与管理家中物产与环境。例如当家中的天花板漏水时，能够自我维修或求助专业维修人员解决问题
饮食准备与清理	准备、制作饮食，并清洗、整理用具
精神活动	令精神得到愉悦和升华的活动。例如带孩子去公园玩，亲近大自然，增进亲子感情
安全与紧急事件应对	规避生活中的危险因素（如用电危险、火灾等），面对紧急事件知道如何应对的方法。例如家中着火时拨打“119”
购物	列出购物清单，选择、购买、运输物品

（二）教育与工作

1. 教育 一切以获取知识与技能为目的的活动。包括参加教育机构组织的课程、校园活动（如兴趣小组、社团、运动）、社会实践活动等；参加兴趣班、学习班；选定一个兴趣方向进行自学等作业活动。例如：学生参加课外兴趣小组；家庭主妇参加烘焙班学习制作蛋糕；吉他爱好者跟着网上的视频自学吉他。

2. 工作 一切与产生价值相关的活动，分别是工作前的准备与参加工作。工作前准备包括确定工作方向与自我认知、求职（制作简历、面试等）。参加工作的作业活动有工作任务（包括时间管理、与同事合作、管理团队和完成工作任务等）和退休准备。工作可以是有偿的，也可以是无偿的，如志愿者、义工。例如：工伤患者在作业治疗师的帮助下确定现有的长处与短处，寻找新的工作方向；医学生参加运动会志愿者活动，为运动员提供医学服务。

（三）休闲娱乐

即人为了获得快乐、愉悦所参与的一切娱乐活动，可分为成年人参与的休闲活动和儿童及青少年参与的玩耍活动。休闲活动包括兴趣爱好、娱乐活动的探索；娱乐活动的策划与参与。玩耍活动包括儿童为了探索世界、获得发育所需的体验而参与的游戏和玩耍。例如：大学篮球社团每年举

NOTE

办一次篮球比赛（图 1－1）；一群 5~6 岁的小朋友玩捉迷藏游戏。

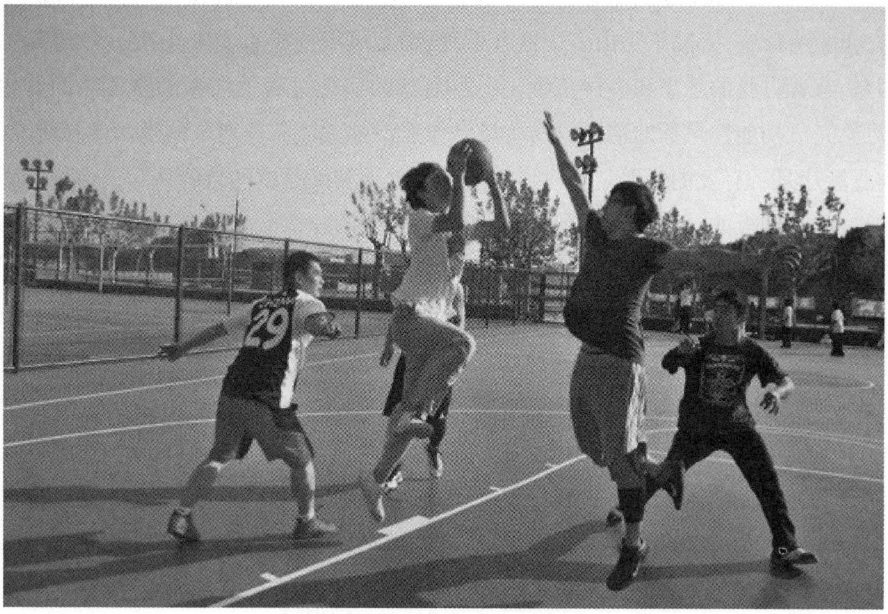

图 1－1　作业包括休闲娱乐方面

（四）社会参与

人的一切社交活动，可发生在多种场合中，包括社区、家庭、朋辈之间。

（五）休息与睡眠

包括放松自我精神与身体的休息活动，睡眠的准备与睡眠。

三、作业的特点与意义

1. 作业的特点　作业涵盖了人生活中所有活动，人、作业活动、环境三者密不可分。

人的个人状况影响对作业的选择，不同年龄的人喜欢参与的作业不同，如年轻人喜欢踢球而老年人喜欢舒缓的体育活动。此外，性别、个性、兴趣爱好、信仰等因素都影响着人参与作业的决定。

参加作业的环境因素同样影响着人对作业的选择。从物理环境方面来说，咖啡店将店内的环境布置得舒适，吸引顾客来此交谈会客或放松，而图书馆布置得整洁宽敞适合学习。文化环境和社会环境的不同也影响着人对作业的选择，如留学生到了一个新的文化环境中“入乡随俗”，过当地的节日，适应当地生活习惯等。

由此总结出，作业是复杂的，每一项作业都由多个任务和动作组成，需要在特定的环境下完成，作业的选择受到人和环境的影响，完成作业的过程需要人多种功能的综合应用。

2. 作业的意义　作业赋予生命意义。人通过完成生活自理获得自立，通过学习与工作产生价值而获得成就感，在社交中获得自尊与自信。通过参与和完成作业，人对自我的角色与身份产生自我认同，获得存在的价值与意义。

四、作业治疗的定义与特点

作业治疗（occupational therapy，OT）是一门以作业为治疗手段促进服务对象参与生活，提升全面健康的科学。

作业治疗是一门具有哲学意味，具有人文关怀的学科。在作业治疗中，服务对象在英文中称为

NOTE

“客户”(client)。这里的客户可以是一个人、一个家庭、一个群体乃至整个公众。作业治疗提倡“以服务对象为中心”(client-centered)的治疗理念,不把人看作一个机器,而将人看成一个有思想的个体。在作业治疗中,人除了是由多个器官系统、细胞组织构成的个体,还是一位母亲、一名工作者、一个朋友,有着自我的思想和多种角色。作业治疗的实施过程关注人的精神层面和生理功能,注重服务对象完成功能性目标的情况以及质量。作业治疗关注服务对象的生活参与情况与生活质量,评判作业治疗是否有效的依据是其对生活的参与程度和满意度的自我认知。

作业治疗不是刻板的,而是富有创意的。加拿大作业治疗协会将作业治疗定义为“通过作业使人参与生活成为可能的一门艺术与科学”。实施作业治疗的过程不是流水线式的,而是作业治疗师在与服务对象培养良好信任的基础上根据每一个个体的具体情况设计的。设计后的治疗活动能够吸引服务对象的参与和思考,达到改善功能、促进参与、提升生活质量的目的,这需要治疗师结合当地文化背景和作业治疗哲学进行实践。如同样是锻炼客户的手功能,为一名成年男性和为一名老奶奶设计的治疗方案就会完全不同。对于男性成年人,作业治疗师会根据他的个人兴趣与爱好让他拧螺丝、组装零配件。而对于老奶奶,作业治疗师可能会为她提供插花、毛线等让她制作工艺品。

作业与作业治疗密不可分。作业在作业治疗中可以作为治疗的目的,也称为功能性目标,是服务对象通过作业治疗想达成的目标,如服务对象能够在无辅助的状态下手持筷子吃饭。作业在作业治疗中也可作为治疗手段,即作业治疗师设计适合患者兴趣和功能状况的作业活动以重建和提高患者的技能。

五、作业治疗相关名词

1. 作业表现 人在参与作业的过程中呈现出的状态和技能水平,称为作业表现(occupational performance)。作业表现受多种因素影响。首先,人的生理和心理障碍会影响其作业表现,即由于生理或心理疾病而引起的功能障碍阻碍人参与作业或在参加作业的过程中无法达到理想状态。例如慢性病患者因自身生理功能下降而无法参与体育活动,抑郁症患者因心理因素在社交沟通方面出现障碍。其次,环境对作业表现同样产生影响,该影响可以是正面的,也可以是负面的。当环境对人造成负面影响时,人的作业参与遭到限制,则作业表现受限,如坐轮椅的脊髓损伤患者面对只有楼梯的楼房无法到达高层,完全陌生的文化环境令人无法参加当地活动。

2. 作业科学 作业科学(occupational science)这一概念由伊丽莎白·叶科扎(Elizabeth Yerxa)教授和其同事在20世纪80年代末期提出。这是一门研究人类日常生活活动,作业、健康和环境三者之间关系的学科[叶科扎(Yerxa),1967]。作业是作业治疗关注的核心领域,因此“作业科学”这一概念得到了WFOT的认可并且认为作业科学之于作业治疗具有极大的意义(WFOT, 2008)。

第二节 作业治疗师

一、作业治疗师的定义与工作内容

作业治疗师是采用系统循证的专业知识进行评估与方案设计、通过作业活动解决服务对象的功能障碍、促进其参与生活、提高个人及其社会全体生活质量的服务者。作业治疗师的工作内容包括评估与治疗、宣教与咨询、设计与改造和教育研究。

NOTE

1. 评估与治疗 作业治疗师收集服务对象的个人信息和作业资料，并提供包括生理和社会心理功能在内的评估，得出评估结果并分析作业表现，辨明功能障碍，为服务对象接受下一步治疗提供参照。再根据服务对象的意愿和评估结果制定治疗目标，设计和实施治疗计划。

2. 宣教与咨询 作业治疗师通过宣教的方式增进临床治疗的疗效，达到预防疾病和后续功能障碍发生的效果。为个人和团体提供咨询服务，内容包括福利政策、职业选择等。同时，作业治疗师还有义务向公众宣传作业治疗的理念与学科内涵，更新与加深公众对作业治疗服务的理解。

3. 设计与改造 作业治疗师根据服务对象个人情况进行辅具的设计与制作，家居与社区环境的改造，以及个人生活与工作方式的改造等。

4. 教育研究 作业治疗师为临床作业治疗专业学生提供教学、实践指导与监督，参与科研学术工作，发展和完善学科。

二、作业治疗师的工作场所

作业治疗师的工作场所十分广泛，常见的有以下 3 种。

1. 各级医疗机构和康复中心 作业治疗师为各个病程阶段、各年龄段的住院患者提供作业治疗服务。为急重症患者提供的作业治疗内容包括家属宣教、预防后续功能障碍、恢复功能、独立生活功能的最大化以及协助制定出院或转科计划。对于亚急性期及慢性期的住院患者，作业治疗目标主要为帮助患者恢复、重建功能，适应新的生活方式和代偿方式，提升日常生活技能。对于门诊患者来说，作业治疗师关注患者的日常生活、工作和社区生活中的功能障碍，促进患者的技能进一步提升与代偿，并为患者设计家庭康复方案，让患者在真实的环境中进行自我锻炼与适应。

儿童康复中的常见诊断有脑瘫、发育迟缓、自闭症等，作业治疗师一般与儿童的家庭成员进行合作，关注儿童的发育、生活自理、学习生活和社交情况，帮助儿童更好地融入同龄人的生活中。对于工伤患者，治疗师帮助工伤患者辨明职业方向、分析职业能力，从工作能力的角度恢复工伤患者的生理与心理功能，促进其早日返回工作岗位。对于精神障碍人群，作业治疗的目标是从功能与作业的角度促进精神障碍患者实现生活自理、培养工作能力和促进参与社交。

2. 养老护理机构 一般在该类机构中的老年人住院时间较长，常伴有慢性病、老年痴呆等常见老年疾病。作业治疗师主要目标是维持老年人的残留功能，提供辅具和环境改造以减轻环境因素对老年人的阻碍，组织适宜的活动以最大化地提高老年人的生活质量。

3. 社区 作业治疗在社区康复中起着重要的作用。作业治疗提倡人-作业-环境的互动，在社区中，作业治疗师可以通过家庭服务的形式提供作业治疗，对患者的家庭环境和社区环境进行参观、访问与改造，在真实环境中给予作业的指导与治疗。同时，作业治疗师还可进行康复宣教，促进社区人群的健康，达到预防疾病的效果。

除此之外，作业治疗师还可在学校、公益组织等多种场所提供作业治疗服务。

三、作业治疗师所需知识与技能

在 WFOT 定义的作业治疗师教育准入标准中（WFOT，2008），要求作业治疗师专业教育包括五方面，分别为：① 人-作业-环境的关系以及这三者与健康的关系。② 治疗性与专业关系。③ 作业治疗流程。④ 专业推理与专业行为。⑤ 专业实践情境。

成为一名作业治疗师需要掌握基础理论知识和实践技能，需要具有一定的专业素养和职业精神。基础理论知识包括生物学、解剖学、生理学、心理学和社会行为学等基础知识；具备作业治疗哲学、基础理论、实践框架的理论知识；明确实践场所与服务形式；临床推理思维；在各个作业治疗服务提供场所中进行评估与治疗实施的知识。

实践技能包括明确服务对象的特质、目标、功能障碍；与服务对象、一同工作的团队成员沟通协作，建立良好的合作关系；秉持以服务对象为中心的理念指导作业治疗的评估与实施；循证实践技能；了解服务实施场所的社会、文化环境情况并设计、实施适宜的治疗方案。

作业治疗需要具备的职业素养包括终身学习意识、人文关怀意识、职业道德和促进全人类健康的使命感。终身学习意识即不断学习、更新知识，为服务对象提供更好的专业服务。人文关怀意识即尊重人的意愿与精神，将以服务对象为中心的思想贯彻至作业治疗的全过程中。

职业道德包括以下五方面。

（1）*保护服务对象的利益* 作业治疗师必须在提供服务的过程中以服务对象的利益为根本，能够熟练地运用知识技术做出正确谨慎的临床决策，选择恰当的评估与治疗工具，保证服务对象的安全，促进服务对象的作业表现。

（2）*保护服务对象的隐私* 作业治疗师应尊重服务对象的个人信息安全，在未经服务对象允许的情况下不可将其信息泄漏于公众前，不可在公共场合讨论服务对象的个人情况和病情。

（3）*保持服务对象与治疗师之间的界限* 在临床服务中，作业治疗师与服务对象保持良好的沟通与合作关系，共同协作以达到治疗目的。治疗师不应越界，滥用或错用权力，应始终保持自身的职业操守。

（4）*对每一位服务对象秉持公平原则* 作业治疗师不应因服务对象的外在条件或个人喜恶而对患者区别对待，而应保持一视同仁的态度，提供公平的作业治疗服务。

（5）*其他* 作为健康科学的工作者，作业治疗师应具备对自身职业的认同感和自豪感，培养促进社会全体人员对健康的责任感与使命感。

第三节 作业治疗的文化内涵

作业治疗具有文化独特性。不同的文化背景形成多样的风俗、信仰、行为准则，影响着该文化背景下客户的价值观、对自我和他人的认知以及作业活动的选择。文化的差异导致治疗目标的截然不同，如对东西方的患者进行治疗时，来自中国的客户目标是用筷子进食，而西方的客户则希望能够使用刀叉。此外，文化背景还影响着治疗方式的选择、治疗活动的设计等。作业治疗哲学包含着对世界的思考与领悟。作业治疗思想是对人、环境和作业的思考与解读，每一名个体都对世界有着自己的见解与体悟，因此作业治疗师应尊重每一个个体的所想所思。中国是一个具有悠久历史的文化大国，作业治疗尚属新兴学科，在中国文化背景下的作业治疗师们应传承与发扬优秀传统，形成具有中国文化、地域特色的作业治疗方式。

第四节 作业治疗实践的原则

一、以服务对象为中心的实践

以“服务对象为中心”即在作业治疗的过程中尊重服务对象的意愿，与服务对象合作展开作业治疗。“以服务对象为中心”的概念最早由加拿大的玛丽·罗（Mary Law）教授在1995年提出，现已广泛为世界作业治疗领域认可并推广。在此概念中，每一个人都是独一无二的，每位服务对象都来自不同的文化背景，有着不同的成长经历，作业于个体都有不同的意义与价值。因此，作业治疗师应当尊重服务对象的价值观、个人经历，接纳服务对象的自我意识、期望和自我认知，以合作的形式展开作业治疗。作业治疗师在评估中了解服务对象的背景与个人经历，制定治疗目标时与服务对象共同商讨并为其“量身打造”治疗计划。

二、以循证为基础的实践

循证实践（evidence-based practice, EBP）指结合近期的最佳临床证据和治疗经验以及服务对象的意愿选择最恰当的作业治疗手段的过程。现已广泛认可作业治疗为一门基于循证实践的科学。循证实践要求作业治疗师具有选择和分辨最佳临床证据的能力，以及提取证据中的有效信息并将其运用于评估与治疗中的能力。循证实践从作业治疗师接收客户的一刻即开始，循证指导着作业治疗师资料的收集、评估工具与方式的选择、治疗手段的选择与实施以及成效评估的全过程。

循证实践便于作业治疗师有效率且严谨科学地做出临床决策。教科书往往存在一定的局限性和滞后性，当作业治疗师在面对工作中复杂的案例时，无法提供足够的指导，循证能够使作业治疗师综合资源，找到解决对策从而提供最佳服务。

第五节 国际功能、残疾和健康分类与作业治疗

《国际功能、残疾和健康分类与作业治疗》（*International Classification of Functioning, Disability and Health, ICF*）在 1980 年由世界卫生组织（WHO）出版，并于 2001 年批准作为国际上通用的描述和测量（describe and measure）健康和残疾状态的工具启用。ICF 在 1997 年的“国际功能、活动与参与分类”（international classification of impairments, activities and participation, ICIDH－2）的基础上进行进一步修正，提供了完善统一的框架（图 1－2）。WHO 将“功能”（functioning）定义为“人的健康状况与环境和个人因素之间的动态关系”。ICF 关注是人对于社会的参与程度，不是疾病诊断。

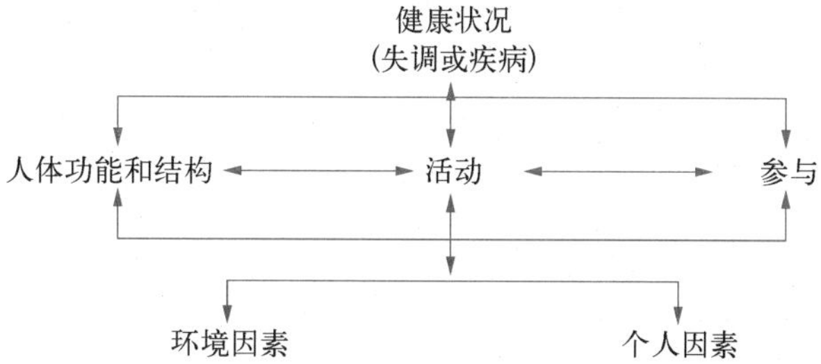

图 1－2 ICF 模式

ICF 提供了详尽的编码系统，并用不同级别的编码表述身体功能（b）、身体结构（s）、活动与参与（d）、环境（e），实现对人的健康状况的描述和标准化。这是从以往的生物医学模式向如今的生物-心理模式的转换，ICF 不仅关注人的诊断和疾病，更将活动参与情况纳入全局考虑，适用于各个年龄段的人群。ICF 为健康与健康相关领域的临床应用与管理、数据统计、教育研究、法律政策等方面提供了标准化、国际化的模式。

ICF 与作业治疗科学有着许多互通之处。ICF 关注人的功能状态，强调人、活动和环境三者的互动，并认可环境对人可产生促进或阻碍作用，这同作业治疗的“以服务对象为中心”，关注服务对

象的作业表现、作业参与以及人-作业-环境的理论不谋而合。ICF 可以作为作业治疗行业的交流工具，但无法实际指导作业治疗方式的选择与实施，且作业治疗科学强调人对参与作业的主观认知。

参考文献

[1] Law M, Polatajko H, Baptiste S, et al. Core concepts of occupational therapy[J]. Enabling occupation: An occupational therapy perspective, 1997: 29-56.

[2] World Federation of Occupational Therapists. (2012). *Definition of occupation.* Retrieved from http://www.wfot.org/ aboutus/aboutoccupationaltherapy/definitionofoccupationaltherapy.aspx

[3] Yerxa E J. The American Occupational Therapy Foundation is born[J]. The American journal of occupational therapy: official publication of the American Occupational Therapy Association, 1967, 21(5): 299.

[4] World Federation of Occupational Therapist (2012). *Position Statement: Occupational Science Revised.* Retrieved by: http://www.wfot.org/ResourceCentre.aspx

[5] World Federation of Occupational Therapist, 2008. Entry Level Competencies for Occupational Therapist. Retrieved from: http://www.wfot.org/ResourceCentre.aspx

[6] Lloyd-Smith W. Evidence-based practice and occupational therapy[J]. British Journal of Occupational Therapy, 1997, 60(11): 474-478.

NOTE

第二章　作业治疗的发展史

第一节　健康与作业

一、人类的需求与健康理念的发展

随着时间的推移，人类文明跨过各个时期步入了信息化时代。人们对于健康的定义逐步完整，已经不仅仅满足于“没有疾病或虚弱”，正逐渐向更高的层次发展着。现代医学使长久以来威胁人类健康的传染病问题得到了控制，人类平均寿命因此得到了大幅度的提升。然而，随着社会政治、经济、医学、科技都处在高速发展的状态，社会竞争愈加激烈，生活节奏逐渐加快，生活压力渐渐增大，新的健康问题逐渐浮出水面。现代人由于生活方式的改变以及长期的生活压力影响造成了“亚健康”状态（sub-health）的发生。不良饮食习惯，运动量严重不足，抽烟、酗酒、熬夜等，还有环境污染所产生的一系列问题最终都导致了慢性疾病发病率急剧增高，常见慢性疾病包括高血压、冠心病、糖尿病、肿瘤和肺心病等。这时，人们意识到健康不应仅停留在医学和生物学的方法和研究的层面，人、社会、环境之间互动所产生的整体观念应当被重视，因此“生物-心理-社会-环境”新医学模式得以建立。

二、新医学模式的主要内容

新医学模式强调了“身心健康”的概念。该模式认为，疾病的产生不仅受到生物学的影响，人类自身的心理、社会、环境因素也会发挥很大的作用。获得健康的方式除了使用医疗手段，还应包括改变心理、社会、环境等条件，通过调动人们自身维护健康的积极性、提高健康意识、改变不健康的行为和习惯，改变环境和社会制度以达到全面健康的层次。人们追求的应该是身心健康，而不应仅仅是有病治病。

三、健康定义的演变

世界卫生组织（WHO）对健康的定义也产生了一系列变化。在当今社会发展迅速的情况下，国家的经济发展水平成为全球最热的话题，人们的物质欲望不断膨胀，一部分人为获得利益不择手段，人们的心理、道德健康问题在飞速发展的社会中逐渐被放大，却没有得到很好的重视。因此，WHO 在 1990 年将心理健康、道德健康纳入原有的健康定义之中，逐渐充实扩大了健康的定义，拓展了“全民健康”的内容，形成了“身体健康、心理健康、社会适应良好和道德健康”的四维概念。

现代健康的意义并不是仅仅去除疾病带给人类的困扰和延长人类的寿命那么简单。它还需要满足人类本身追求作为个体在社会发展之中自我实现、自我超越的期望。除了自身层面的需求，人与人之间的互动以及人与社会之间的互动也会对健康起到促进或抑制的作用。此外，自然环境、社会环境、文化环境、政治环境对健康造成的影响也不容忽视。

NOTE

四、健康理论促进作业治疗发展

为实现现代健康理论，作业起到了不可替代的作用。人类的生存和发展都离不开作业活动。从远古时代开始，我们的祖先为了生存进行捕猎、摄取食物、寻找住所等。当学会利用工具之后，人类开始进行烹饪、缝制衣物、建造住所、饲养动物以满足日常生活的需求。这一步步的进步都离不开人类的作业活动。随着人类身体和认知功能的逐步发展，作业活动得以拓展，除了满足基本日常生活需要以外，人类还在未知的领域中探索新的作业活动，达到适应环境、改造环境的目的。随着人类作业活动范围变广，人们便开始各司其职、以群而居，在各自的群体中开始各自不同的分工并逐渐细化，渐渐演变为职业，最终形成了人类特有的社会环境、文化环境和经济环境。人类作业活动的逐渐丰富与熟练，技术水平的提升都会改变我们的社会、文化和经济环境。反之，在环境之中，也会受到来自环境的压力和约束，使得人们需要完成一些在环境中得到肯定并赋予价值的作业活动以在实现自我价值的同时更好地与环境中的其他个体和环境自身相处。许多人认为，人本身就是作业的生物。在参与作业活动的过程中才有各方面的发展和社会的诞生与进步，因此作业活动的改变必然会对人的健康产生影响。

WHO 在关于健康最新的概念中指出，健康还应包括承认每一个人的独特性，以及满足个人精神上对生命意义、目的和归属感的需求。人类若要实现自己的目标和自我价值，需要通过作业的方式才能得以表达和完成。因此合理而正确的使用作业活动不仅能促进服务对象的康复，也能帮助个体达到现代全面健康的要求。

第二节 作业治疗的起源与发展

我们虽活在当下，但是只有以史为鉴，才能更加深入地了解作业治疗的意义。因此，回顾历史显得尤为重要，通过重温历史使我们知晓本专业的诞生和变革，对于未来的改革和发展起到了承上启下的作用。

一、作业治疗的起源

根据东西方古老文献的记载，早在几千年前，人类就对劳动、锻炼及休闲三方面活动可以对身体和心理健康起到促进作用有了一定的认识和实践。

（一）我国古代的作业观念

公元前两千多年前，我国古代便有了所谓“精气（生命）之来也，因轻而扬之；因走而行之；因美而良之；因长而养之；因智而明之。流水不腐，户枢不蠹，动也”的说法，借此说明了“生命在于运动”的观念。而“形气亦然。形气不动则精气不流；精气不流则气郁郁。处头则为肿为风；处耳则为局为聋……”（《吕氏春秋》），则阐述了活动与身心健康之间的关系之紧密。

（二）国外历史中的对于作业的理解与发展

古希腊人对身体训练有了更为深刻的认识。苏格拉底和柏拉图懂得身体状况与心理健康之间的关系。在古埃及、巴比伦出土文物中发现的玩具、绘画及雕塑表明：玩耍、游戏及消遣曾是原始人类生活的一部分；西半球的阿兹台克和印加文化遗址中也有类似的发现。另外，还有刻在石头上的古埃及文字记述了拔河游戏、舞蹈、竖琴演奏以及玩球、玩娃娃和跳马的孩子们。古代埃及和希腊都有把消遣和娱乐作为解除病痛方法的记载。公元 100 年前，罗马人阿斯利彼底斯主张对有精神疾患的患者进行活动治疗，包括消遣和娱乐。古埃及人修建神庙以朝拜土星，并且把患有抑郁症的患者们带到神庙里进行治疗，他们带领患者们修建果园和花园并在其中耕种劳作，还带领他们沿着尼罗河旅行，以及进行其他娱乐活动以分散患者的注意力，最终达到治疗疾病的目的。根据当时的记载，那时的埃及，即便是极为悠闲的人，也要从事一些户外劳动，并非终日无所事事。文献图画中贵族们也会与自然环境互动，从事一些园艺、植树之类的活动。

（三）国内外文献中对于作业和健康之间联系的记载

古希伯来文字记载了劳动对身心健康产生的有益影响。希腊人也认识到了劳动的价值。苏格拉底说：人应置身于自愿的劳动，不要放弃爱好与欢乐；否则就会影响身体生长，心灵亦会枯竭。中国也有许多利用娱乐消遣治疗疾病的例子，北宋时期的著名文学家欧阳修在遭受了政治挫折之后，一度郁郁不得志，身体和心理不堪重负，最终得了手臂手指麻木的疾病，久治不愈。令人惊奇的是，当他学习古琴之后，每日弹奏以琴言志，“怪病”竟然慢慢痊愈了。

二、作业治疗初具雏形

（一）公元 1 世纪期间

公元 1 世纪的作家费德拉强调了劳逸结合的价值。他说：有时注意力应当转移，这样更有利于思维。所以说，劳动（工作）、锻炼和娱乐的相互关系，及其对身心健康的影响，早在两千多年前人类就有所认识了。医学在一定程度上得到了发展，但是人们对于精神疾病方面的认识还是停留在对形成原因的解释阶段，在治疗方面还处在探索时期。

（二）中世纪期间

中世纪时，人们对于心理和精神疾病有了更多的认识。但是当时较为流行的观点是精神疾病患者都是由于犯罪、被诅咒或是恶灵上身导致的，常见的治疗手段也是驱魔、赶鬼这一类迷信的方法。这样的观念一直持续到 18 世纪，大多数患者都被囚禁在监狱或是一些条件极差的疯人院内。患者们终日戴着手铐脚链，食不果腹，生活、卫生条件都很差，还要接受残酷的治疗。只有少部分富有的人才请得起私人医生，进入条件较好的私立疯人院进行治疗。

（三）17 世纪末 18 世纪初期间

直到 17 世纪末 18 世纪初时，由于受到了社会和文化的冲击，人们意识到所有人都应享有平等和追求幸福生活的权利。因此在社会浪潮的推动下，各个国家都发生了一系列的变革，各地的福利结构得到资助并纷纷建立。人们对于精神疾病患者的看法也大为改观，18 世纪的欧洲救济院大量增加，“道德运动”标志着改革的真正开始。

（四）19 世纪期间

到了 19 世纪初期，一种新的疗法横空出世，这种疗法叫做“道德疗法”（moral therapy），它打破了传统疗法的束缚，自成一派，首次在精神疾病患者身上使用了社会心理治疗手段，被誉为是里程碑式的改革。这种疗法由法国医生菲力普·帕内尔（Phillippe Pinel）在巴黎的一所救济院中提出。在他的倡导之下，“道德疗法”运用作业活动，如运动、工作、音乐和文学等方法让患者从障碍情绪中分散出来，并促进其心智的发展。与他的想法不谋而合的是来自英国约克郡的富商威廉·吐克（William Tuke），他本身虽没有医学背景，但是当他发现英国疯人院里的患者生活状况令人担忧之后，他决定建立一个新的救济院，聘请相信道德上的治疗胜于药物和禁锢的医生帮助运行。在救济院中的患者需要参加各种活动，例如，开垦土地种植粮食蔬菜，木工作业，饲养家禽和宠物，在户外进行体育运动，到救济院外为病友和员工购买日用品等。考虑到休闲娱乐的需求，戏班和歌手会被定期邀请到救济院中为患者们演奏和表演节目。“道德疗法”在缓解患者情绪、改善症状方面非常有效,他们的成果和工作被文献报道后,美国和欧洲涌现了很多类似的收容场所,许多医院也进行了效仿的改革。道德运动的促进者和参与者向世人证实了让患者参与简单的工作活动可以改善健康,有组织的活动相比禁闭更让患者的生活充实和有目的性。道德运动一词在19世纪中叶开始逐渐淡出,但受它影响而产生的新观念一直持续着,对于人性的关怀和对收容患者采取的模拟正常生活的治疗模式,也正慢慢促进着作业治疗的诞生。

(五)19世纪末20世纪初期间

19世纪末20世纪初,约翰·鲁斯金(John Ruskin)和威廉·莫里斯(William Morris),这两位英国诗人和社会改革者领导了一场"艺术及手工艺运动"(arts and crafts movement)。运动的起源的背景是在当时科学、科技、工业的进步,使得机器和工具的使用大幅度增加,手工艺品和艺术品的存在感逐渐减弱。约翰·鲁斯金和威廉·莫里斯认为,冷冰冰的机器取代了鲜活的生活和艺术,使得人们与自然逐渐疏远。失去了用双手创造的机会意味着失去了自我创造的机会。用双手创造的物品都是具有灵性,和创造者心意相通的,这样的方式比起机器作业更有利于身心健康的发展。因此约翰·鲁斯金和威廉·莫里斯发起了这场运动,他们带领英美两地支持艺术和手工艺发展的群众一齐反对大规模机器生产作业,提倡使用双手制作手工艺品,感受过程中的心境变化。在该运动的影响下,许多地方纷纷建立起艺术和手工艺的团体,许多人参与其中。在参与活动的人群中,最引人注目的群体是那些因伤病被主流社会的人遗忘甚至排斥的人。他们在手工艺团体里的出现向世人证明了残障人士也是有能力参与生产活动之中的,而并非丧失了所有能力。这意味着残障人士在"痊愈"和"被淘汰"之间为自己开辟了另一条路,可以更有尊严地生活。这种观念和当时的艺术与手工艺运动相结合,对作业治疗的产生具有深远影响。

三、作业治疗正式诞生

作业治疗经过一系列的演变之后初具雏形,到了1917年,一群相信作业活动能促进人类健康的专业人士在美国聚集,决定促成这门新学科的诞生,由此作业治疗正式诞生。这群专业人士来自社会各个领域和阶层,拥有着不同的背景,其中包括医学、心理学、建筑学、护理学、艺术、教育学以及社会学等。如此广泛的人群,也使得本学科包罗万象,使学科的专业背景更加丰富,拓展了整个作业治疗学的深度和广度。对于新学科的命名,各行各业的专家都有着自己的见解,有的认为应该延续先前的精神称其为"道德治疗学",有人认为这个学科中最重要的是让个体融入运动中,应将之称为"运动治疗学",还有"活动治疗学"及"工作教育"等。"作业治疗"这个名称是由心理学家威廉·邓特恩(William Dunton)提出的,最后在另一位会议发起人乔治·巴顿(George Barton)的建议下定为作业治疗并沿用至今。

1917年3月15日,会议发起人在纽约克里夫顿泉(Clifton Springs)召开首次组建研讨会议,并制作了美国作业治疗促进会的社团证书。该促进会是现美国作业治疗协会(American Occupational Therapy Association, AOTA)的前身。当时促进会的章程包括"研究及提升用于伤残者和疗养者的治疗性作业活动;收集作业治疗发展的新知识并用于促进大众健康;鼓励科研;促进作业治疗组织和其他康复组织的合作"。

第三节　作业治疗临床实践过程

NOTE

美国作为作业治疗的起源地,对专业的发展具有重要和深远的意义,以下将以美国作业治疗发展主线介绍整个专业的发展历史。

一、第一次世界大战前后

在“道德运动”之后，作业治疗已被收容所和精神病院的医生接受并使用在精神疾病患者的康复之中，这对第一次世界大战之后的作业治疗事业发展和个体生活重建起到了重要的作用。1917年美国宣布参战的同时，军方也启动了一项重建计划，目的是帮助受伤的士兵重返军事岗位或从事文职工作，该计划由物理治疗师、作业治疗师和职业康复评估员参与。

1918 年 3 月，该计划在华盛顿特区试运行，由一组非军人的妇女参加，多数为物理治疗师和作业治疗师，其中有 4 名作业治疗师为前线士兵进行职业康复工作。物理治疗师们利用自己的双手为骨科患者进行服务，作业治疗师利用手工艺、作业劳动以及游戏的方式帮助治疗顾客、患者以及战争神经症等精神类疾病的患者。最早建立作业治疗科的陆军医院沃尔特里德陆军总医院科主任伯德 · T · 鲍德温(Bird.T.Baldwin)提出，当时的作业治疗的主要目的是为了“帮助患者进行自我分析，使他们在躯体上、社会上、教育上和经济上再一次恢复到能够发挥一个完整的人的作用”。作业治疗师也在此期间向世人证明了作业活动对于士兵康复的效果，向社会证明了作业治疗的价值。

由于前线的大量需求在当时的情况下远远不能被满足，许多学校和医院采取了紧急措施，成立了速成班，招收了一批具有一定的手工艺、教育、家政以及医学背景的人员，实施多次培训计划，经过 4 个月的培训之后，学员们投入到战地野外实习 8 个月即可作为作业治疗师进行工作。直至1946 年，仅 8 所作业治疗学院在战争期间培养了 600 余名学员。在作业治疗界，一部分人认为这是一个扩大学科影响力极好的机会，但也有一部分人认为这类培训班是因战争的关系而仓促成立的，对培养出来的人的专业能力持怀疑态度。到 1918 年底战争结束后，很多人离开了原先的岗位，只有少数人坚持下去，成为真正的作业治疗师。重建项目推动了整个作业治疗学科的发展，让更多的人了解了作业治疗，证明了作业治疗对于人和社会的意义之深远。

战争结束并不意味着对于重建家园和士兵的康复也结束了。在第一次世界大战期间美国颁布了两项法案，都以推动士兵职业康复和重返家园为目的。法案为康复提供了经费，强调为伤残人士提供必需的康复服务，促进其能从事“有收入的职业”。到了 1920 年，亨德逊(Henderson)博士建立了一所专门为躯体残疾者服务的治疗机构，该机构为该类人群提供作业治疗，以帮助残疾者在掌握作业技术的同时促进心理健康的发展。

1921 年，美国作业治疗促进会改名为美国作业治疗协会(American Occupational Therapy Association, AOTA)，它是全球第一个正式的作业治疗协会。1929 年，为了促进专业的发展，建立统一的人才培养模式，AOTA 开始建立一个作业治疗师注册制度，从而区分从业人员是否从被认可的学校毕业，该制度于 1931 年开始实施并延续至今。

1922 年，美国通过《工业康复法》，旨在促进企业部门残疾者的职业康复，为残疾者提供更多的机会重返工作岗位，实现自我价值。

由于作业治疗在职业训练和职业调整方面的特殊作用在战争期间被发掘并得到了良好的使用，作业治疗越来越受到社会的关注和重视。美国退伍军人管理局就在其下属的医院内聘用了作业治疗师，主要从事精神病院和结核病院的作业治疗工作。

二、第二次世界大战前后

第二次世界大战又一次导致对作业治疗师的需求大量增加，此次在军方的支持下，美国联邦政府对作业治疗教育事业提供了大量财政支持。起初军方要求作业治疗师必须是被 AOTA 认证过的

NOTE

学校毕业的，但因为当时最低教育标准规定18个月才能完成学业，于是应急课程再次被启动，许多非AOTA认证的学校也开设了短期速成班。

在第二次世界大战结束之后，作业治疗师才在美国海陆空军中正式取得同其他医疗卫生人员相同的固定职业地位。同时期，退伍军人管理局正式成立了物理医学和康复部门，招聘大量作业治疗师，打破了原来作业治疗师仅在精神病院和结核病院工作的常态，开始专门为躯体残疾的退伍军人提供康复服务。

20世纪40年代作业治疗学科涌现出许多创新者，他们都为作业治疗的发展做出了杰出的贡献。例如，伊丽莎白·肯妮(Elizabeth Kenny)，她曾是一名护士，对小儿麻痹后遗症的作业疗法应用效果进行了研究。起初许多医学人士对她的做法嗤之以鼻，觉得她是徒劳。但是经过研究证明使用作业疗法确实起到了改善患者关节活动度和肌力的作用之后，肯妮完全改变了过去只重视小儿麻痹症的病理因素和流行病学研究而忽视对其后遗症的躯体功能进行康复的倾向。肯妮的研究使医学界的先行者们意识到关于疾病的研究只停留在药物治疗的层面已经远远不够了，如何在疾病发生之后进行扭转和后期的康复治疗工作需要更多时间去探索与挖掘。

三、20世纪50年代至20世纪70年代

科学的进一步发展给社会及人类健康带来了重大变革，也直接影响了作业治疗的发展。作业治疗在理念、技术和社会制度上有了很大的突破。

1950年，随着镇静剂和抗精神病药物的出现，精神疾病的治疗模式被彻底改变。药物的使用控制了患者的异常行为，许多患者有机会离开医院回到社区，作业治疗在精神病院的角色逐渐弱化，重心转向了社务卫生服务之中。医疗技术的进步和抗生素的出现降低了人类的死亡率，使更多人能够带着伤残或疾病存活(如小儿麻痹症、中风等)，更多的社会福利、设施和康复服务需要被提供给残障人士，以满足他们的生活需要。美国政府相应地增加了康复设备和专业人员培训的财政经费，作业治疗师作为和物理治疗师一样重要的角色开始更多地介入肢体康复，康复的内容广泛，包括教导患者日常活动自理、设计和指导使用辅具、假肢使用训练、运动训练，并评估和训练职业技能。

20世纪涌现出许多全新的治疗理念、治疗手段，使作业治疗学科的内涵得到不断的充实。他们之中的代表人物包括盖尔·费德勒(Gail Fidler)，利用弗洛伊德的精神分析理论延伸而出的心理动力力学治疗模式，在治疗中强调环境因素和肢体语言的重要性，创建了精神科开展任务型小组活动和活动分析疗法。珍·埃尔斯(Jean Ayres)，基于利用儿童的正常发育中依赖的感觉系统通过调整外界刺激的输入、处理和输出促进儿童康复的基本框架，创建了感觉统合理论。

基于当时神经发育学、神经生理学的研究成果，许多康复专业人员开展了对脑损伤后运动控制障碍治疗技术及方法的临床研究。脑损伤后治疗技术和方法不断发展，形成了不少神经康复治疗技术，主要代表性技术包括Bobath技术、Brunnstrom技术、Rood技术和PNF技术等。这些技术都是以中枢神经系统疾病治疗为重点，根据个体发育的规律，利用各种反射，采取抑制或促进异常的病理反射和病理运动模式的方法，重新建立正常的运动模式。这些方法都强调多种感觉刺激(躯体、语言、视觉等)对运动反应的重要性，并认为重复(强化)训练对动作的掌握、运动的控制及协调，都具有十分重要的作用。该系列技术主张把治疗与功能活动特别是日常生活活动(activities of daily life，ADL)结合起来，在治疗环境中学习动作，在实际环境中使用已经掌握的动作并进一步发展技巧性新动作。各项新理论和技术为作业治疗的发展提供了新的理论和技术基础，也使作业治疗越来越趋近科学化和医学化。

NOTE

AOTA 在此期间发展迅速，经过多次的管理改革后更好地满足了组织发展以及协会会员的需求。1965 年美国作业治疗基金会正式成立，被用于提供作业治疗发展科研项目的经费。此时期的作业治疗师的技术主要集中在肢体康复和残疾康复。作业治疗从过去以职业康复和手工艺为主的服务，变成以肢体康复为主的更专业化的服务。有些人对于专科化康复还是持反对意见，他们呼吁作业治疗应回归其根源，回归到作业活动上，但在肢体康复的热浪之中仿佛石沉大海，影响甚微。随着其他康复机构对作业治疗师的需求增加，精神科作业治疗师开始出现短缺，而在作业治疗师监督下的助手和技术人员的专业知识也越来越丰富，引发了一个新的从业队伍诞生：作业治疗师助理。这对专业内从业人员的级别划分具有重大意义。

四、20 世纪 70 年代至 20 世纪 90 年代

美国国会在此期间颁布了多项法律法规，旨在保证残疾人可以享用到与正常美国公民同样公民生活的权利，如规定残障人士在接受康复服务时享有优先权；康复治疗计划需涵盖身体康复、教育准备、工作调整和职业训练等内容；提供给残障者的服务应该包括辅助器具；无论是何种程度残障的儿童有接受正规教育的权利。这些法律的通过大大增加了作业治疗服务的需求，加速了作业治疗专业领域的分化，作业治疗师也在许多新领域一展身手，如辅具制作、环境改造和儿童治疗。

20 世纪 70 年代起，涌现出许多作业治疗领域的代表人物，如玛丽·瑞丽（Mary Reilly）、菲尔·夏农（Phil Shannon）和盖尔·费德勒（Gail Fidler）等，他们认为作业治疗已经偏离原本的轨道，开始被现代医学逐渐取代，即把人体看作没有感情、可以用科学技术操作的机械生物，而不是本专业原本的根源——道德治疗，即人的整体观和人本主义观念，持续如此发展下去，作业治疗区别于其他学科的独特思想将会变得毫无意义。为了回归道德治疗和作业康复的原则，各种作业治疗的理论和模式应运而生。因为更多的人意识到如果没有自身独特的科学理念和理论，作业治疗很快会被其他学科所替代。因此回归本源的运动开始兴起。

以服务对象为中心（client-centered approach）的治疗理念被推上作业治疗的舞台，这个理念强调治疗过程中作业治疗师和服务对象的平等关系，整个治疗过程从评估、治疗到出院都应该有服务对象的参与。作业治疗师需以服务对象的治疗目标为主，双方共同协商达到一致。该理念可以把我们和服务对象的关系比喻成一起出门旅行的好友，我们在考虑身体和经济等各方面状况后（患者自身情况）共同决定旅行的目的地（治疗长期目标），决定中转站（治疗短期目标），策划行程（使用治疗方法）。这种理念改变了以往医务人员是专家，服务对象是被动接受者的医患关系，大大改善了服务对象对治疗的依从性和效果。其他模式如人类作业模式（model of human occupation，MOHO），将人类作业过程系统地分成人的动机、习惯、作业能力和环境的子系统，通过分析子系统以确定治疗方向和目标。在纷纷涌现的新理论的支持下，作业治疗作为一门独立学科的基础得以巩固。

五、20 世纪 90 年代至今

西方社会从工业时代开始进入信息时代，信息技术发展极为迅速。网络可以实现很多原来听起来像天方夜谭的事，比如作业治疗师可以通过网络方便快捷地获得各种信息，电脑技术在作为治疗手段被使用（认知康复软件和信息交流软件），病历也可以在网上书写完成。

生活习惯的改变和工作压力的逐步上升增加了非传染性疾病的发病率，如肥胖、高血压、糖尿病和精神类疾病等人口老龄化的问题也越来越显著。精神科和老年科治疗师的需求开始增加，治疗师在对人们生活方式的教育和改进方面的作用也越发重要。作业治疗的服务需求和服务对象都在悄悄地改变，逐渐向起源的理念靠近着，逐步回归作业本身。

NOTE

90年代后，作业治疗相关理论也继续得到发展和完善。人-环境-作业模式（person-environment-occupation model，PEO）由来自马克马斯特大学的玛丽·罗（Mary Law）教授及其同事开发形成，在1997年由克里斯蒂安森（Christiansen）进行了修改。该模式的核心三要素是人、环境和作业，三者之间的互动产生了个人的作业表现。PEO模式将原本复杂的作业活动关系通过简单明了的方式表达，使用范围受限小，可以用于不同的个体和团体之中，同时还延续了以服务对象为中心（client-centered）的理念，由服务对象指出自理、工作和娱乐等方面需要改进的地方。同一时期还推出了作业表现过程模式（occupational performance process model），该模式将治疗过程归纳为一系列清楚的阶段，为作业治疗师制定、选择治疗方案提供有效的依据。

现今，作业治疗所涵盖的领域越来越广阔，作业治疗师的身影出现在医院、社区、学校、运动场、一些特殊机构，包括企业。作业治疗的理念经历了原本的人本主义过渡到肢体康复，现在又重新回归，步入了作业治疗的特色之中。

第四节　作业治疗专业教育的发展历程

以美国为例，1921年，美国作业治疗促进会正式更名为美国作业治疗协会（American Occupational Therapy Association，AOTA），成为全球第一个正式的作业治疗组织。当时，因战争而临时建立的一部分培训学校仍在运行，但在教学质量和课程设置上差别很大。于是，为了促进专业的发展，建立统一标准，AOTA于1923年编著了首部作业治疗最低教育标准（Minimum Standards Adopted for Training），规定了入学条件、修业年限和课程内容。最低教育标准中提到学习者进行至少一年的学习，这其中包括8到9个月医学和手工艺知识学习，以及3到4个月的临床实习。由于当时AOTA没有权力关闭未达到标准的学校，于是采取认证的形式进行认可。之后几年，AOTA对这些标准进行了多次修改，每次修改都增加更多的教育要求。至1938年，有5所学校达到要求被认证。1929年，AOTA开始建立了作业治疗师注册制度，以区分从业人员是否从被认可的学校毕业，该制度于1931年开始实施并延续至今。在第二次世界大战期间，由于当时作业治疗师需求量远远超过专业学校的作业治疗师培养量，所以紧急措施再次被采取，许多非认证的机构也进行作业治疗师短期培训，有鉴于此，AOTA在1945年开始规定注册作业治疗师必须通过考试，以保证注册人员的专业能力。

由于业务领域和需求量的逐渐扩大，更多挑战浮出水面：作业治疗作为学科没有足够的临床和学术人员开展科研；收集和传播现有科研成果的能力有限；提升从业人员的循证执业能力等。鉴于此种困境，美国于1999年通过一项决议，要求将作业治疗师的入门级学历提升至硕士水平，这意味着需要通过注册作业治疗师的考试需要的最低门槛也变成了硕士学历。到2007年，大多数的本科学士课程已经被淘汰，当前入门级学历的趋势正在逐渐向博士学历过渡。

以下将介绍几个重要作业治疗专业教育主要机构。

一、世界作业治疗师联盟（World Federation of Occupational Therapists，WFOT）

WFOT是唯一权威的作业治疗师全球性机构，其存在的主要目的和任务是在全球范围内推广作业治疗，拓展作业治疗作为一门艺术和科学在各国的发展和应用，证明作业治疗对于促进人类健康做出的贡献。为促进作业治疗的全球化发展，WFOT拟定发表了一系列文件，对作业治疗师的教育、执业能力和道德规范等做出了规范化的管理。个人和国家级的作业治疗协会在支付会员年费

NOTE

的情况下都可以成为 WFOT 的会员。值得注意的是,国家级协会加入的必备条件之一是该国至少有一个通过最低教育标准的作业治疗师教育课程。

关于 WFOT 成立的讨论最早开始于 1951 年的英格兰,当时有 28 个来自不同国家的代表参加,同年在瑞典的斯德哥尔摩世界康复大会上,与会专家针对该问题进行了更深入和透彻的探讨。次年,WFOT 在英国利物浦举办了成立大会,共有来自 10 个国家的作业治疗协会参与,来自美国的海伦・威拉德(Helen Willard)被选为临时主席,之后由来自苏格兰的玛格丽特・B・福尔特恩(Margaret B. Fulton)当选为正式的第一届主席。WFOT 第一部章程也编写完成,其主要职能包括:作为正式国际组织促进作业治疗全球性发展;增进作业治疗师协会、作业治疗师和其他辅助医疗专业团体之间的国际合作;推进作业治疗国际化标准的执行;保障作业治疗师的职业态度以及作业治疗专业的权益;促进作业治疗国际化交流;促进世界作业治疗信息的交换;加强作业治疗师的培训和教育;举办国际会议等。1959 年,WHO 与 WFOT 正式形成官方合作关系,1963 年 WFOT 成为联合国认可的非政府组织机构。目前,WFOT 下设 5 个项目组,相互分工合作完成整个机构的任务和目标,项目组包括促进与发展项目组,管理项目组,国际合作项目组,教育与科研项目组及执业质量与标准项目组。每年的 10 月 27 日被 WFOT 设立为"世界作业治疗日",全球的作业治疗机构和组织在当天都会开展各项作业活动,鼓励各地学生作为组织者和参与者开展活动,并且通过这些活动筹集基金,用于作业治疗发展的公益活动、教育或是科研项目。27 日当天将进行 24 小时在线的全球论坛,来自 24 个不同国家的作业治疗师分别介绍本地区作业治疗发展的经验和感受,任何在线的参与者都可以通过网络进行即时的讨论,是一个扩大对外联系和建立国际合作网络的良好平台。

WFOT 的官方网站(www.wfot.org)上提供了查阅教育和执业相关信息的机会,例如全球通过 WFOT 教育认证的所有学校名单;以及全球范围内与作业治疗相关的重大事件和新闻;WFOT 历年来发布的各种文件和书籍,其中很多实用的资源都是免费阅读的。

二、美国作业治疗协会(American Occupational Therapy Association,AOTA)

美国作业治疗协会成立于 1917 年,是全球最早成立的作业治疗专业协会,有利于对美国作业治疗从业者和学生的利益保护,促进作业治疗服务质量的提升。AOTA 的会员包括作业治疗师、作业治疗师助理和作业治疗学生,主要来自美国 50 个州(包括哥伦比亚特区和波多黎各)和少部分国际会员。AOTA 的核心目标是为保障作业治疗服务质量,促进公众平等获得健康服务资源,以及不断提升成员的专业能力。AOTA 通过提供各种资源、设立执业和教育标准来教育大众,扩大作业治疗对公众的影响,也提升了公众对作业治疗的认可程度。

AOTA 旗下出版了许多读物供作业治疗师和相关专业人士阅读与分享。《美国作业治疗杂志》(*American Journal of Occupational Therapy*)是正式的付费专业刊物,每两个月出版一本,一年还有一本在线增刊。该杂志主要涉及作业治疗领域在教育、科研和执业过程中的各种现象和问题,以及新兴治疗方法和专业发展趋势的各项讨论。SIS 季刊(*Special Interest Section Quarterly Newsletters*)是关注作业治疗 11 个不同领域的一个付费刊物,一年出版 4 次,向对某个领域有专长或是兴趣的作业治疗从业者提供丰富的资源与分享的渠道,例如《感觉统合(季刊)》《工伤康复(季刊)》和《精神康复(季刊)》等。AOTA 官方网站(www.aota.org)上还针对作业治疗师、教育科研工作者和学生开设专区。作业治疗师专区针对作业治疗师会遇到的涉及执业领域、法律法规、专业发展方面以及教学资源、循证医学和科研合作等信息均有所推荐。学生专区则有学校介绍、学生代表和奖学金等内容。此外,网站还有大量关于各种会议、活动、新闻和论坛的内容和链接。

NOTE

三、中国康复医学会康复治疗专业委员会作业治疗学组

随着我国康复事业的发展，作业治疗也起到了越发重要的作用。然而，由于我国作业治疗起步较晚，国内一直没有国家级学会的作业治疗行业组织。2011 年 10 月底，在中国康复医学会的牵头与带领之下，康复治疗专业委员会作业治疗学组在广州成立，学组委员共 53 名，其中作业治疗师和作业治疗教师 43 名，分别来自 24 个省市自治区。该学组作为我国作业治疗第一个国家级行业组织，其目标是大力推进作业治疗在国内的教育和执业的发展，并在未来成为中国作业治疗协会。

学组的短期目标是在国内推动作业治疗的发展，承担各种组织的从业人员、教学师资培训，举办全国各类作业治疗专业会议和讲座等。未来将发展出符合我国国情的会员制度、专业刊物，并以独立的机构形式管理全国作业治疗教育和从业事物。但目前作业治疗在国内的发展还属于早期阶段，面临从业人员资质良莠不齐、毕业生学历不统一、临床服务领域相对局限等困难，作业治疗学组任重道远。

第五节　小　结

科技的进步和专业的发展使作业的内容更加丰富，也更加复杂。学者们也一直致力于发展并完善作业科学，用理论来指导实践，大力推广循证医学来确定最佳的治疗，并不断进行科研来证明服务的效果。其实从作业治疗诞生、发展至今，就是基于整体功能的观点，强调作业是健康的需要，有目的的活动能够促进健康和个体发展。作业治疗作为一门独特的学科，在核心理念的支持下具有极强的灵活性和可塑性。当下，也许是个展示作业治疗区别于其他学科的独特魅力的契机。作业治疗是一门动态的、充满活力的学科。它跟人、作业活动以及社会环境的改变息息相关，不断调整，不断演变。

第三章　作业治疗实践模式

第一节　概　述

一、作业治疗实践模式发展的时代背景

从乔治·巴顿提出作业治疗(occupational therapy)一词开始，现代作业治疗经历了曲折而复杂的发展过程。1983 年，美国凯厄霍夫纳(Kielhofner)根据库恩(Kuhn)的理论，将现代作业治疗的发展历史定位在"随着科学模式的发展形成了作业治疗的历史"。根据凯厄霍夫纳的研究，可以将作业治疗的历史划分为 18~19 世纪的作业模式前阶段、1900 年起至 20 世纪 40 年代的作业模式阶段、20 世纪 50 年代的作业治疗危机阶段、20 世纪 60 年代的内部机制模式阶段、20 世纪 70 年代的作业治疗危机及未来模式阶段。

在各个阶段，作业治疗实践工作受到了很多相关领域专业知识的影响，提炼和创立了大量治疗的理念，形成了各种不同的作业治疗实践模式。

作业治疗是欧洲启蒙时代精神病学中道德治疗的成果。在 18~19 世纪的作业治疗前阶段，作业治疗主要用于精神病患者的治疗，普遍受到道德疗法思想的影响，其主要观点是每个人都有其独特之处，有其独特的价值，都需要参与有规律的作业活动。

在 1900 年起至 20 世纪 40 年代的作业模式阶段，作业治疗以整体论的思想为基础，认为人有作业活动的自然特点，作业活动有恢复健康的作用。基于这种观点产生了系统的理论与实践相结合的作业治疗理念，形成了最早的作业治疗模式。

1922 年，美国的作业治疗先驱阿道夫·梅耶(Adolph Meyer)对作业治疗原理做了精辟的论述，明确了作业治疗的理论基础。他认为，整个人体形成一种节奏，光心脏有节奏地跳动还不够，还存在着许多我们必须与之相应的节奏，如昼与夜、醒与睡、饥与饱，最重要的四点是工作(劳动)、娱乐、休息和睡眠。成就带来的欢乐，使用双手和肌肉带来的愉悦，度过的欢快的时光，都会使人自然地感受到一天的节奏。因此，要寻找、抓住机会"去做、去计划、去创造"，以维持这种节奏的平衡。失去了这种平衡，身心就会受到疾病的损伤或摧残。简而言之，通过感受文娱活动的愉悦，来促进和维持健康，防止残疾，以及改善身体、心理、社会功能障碍。梅耶的理论与实践为现代作业治疗学提供了哲学基础，在欧美产生了深远的影响，促使作业治疗迅速发展起来。

20 世纪 60 年代，在医学还原主义的强大影响下，作业治疗学界逐渐引入人体运动学、精神分析学、神经生理学作为其理论基础，从而发展出新的实践模式。进入 70 年代后，由于医学还原主义的模式与传统的作业治疗模式之间存在诸多矛盾，作业治疗学界逐渐认识到基于医学还原主义的新模式丧失了作业治疗的自我特性，这使得学界不得不重新审视：到底什么是作业治疗？作业治疗的理论基础是什么？由此为了渡过自身的危机而不得不革命性地重新构筑作业治疗的模式。

为了重新构筑作业治疗学科的核心模式，北美学者先后提出了作业治疗学科的新模式学说理

论。美国南加州大学瑞丽(Reilly)等人提出了作业表现模式,以后又逐步发展出凯厄霍夫纳的人类作业模式及F·克拉克(F. Clark)的作业科学。有关的模式学说还有美国作业治疗协会的作业表现模式(1994)、加拿大作业治疗学界提出的加拿大作业表现模式(1997)、基于东方文化背景的河流模式(2006)等。

二、作业治疗实践模式的特点

作业治疗实践模式的形成是一种反复认定,不断修改思考及实践的过程,模式包含人们期望的、能提供实践及高效服务的理论及工具,能解释在治疗过程中所涉及的现象,并提供合理的解决方案。凯厄霍夫纳曾说过:"模式可以有效地连接理论和实践。"每个作业治疗实践模式的发展均有其独特的过程,这个过程均具有共同的特点,即从提炼实践中的技能、理念开始→观察实践行为,剔除错误的实践经历→最终形成理论,服务于实践。理论性和实践性并存是作业治疗实践模式独有的特性。米特夏姆(Mitcham)说过:"模式可以有效地诠释某一专业的独特性,也能清楚地表述一个专业的范例。"模式能够帮助作业治疗师有序地执行他们的治疗,也就是当作业治疗师遇到某一个案时,作业治疗师要如何从个案身上获取哪些信息,以利于拟定后续的治疗计划。个案通常会陈述多方面的信息,他们往往无法有秩序地陈述自身问题。在此状况下,作业治疗师可借助模式设计优先讨论的议题。

第二节　常用作业治疗实践模式

一、作业表现模式

作业表现模式(occupational performance model, OP)最早由美国南加州大学作业治疗学部瑞丽等人于20世纪60年代初提出,形成了对作业治疗整体性概括的理论架构。在此基础上,美国作业治疗协会于1994年提出统一术语(uniform terminology)作为作业治疗世界性蓝本,正式命名为作业治疗实践框架(occupational therapy practice framework, OTPF),即现在所描述的作业表现模式。

(一)作业表现模式的基本理论

作业表现是作业治疗的根本目标,是指人从事某作业活动时的表现,关注的作业范围包括日常生活活动、工作及生产活动、休闲活动。该模式认为个体的作业表现受作业技能和作业情景的影响。

作业技能是指完成作业所需的基本功能,是作业活动的基本组成部分,包含个体感觉运动、认知技能、社会心理三方面的要素。

作业情景是指个体所处的环境和不同时期的生活处境。处境与环境不同,它加入了时间的因素,包含了年龄、发展阶段、生命周期、残疾等情况,每个人身处同一环境所作的表现都会有所不同,即使同一个人身处同一环境时都会因时间不同其表现也有所不同,这就是处境,是影响作业表现的重要外在因素。

(二)作业表现模式的基本内容

1. 作业表现范围　作业表现模式所关注的作业表现范围包括日常生活活动、工作及生产活动、休闲活动。

2. 作业技能分类

(1)感觉运动　①感觉:感觉意识、感觉过程、知觉过程。②神经肌肉骨骼:反射、关节活动度、肌张力、肌力、耐力、姿势控制、软组织完整性。③ 运动能力：运动控制能力、协调运动能力。

(2) 认知技能　醒觉层次、定向能力、分辨能力、集中注意能力、活动主动性、终止活动能力、记忆力、排列能力、分类能力、概念形成、空间运用、问题解决能力、学习能力。

(3) 社会心理技能　① 心理能力：价值观、兴趣、自我认知能力。② 社会能力：角色活动能力、社会品行、社交能力、自我表达能力。③ 自我保护能力：应对技巧、时间控制能力、自控能力。

3. 作业情景

(1) 时空范畴　年龄、发展阶段、生命周期、残疾状况。

(2) 环境范畴　文化、社会性、物理性环境。

(三) 作业表现模式的应用

作业表现模式中，良好的作业技能和作业情景是作业表现的基础，因此，在作业治疗中，作业治疗师可对个体目前所具备的作业技能与情景进行分析，同时对拟采用的治疗性作业活动进行分析，分析进行该项作业活动所需的作业技能与作业情景方面的要求。当个体目前的能力与该项治疗性作业活动所要求的最低水平相符合时，即可选取这项作业活动进行治疗。也可以选择比目前个体水平稍高的活动进行治疗，以保证作业治疗的挑战性、趣味性。但需要注意的是，应尽可能保证个体经过努力后能够完成该项活动，以保证活动后获得成就感。

二、人类作业模式

人类作业模式(model of human occupation，MOHO)由美国的凯厄霍夫纳教授于20世纪80年代提出。它是一种以服务对象为中心的理论模式，提供了一个人类的作业适应和治疗的过程。这个模式考虑到推动作业的动机(motivation)，保持作业的日常习惯(routine)，熟练技巧能力(skilled performance)的性质，以及环境对作业的影响。

(一) 人类作业模式的主要观点

人类作业模式关注的是个体在何种程度上可以参与作业活动，并达到积极的适应状态。该模式将人的内部特征和外部环境联系在一起，成为一个动态的整体。

人类作业模式强调两个要点：① 行为是动态的，且行为因每一处情景而异。即人的内部特性与外部环境相互作用，构成了影响个人动机、行动和表现的网络。② 作业对个人自我组织很重要。即通过作业活动，人们能保持或者改变他们的能力，并产生新的经验去肯定或重塑他们的动机，即作业活动可对人的内部特征、动机和表现产生影响。

(二) 人类作业模式的主要内容

1. 人类作业模式关于人的描述　每个人都有其独特的作业活动。为了解释人是如何选择、组织和实施自己的作业活动的，MOHO 提出了影响作业活动的人的三个相互作用的内部特征：即意志、习惯和履行能力(图 3-1)。

(1) 意志　是指人们被激励并选择作业活动的过程。每个人都有从事作业活动的愿望，这种愿望由以前的经验形成。意志包含对作业活动的深刻思考和感受的过程。这些思考与感受涉及三个问题：个体对完成作业所需的能力和作业结果的思考；什么作业是重要的或值得去做的；什么作业能让人们愉悦和满

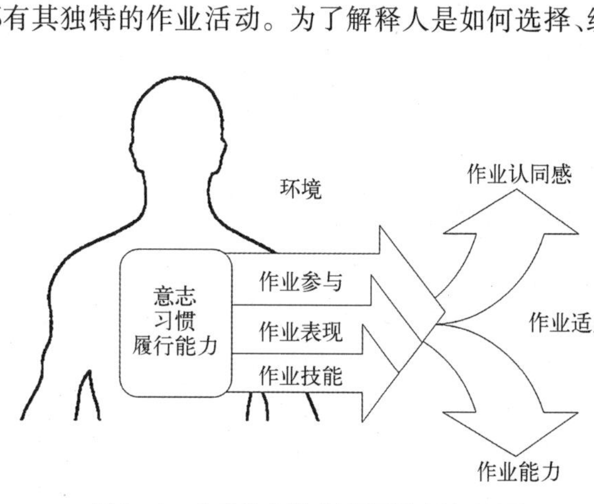

图 3-1　人类作业模式(凯厄霍夫纳，2007)

足。这三个问题可以归纳为影响人的意志的三方面：即个人因素、价值观和兴趣。

1）个人因素　个人因素是指在作业活动中，个体对自我能力的认识和对作业结果的预期和感受。这与个人自知、自信密切相关。包括对自己优缺点的认识、面对任务时的态度（自信或焦虑）及事后的反思。

2）价值观　价值观是一个人认为什么是好的、重要的、正确的事情的信念。价值观引导人们选择什么值得去做，应该如何去做，最终可实现什么样的目标和愿望。当人们从事的活动符合他们的价值观时，他们会获得自我认同感。

3）兴趣　兴趣是通过作业活动中快乐和满足的体验所产生。兴趣始于自然性情（例如，倾向于享受身体或智力活动），可通过作业活动所产生的愉悦和满意的经验进一步发展。

意志对作业活动有着广泛的影响，它主导人类的作业活动，影响人们如何选择、预期和理解自己的作业活动，引导人们如何看待这个世界及其所面临的机遇和挑战。在很大程度上，人们如何体验生活，如何看待自己和其所处的世界，与意志有密切的关系。

意志是作业治疗过程的核心。作业治疗必须符合个体的意志，所有的治疗需要个体选择符合自己意志的作业活动。个体的意志很大程度上决定了治疗的结果。

（2）习惯　习惯是指人们将自己的行为组织成模式和惯例的过程。通过在特定环境中反复练习，人们建立了习惯的行为模式。这些行为模式由作业习惯和生活角色决定。由于角色和习惯，日常生活中的大多数活动都会以自动和可预见的方式展开。

习惯通过多次重复的作业活动获得，当这些作业活动不自觉或很流畅地在日常生活中表现出来，习惯便产生了。习惯影响人们如何进行日常活动，如何安排自己的时间，如何组织自己的行为。同时，习惯强调环境的适应，人们从事习惯性的作业活动需要利用和整合周围熟悉的环境。

角色赋予人们一种身份和身份的认同感。角色包括一系列的责任及行为模式。这些责任与行为模式很大程度受文化、社会价值及所处环境的影响，很多时候被视为外界对个人的要求，从而形成个人独特的作业角色。人们把自己视为某种角色，并以某些特定的作业活动来表现这种角色。个体展现出与某种角色相应的作业活动，体现出个体对角色的内在态度。

当习惯出现障碍或遭遇环境的挑战时，个体可能会失去对日常生活的熟悉性、一致性及相对随意性。治疗的主要任务之一就是重建个体的习惯和角色，使个体能够更容易地参与日常作业活动。

（3）履行能力　履行能力是指潜在的身体和精神能力。身体能力是身体的基本功能，例如骨骼肌肉系统、神经系统及心肺系统等功能。精神能力是人类的心理、认知及智力等功能。所有能力构成作业行为的客观表现。

MOHO 强调作业治疗过程中提高身体和精神能力的重要性，并且关注个体在作业过程中的经历和感受。在治疗中，关注个体对障碍的经历和感受，对个体更有帮助。具有身体障碍的人可能会减少或完全放弃使用自己的身体。治疗可以帮助人们“回收”自己的身体，并将其整合，形成一种新的作业方式。

2. 人类作业模式关于环境的描述　MOHO 强调所有的作业活动是由人的内部特征（意志、习惯和履行能力）与身体和社会环境的特征相互作用而产生的。环境被认为是影响作业动机、组织和表现的个人背景，包括特定的物理、社会、文化、经济和政治环境。环境包括以下多方面：① 个体进行作业活动时所使用的物体。② 个体活动的空间。③ 在特定情况下可用、预期或要求的作业活动的形式或任务。④ 构成个体背景的社会团体（例如家人、朋友、同事、邻居）。⑤ 周边的文化、政治、经济力量。

NOTE

个体的作业活动以及他们对这些作业活动的思考和感受，是个体意志、习惯和角色、履行能力与上述各方面环境相互作用的结果。政治和经济条件决定了个体从事作业活动时可以调用什么样的资源，以及所扮演什么样的角色；文化决定了作业活动应该怎样做和什么值得去做；任务的要求低或高可以让个体感到自信或焦虑；物体和空间与个体能力的匹配影响个体的作业表现。以上情况均表明，环境影响着个体的行为以及他们对自己行为的思考和感觉。反过来，人们也会选择和改造他们的环境。个体有选择与之相适应的环境的倾向，以实现他们的价值观和兴趣。

3. 人类作业活动的三个层次　MOHO确定了三个层次来检查个体的作业活动：即作业参与，作业表现和作业技能。

作业参与是指与个体社会文化背景相适应的，为了生活幸福所需从事的日常生活活动、工作和休闲活动。每项作业参与均涉及一系列相关的任务，个体在完成这些任务时所表现出来的作业活动形式被称为作业表现。在作业表现中，我们进行着各自独立而目标统一的行动，构成作业表现的这些行动被称为作业技能。作业技能是个体在作业表现中需要使用的以目标为导向的行动，相对于履行能力，技能更偏向于作业表现中具体呈现的行动，而履行能力多指潜在的能力（如运动和强度的范围等）。技能可分为3种：运动性技能、过程性技能及沟通合作性技能。

4. 作业适应与作业认同感、作业能力　作业适应是指通过所经历的作业活动，个体得以发展，并在面对新的挑战时转变为应对策略，取得好的作业表现和作业结果。作业适应由两个基本要素构成的：个体所产生的作业认同感和促进作业认同感产生的作业能力。

作业认同感是指个体在参与作业活动过程中所形成的自我定义。随着时间的推移，个体通过所从事的作业活动形成了自己的作业认同感。这种认同感是在对作业经验的思考与感受中所产生的，通过作业经验的累积，个体逐渐认识到自己是什么样的人或希望成为什么样的人。

作业能力指个体参与或维持作业活动的程度，并因此形成作业认同感。作业能力通过作业经验及身份的肯定而获取，需要良好的内部特征作为支撑，即需要具备良好的履行能力、足够的作业意愿和良好的作业习惯。同时作业能力也受外部环境影响。

（三）人类作业模式的应用

MOHO是一种以服务对象为中心的理论模式，它专注于服务对象的内部特征（意志、习惯及履行能力），强调外部环境的重要性，并强调服务对象的内部特征与外部环境的相互作用。认为每一个人独特的内部特征和所处的外部环境决定了康复治疗的目标和策略。

MOHO应用的基本前提是，作业治疗策略的动态变化都是由服务对象的作业参与行为驱动的，作业参与行为是康复治疗动态变化的核心，是在特定环境条件下，服务对象在治疗过程中或治疗结束时的行为、思考和感受。

在作业治疗过程中，意志、习惯和履行能力对服务对象的作业形式、完成治疗任务的情况和治疗效果均有一定的影响。在治疗的任何时刻，服务对象都可以考虑：① 利用履行能力锻炼作业技能。② 唤起习惯，塑造作业表现。③ 努力实现某一作业角色。④ 对作业表现是否感到满意或享受。⑤ 给作业活动赋予意义（即作业对于服务对象的生活意味着什么）。⑥ 感受是否能胜任作业的形式或任务。服务对象行为、思考和感受的各方面，均与作业治疗的动态变化相适应。出于这个原因，作业治疗师使用MOHO时应关注服务对象的意志、习惯、履行能力和环境条件，以及随着治疗的展开这些因素是如何相互作用的。

三、加拿大作业表现模式

加拿大作业表现模式（Canadian model of occupational performance，CMOP）首次出现在1986年由加拿大国家健康福利部和加拿大作业治疗师协会出版的《以服务对象为中心的作业治疗指南》

中。该模式的初衷是规范指南，所以 CMOP 最初没有创造自己的理论系统。然而指南中确定了该模式所关注的领域，而后逐渐发展出了现在概念化的模式。

CMOP 关注服务对象与作业治疗师之间的关系，与其相关的三方面为：以服务对象为中心的实践观、作业活动表现的概念体系、以服务对象为中心及作业活动表现理论的具体实施过程。

（一）CMOP 理论的发展

CMOP 基于里德（Reed）的作业表现模式完成了自己的组织结构。该模式呈现出作业表现是个体、作业活动、环境三者之间互动的结果。CMOP 将个体的作业表现定义为最核心的内容。个体的作业表现包含自理活动、生产性活动及休闲活动三大范畴。个体的精神、物理、社会文化及道德部分使得个体的作业表现呈现独特的色彩。一个健康并具有功能的个体的本质便是经过四部分的协调整合展现出的良好的整体。环境是个体之外所发生的情景，并引起个体对其反应（图 3－2）。

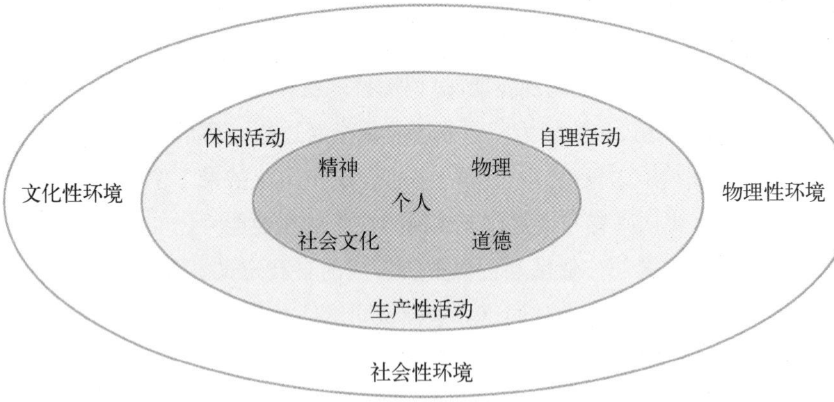

图 3－2 早期 CMOP 的组织结构

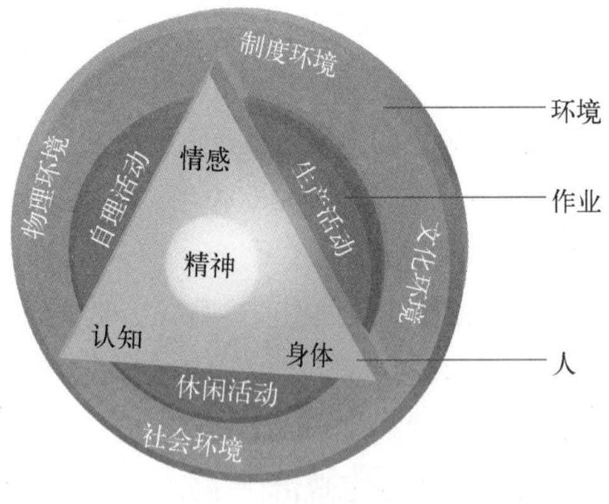

图 3－3 CMOP 模式结构图

随着理论的不断探索与发展，CMOP 涵盖了更多系统的价值和信念、作业表现的概念及影响作业活动表现的各因素，创造出了更详尽的作业模式图（图 3－3）。

CMOP 将价值和信念与作业活动、个体、环境、健康以及以服务对象为中心的实践观相联系。作业活动的价值被认为是：① 给予生活的意义。② 对健康和良好身心状态至关重要。③ 行为组织与发展的动态变化。④ 改造环境或被环境改造。⑤ 具有治疗价值等。

CMOP 对作业活动表现和以服务对象为中心实践观的认识包括两方面：① 作业表现是个体与作业活动、环境三者之间互动的结果。个体与环境紧密联系，个体被认为是环境中的一部分而不是将环境置身于个体以外，作业活动是个体与环境间相互作用的结果。在个体-环境-作业活动中，任何一方条件的改变都会影响其他两者，并影响作业活动表现。② 个体是以服务对象为中心的实践观中最重要的部分。个体的身体、精神、情感、认知，所生活的环境以及所选择的作业活动都是独一无二的，这使得个体的作业表现呈现独特的色彩，“以服务对象为中心”的一个关键要素就是承认“个体独一无二”的文化价值观念，这种“独一无二”正是个体的作业活动表现的特征。

（二）CMOP 核心内容及其表述

1. 个人 CMOP 将早期作业表现模式中的个人的精神、物理、社会文化及道德四部分的内容发展为精神、身体、认知、情感四部分，并做出了各自的解释。

（1）*精神*　精神代表了个体的核心，被认为是一种生命力量，以及在特定环境下个体生存的目的和意义。作业治疗师应该关注如何帮助个体保持自我功能，提升勇于面对逆境挑战的内在力量，这种内在的力量即精神。

（2）*身体*　包括感觉、运动等功能，如关节活动度、肌力、耐力、抓握等。

（3）*认知*　包括知觉、注意力、记忆力、理解力、推理判断能力等，如思维、感知、认识、记忆、判断、学习、了解、专注和解决问题等。

（4）*情感*　包括个体内在及外在的情感社会功能，如主观感觉、内在的经验、价值观、动机、情绪、意愿或欲望等。

2. 作业活动　作业活动由自理活动、生产性活动及休闲活动组成。

（1）*自理活动*　即为了照顾自我而进行的作业活动。

（2）*生产性活动*　对社会、经济做出贡献或提供经济保障的作业活动。

（3）*休闲活动*　为了获取愉悦感而进行的作业活动。

3. 环境　环境是指个体所处的情景，并引起个体对其反应。分为物理性、文化性、社会性及制度性环境。

（1）*物理性环境*　如天气、建筑、地形、温度、基础设施、交通等自然或人为物件及设施。

（2）*文化性环境*　基于特定人群的社会思潮及价值系统，如民族和种族传统、仪式、庆典、饮食文化、规范习俗、态度和信仰等。

（3）*社会性环境*　人们所在的特定社会环境下，作为有相似兴趣、价值观、态度及信仰的社会群体所反映出的社会性特征。包括与个人、家庭、朋友和人群的关系；他人对个体及相关事件的态度等。

（4）*制度性环境*　社会政治、经济、法律法规等政府性机构及实践，包括政策、质量控制及其他组织性实践等。

（三）CMOP 模式的应用

基于 CMOP 模式"以服务对象为中心"及"作业表现"的理论，作业治疗师罗（Law）博士设计了加拿大作业表现评估量表（The Canadian Occupational Performance Measure, COPM，表 3－1），于 1991 年由加拿大作业治疗师协会认定并出版发行，作为加拿大和美国作业治疗师的临床主要指导思想之一，已传播至欧美等世界其他地区。

COPM 是一种以服务对象为中心，以服务对象的意愿确立主要治疗目标的评估方法，体现了以服务对象为中心的作业实践特点，其中心思想是服务对象作为被治疗的主体，应该参与治疗决策的整个过程。COPM 的实施标志着作业治疗学临床思想体系的变革，即以医师和作业治疗师为中心的作业治疗模式逐渐转向为以服务对象为中心的治疗模式。

COPM 用于测量随着时间的推移，服务对象对自己作业表现方面问题自我评价的变化。评估过程以服务对象自我发现问题为起点，通过访谈帮助服务对象了解其在自理、生产及休闲活动中的表现及自己的满意程度，找出其自认为最重要和亟待解决的问题，并作为治疗的目标，让其主动地参与作业治疗。具体步骤包括以下四方面。

1. 确认作业表现方面的问题　通过与服务对象或其照顾者面谈，鼓励其想象生活中具有代表性的一天，询问关于自理、生产和休闲活动方面的问题，让服务对象确定想做、需要做或期待去做的活动，然后要求他们确定哪些活动的完成情况难以令人满意，即为服务对象的作业表现问题。

NOTE

2. 确认问题的重要程度　让服务对象对访谈所确立的问题进行重要性排序，采用1~10分的量化自评分进行重要性评分，10分为极其重要，1分为不重要。按照评分结果选择服务对象认为最重要和最迫切需要解决的5个问题。

3. 作业活动表现和满意度评分　采用1~10分的量化自评分进行评分，让服务对象自己确定上述5个问题的活动表现情况，10分为完全不受限（完全独立），1分为完全受限（全部依赖）；同时，让服务对象确定当时对每项活动的自身满意度，10分为完全满意，1分为完全不满意。

4. 再评估　在服务对象所选择的5个问题中，根据服务对象的需求和目前功能状态，确定作业治疗目标。在治疗过程中，选择适当的时机，针对上述作业表现的问题，再次让服务对象自己进行作业活动表现和满意度的评估。通过治疗前后满意度评分变化可以评测服务对象对治疗的满意程度；根据活动表现分差和满意度分差可以了解服务对象治疗前后功能和满意度的改变。如果功能得以保持或提高，服务对象在作业表现及满意度的自我评分应有所提高；反之，则对作业表现和满意度评分没有影响。

表3-1　COPM评估表

评估时间 / 评估内容	初　评		复　评	
活动项目	活动表现评分1	满意度评分1	活动表现评分2	满意度评分2
1. 2. 3. 4. 5.	1. 2. 3. 4. 5.	1. 2. 3. 4. 5.	1. 2. 3. 4. 5.	1. 2. 3. 4. 5.
得分				

活动表现分1=活动评分总和÷项目数
满意度分1=满意度评分总和÷项目数
活动表现分2=活动评分总和÷项目数
满意度分2=满意度评分总和÷项目数
活动表现分差=活动表现分2-活动表现分1
满意度分差=满意度分2-满意度分1

四、人、环境与作业模式

人、环境与作业模式（person-environment-occupation model, PEO）是加拿大的罗博士等人于1994年提出，对1991年加拿大作业治疗学会提出的“加拿大作业表现模式”（CMOP）予以了较大幅度的修订，重新提出了作业表现模式，最新的版本名称是“加拿大作业表现和参与模式”（Canadian model of occupational performance and engagement, CMOP-E），但用PEO简称较易理解明白。

（一）人、环境与作业模式理论的发展

CMOP-E是CMOP的延伸。在CMOP结构图的中央，以作业活动部分（金字塔塔尖处）做一个纵切面，从纵切面上，可以看到人、环境与作业活动三部分，三者之间互动的部分即个体的作业表现，是作业治疗所关注的具体范畴。这种理论即被发展为人、环境与作业模式（PEO）（图3-4）。

PEO模式认为，作业表现是人、环境及作业相互作用的结果。人有一种探索、控制及改变自己及环境的天性，在日常生活中的“生活”被视为是人与环境的互动，这互动过程是透过日常作业而进行的。这个过程是动态的，伴随着三者互相作用而不断变化。按照这个作业模式，服务对象是作业治疗实践的中心。

NOTE

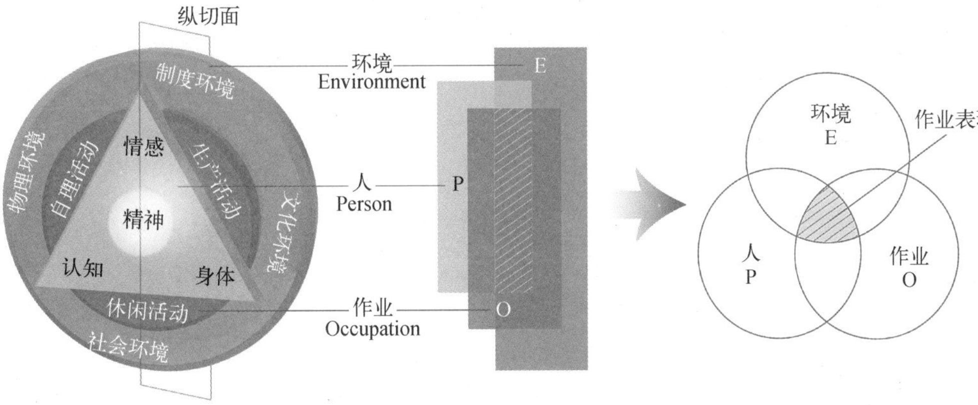

图 3-4 人、环境与作业模式理论的发展

在该模式中，作业治疗关注的是与人类作业活动相关的事物，以及进行作业活动的人和环境对作业活动的影响。作业治疗关注的不只是现实生活中进行的人类的作业活动，同样关注作业活动本身所包含的不同层次的重要性，或者说作业活动给个体、家庭或机构所带来的不同程度的满足感。作业治疗也同样关注由人、环境、作业之间的互动所显示的作业参与的潜力和可能性。

（二）人、环境与作业模式的要素

1. 人 人的完整性包括心灵、情感、身体结构及认知能力四方面。心灵方面（spirituality）包括人寻找生存的意义及对生命的了解；情感包括人对人际交往及人与人个别关系的渴求；身体结构包括人的身体功能及精神健康；认知包括对日常生活能力的操控能力，例如沟通、情绪发展、动机的形成，寻找个人及工作目标等。

2. 环境 人是一个不断改变的个体，拥有很多不同的角色，这些角色会随着时间流逝及情景变化而改变其重要性及意义。环境的定义包括文化性、社会性、物理性及机构环境。环境不单包括非人类环境、文化/机构/个人的环境，还包括人在不同时代、年纪、发展阶段所处的情境。环境既可以促进作业表现，也可以构成障碍。

3. 作业活动 作业活动的定义是日常生活中我们所做的一切事情，包括自我照顾、生产力（除了经济外还包括对社会的贡献）及休闲活动。有意义的活动是任务组成的单位，而作业就是个人一生中要处理的不同任务。为使人能够完成作业的目的关键在于使服务对象在其所处环境中选择自认为有意义、有作用的作业，即通过促进、引导、教育、激励、倾听，鼓励服务对象去掌握生活的手段和机会，并与他人协同完成作业活动。

（三）人、环境与作业模式在人生不同阶段的动态变化

作业表现会随着人生不同阶段而改变，而这种改变是人、环境与作业相交的互动结果，三者关系密切，因此三者相交的作业表现则相当突出（图 3-5）。该模式对分析环境障碍及改造、文化对人的影响、社会环境对人的支持及残疾人士的参与有很大的指导作用。例如，儿童自小就从游戏中学习，游戏是一种作业活动，通过游戏促进身心和性格的发展。通过与环境的互动，了解自己的能力与兴趣，培养各种信念及价值观，渐渐形成个人的成长目标。把儿童放在一个过于容易简单的环境会导致失去学习兴趣，不利于成长。但一个太困难及复杂的环境会带来过多失败，打击儿童自信的建立，形成逃避心理，亦不利于有效的学习。例如，脑卒中患者可通过参与作业活动，即参与一个重新学习的过程，帮助恢复肢体活动能力，重新掌握自理方法、尝试新的工作及业余活动，建立新的生活方式。然而，这个过程不是自然发生的。很多脑卒中人士都没有重新建立新的生活方式，原因

是没有遇到合适的、可以有效地重新学习的作业环境。他们需要一套按照康复过程每一阶段的需要而安排的作业活动，配合心灵、情感、身体结构及认知能力四方面的需要，最重要的是一个合适环境的辅助及改造，按部就班地重新学习和建立新生活。

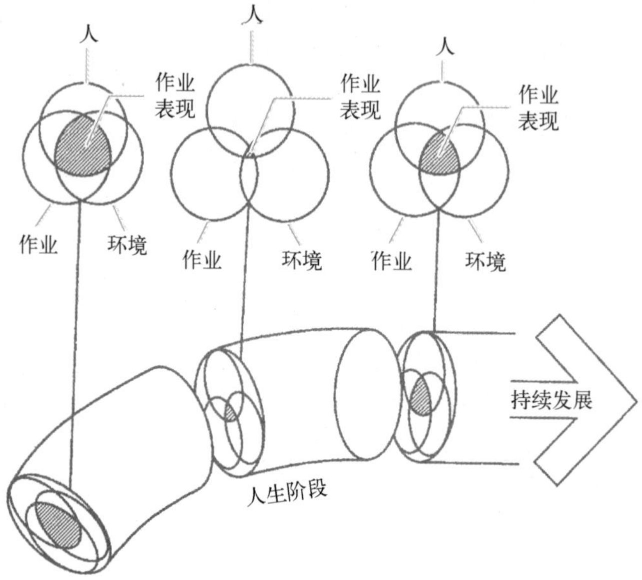

图 3-5 人-环境-作业模式

人、环境、作业模式在人不同的发展阶段有不同的改变：① 对于新生婴儿、小孩及学童，环境因素在 PEO 模式中占有最大的比重。他们正处于学习及求学阶段，重塑新的环境及自己身处的空间，从而寻找自己在这环境下的作业模式。② 对于成年人，环境因素的影响较少，但人的因素（包括心灵、情感、身体及认知）却渐趋扩大，作业能力因个人能力增强而增强。人会寻找自己的事业、工作、兴趣、娱乐、伴侣、朋友及心灵的需要，从而进一步肯定自我在家庭及社会上的角色，或进一步认识及了解自己的需要。③ 对于老年人，随着年龄日增及个人能力下降，人的因素会渐渐减少。作业的角色及其重要性会减轻或下降。环境再次成为主导作业能力的因素。他们已退休，没有工作及经济收入，老年人需要在一个安全、熟悉，且对身体功能要求不高的环境下生活，他们需要他人照顾。在文化环境下寻找自己的根、童年回忆及社会的认同感（图 3-6）。

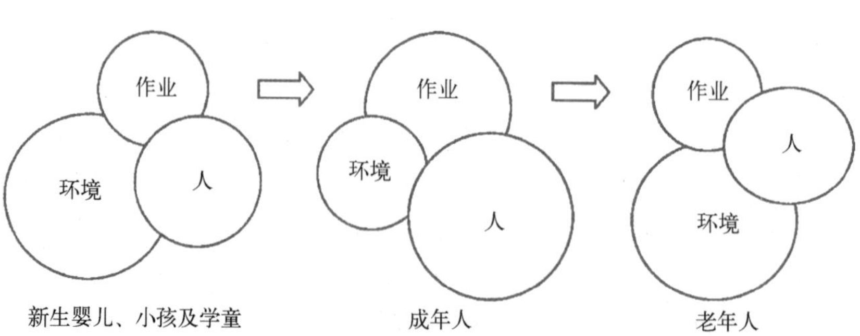

图 3-6 人-环境-作业模式在个人不同发展阶段的改变

（四）人、环境与作业模式的应用

PEO 模式核心理论是作业表现是人、环境及作业相互作用的结果。在作业治疗中，围绕服务对象的作业表现，通过收集服务对象的主客观资料，找出其作业表现方面存在的问题。对影响其作业表现的个体因素、环境因素和个体的作业活动进行评估。把收集到的资料放在 PEO 架构上去考虑,从服务对象的角度出发,一起制定治疗计划。治疗思路可以是: ① 提高或改善影响作业表现的个体心灵、情感、身体结构及认知能力等方面因素。② 对环境的改造和环境适应性训练。③ 作业活动的重组与优化等。最终通过测量作业表现来作为疗效判断的标准。

五、人-环境-作业与表现模式

人-环境-作业与表现模式(the person environment occupation performance model, PEOP)在查理·克里斯蒂安森(Charles Christiansen)和卡罗林·邦姆(Carolyn Baum)于1991年出版的《作业治疗: 克服人类表现的缺陷》中首次提出。并在2005年出版的《作业治疗: 表现,参与及良好状态》中有了系统的描述。

(一) 人-环境-作业与表现模式的基本理论

PEOP模式的主要内容包含个人因素、环境因素、作业因素,作业因素包括作业活动和作业活动表现(图3-7)。

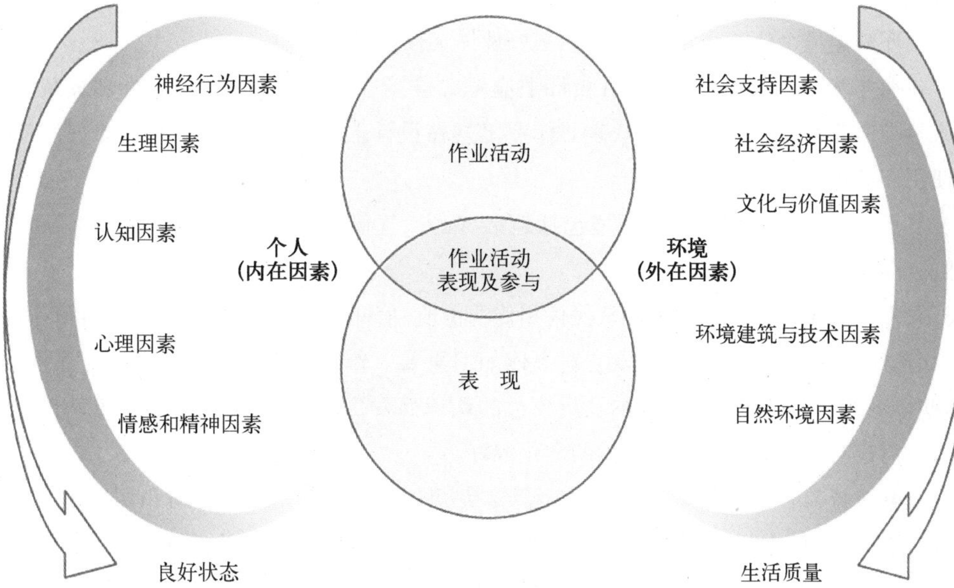

图3-7　人-环境-作业与表现模式

PEOP模式描述人们在日常生活中想做和需要做的活动;在作业活动方面的实际表现;如何将心理、生理、神经行为、认知和精神因素等与进行活动的环境相结合,从而发挥作用。交互能力、环境和选择的活动将直接影响作业活动的表现和参与。

PEOP模式两个重要的理念: ① 人天生就有探索世界的动机,并证明它在自己的掌握中。为了满足自我需求而必须去做的事反映了一个人的能力和技巧,这是对个人能力的一种衡量。要做到这一点,一个人必须有效地利用居住环境内(个人、社会和物质)的资源。如果一个人拥有必要的情绪控制和解决问题的能力,他将有能力去学习、确定和实现目标,以助提升生活满意度。② 成功的经验帮助人们提高对自我的认识,这促使他们以更大的信心面对新的挑战。通过作业活动,人们形成自我认同,并从中获得满足感。情绪上的完整及目标的实现有助于产生满足感,对个人有积极的意义。这些有意义的经验的积累帮助人们了解自我,以及他们在这个世界上的定位。

(二) 人-环境-作业与表现模式主要内容

1. 个人(内在因素)　个人的能力和技能是支撑作业表现的内在因素,包括神经行为、生理、认知、心理、情感和精神因素。

（1）神经行为因素 包含转移控制、调节感觉输入、协调和整合感觉信息、弥补感觉缺失等方面。作业治疗干预须遵循的基本神经行为原则，使个人可以从治疗中获得最佳效果。

（2）生理因素 包含耐力、柔韧性、运动和力量等能力。作业活动可促使个体使用他们的运动技能，这将反过来增强个体的作业表现，同时维持健康的生理状态。

（3）认知因素 包含语言的理解和产生机制、识别模式、任务组织、推理、注意力和记忆等方面。当这些功能正常时，它们支持人的学习、交流、移动和观察，当这些功能有缺陷时，它们会对人的生活造成不便。针对认知障碍，作业治疗不仅要促进认知功能的恢复，还应通过设计特定的作业活动促进和维护认知能力的适应性。

（4）心理和情感因素 心理因素描述个体的人格特质、动机、影响个体作业的思想过程、对个体作业活动的解释、个体自我心智的健全等。作业治疗除了要了解心理因素如何影响动机、影响身体、影响有效的作业表现以外，还要关注如何通过作业活动提升他的幸福感。

2. 环境（外在因素） 环境因素始终影响作业表现，积极的环境可以促进康复的进程。作业治疗可以利用环境促进个体的作业表现，让其更好地体会作业赋予的意义。

（1）环境建筑与技术因素 环境在设计上应考虑可接近性、可管理性、安全性和美观性，以支持残疾人参与作业活动，促进其作业表现。作业工具在设计上，除了让残疾人有能力使用外，还必须与其使用环境相适应。

（2）自然环境因素 自然生态环境包括地形、阳光、气候和空气质量等特征。对于功能障碍者，自然的环境会造成作业表现的差异。

（3）文化与价值因素 文化是指从代代相传的价值、信仰、习俗和行为等。文化背景影响个体的选择，如选择要做什么、怎样做，以及它对个体如何重要。作业治疗必须关注文化对作业表现的影响，这些影响通过人们对干预的目的及重要性的认识而发生，进而影响到个体的依从性。因此，在实施作业治疗时必须尊重和照顾个体的文化偏好。

（4）社会支持因素 包括3种类型的社会支持，即实际支持（仪器、援助和切实的支持等）、信息支持（咨询、指导、知识或技能培训等）和情感支持（交流、使之产生自尊和归属感等）。社会支持影响着作业的结果，且可促进健康和康复。作业治疗须了解社会的支持机制，帮助他人学习有效地使用社会资源，同时须了解支持的类型和来源，以及评估服务对象所使用的社会支持模式。

（5）社会经济因素 经济条件和可使用的资源决定个体能否得到医生或其他专业人士的服务，以及拥有在环境中活动的能力，甚至是可调用的社会人际关系等。政府和就业政策往往决定了社会潜在资源的分配，这些潜在资源包括个人援助、医疗保健、禁止歧视、就业机会、获得为残疾人设计的辅助技术以及充分参与政府决策的权利。

3. 作业活动 在PEOP模式中作业活动是人和环境之间的桥梁。人类作业的许多方面，可基于个人意向和作业情景进行选择。作业受社会和文化的影响，有着复杂的层次。作业活动都具有目的性。不同的目的关系到个体对不同作业活动的追求，如为提升自己而进行的受教育活动，为获得经济支持而进行的有报酬的工作和生产性活动，为愉悦身心而进行的娱乐、个人护理和休息活动等。作业活动总是涉及社会层面，无论是直接的或间接的。作业活动的表现和参与是通过作业活动的经历表现出来的。作业活动的表现可以根据人的职业类型的复杂程度来描述。选定的任务和参与的作业活动的表现，反映个人的个性，不同社会角色的期望，以及在生命过程的不同阶段或时期的挑战和角色。作业活动的选择也受生活方式偏好的影响，这是基于现有的资源、利益、价值观

NOTE

和个人哲学所体现出来的。

六、河流模式

河流模式(the KAWA model)是2000年由日本迈克尔·伊哇马(Michael Iwama)基于东方文化背景提出的作业治疗模式,在2006年出版的《河流模式：文化相关性的作业治疗》(*The Kawa Model: Culturally Relevant Occupational Therapy*)有详细的论述。

(一)河流模式的理论特点

河流模式根据东方日本“万物合一”世界哲学观而创立,尝试解释在特定的东方日本社会和文化背景下,针对个体的客观环境的作业治疗策略,并阐明基本原理和使用方法。该模式用“河流”隐喻人的生命旅程,描述人的一生不同阶段所遭遇的事情。多样性且具有时序性的生命经验就像一条河流,由高山顺流而下至海洋。河流的源头代表生命的起源,而入海口与大海相汇处代表生命的尽头(图3-8)。

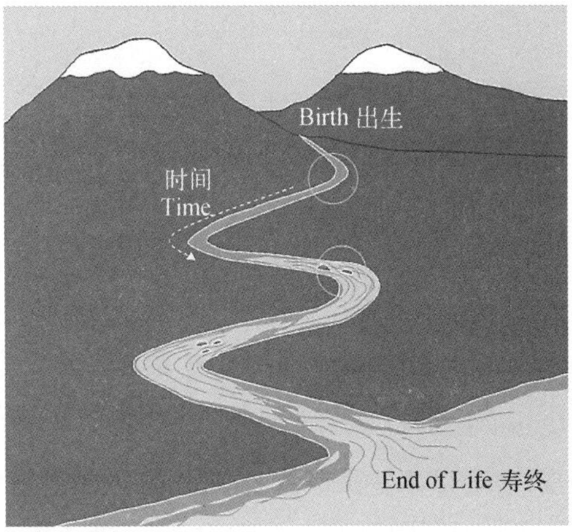

图3-8 河流的状态

通过对河流的描述隐喻个体生命特征如下。

1. 生活的多样性 沿着河道曲径,水流的性质及特性会因地而异、因不同情形而变。流水、河岸床、岩石、浮木构成了河流的要素,他们是一个整体,每一个要素的改变都可以使其他要素发生改变,这就造就了河流的多样性。河流的多样性可反映个体生活状态和整体日常生活的多样性,并受各种要素影响。

2. 生命的时序性 河流从源头流到尽头如个体生活的过去、现在与未来。

(二)河流模式的组成部分

河流模式中,河流不同时间的横截面就代表个体相应时间的生活状况,借助河流截面进行分析,帮助个体解决相应时间点生活中出现的问题。河流模式运用原本具有象征性意义的河流观点,通过其潜在四个相关概念来表达,即河流、河岸床、岩石和浮木(图3-9)。这四个组成部分都是相互影响的(图3-10)。

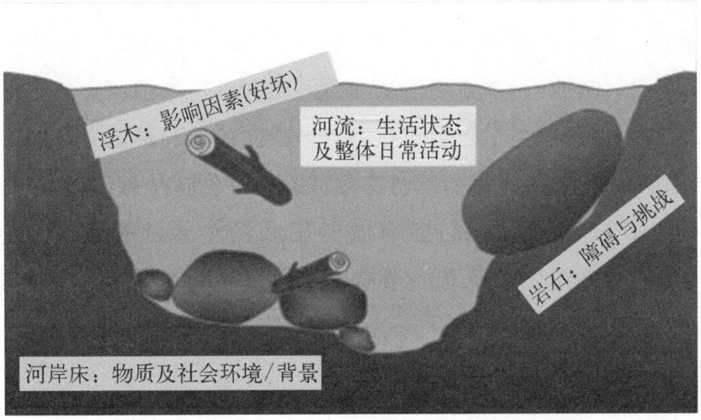
浮木：影响因素(好坏)
河流：生活状态
及整体日常活动
岩石：障碍与挑战
河岸床：物质及社会环境/背景

图3-9 某一个时间的河流截面图

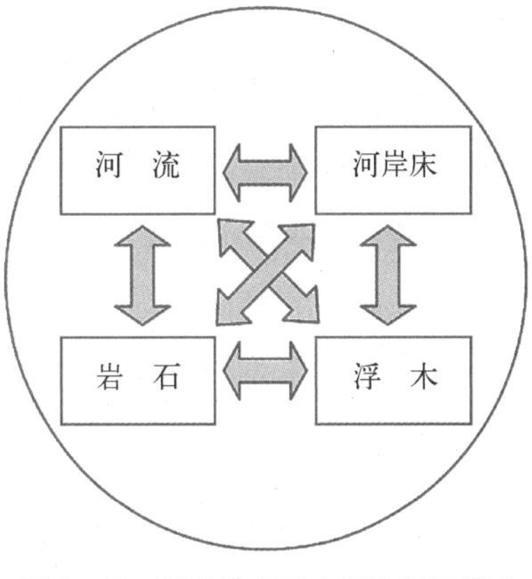

图3-10 河流模式四个部分相互影响

1. 河流　代表个体的生活状态和整体日常活动。可以是个体考虑到的过去、现在与未来的生活。个体的工作经历、患病历程、自我管理和休闲活动等都可以作为河流的一部分。河流也可以像是有许多支流流入的状态。在必要或适当的时候，个体人生中的重要他人（看护者、配偶等）的河流也应该被纳入考量。

2. 河岸床　代表物质及社会环境/背景。一般指家庭、学校或工作的环境。社会环境能够由朋友、家人、同学、同事、爱人、宠物、亲属、熟人等任何个体组成，被认为是重要的社会支持组成。

3. 岩石　代表障碍与挑战，阻挡生活状态的遭遇，造成个体的生活崩解/身体的伤残。可分为（但不限于）日常生活上的困难、害怕与担忧、在作业治疗服务范畴外的不便、身体缺陷或医疗相关问题等。如果个体的重要他人（如看护者、伴侣等）之岩石与个体的生命有直接的影响，就该被纳入治疗的或评估的考虑当中。

4. 浮木　代表影响因素。指个人性格特质或“态度”；特别技巧、技能及经验，如个人拥有良好的运动能力、接受过专门的训练或交流、与人有良好的沟通能力、社交能力良好、拥有一门手艺、具有艺术品味等；信念、价值观及原则；物质及（或）社会资本，如，财富及开源途径，以及与拥有权力/影响力人士的社交关系。以上各项可能是好的影响因素，也可能是坏的影响因素，可对生活状态产生正面或负面的影响（漂流木可把岩石推出而滚动，或被岩石挡住去路）。

在河流模式的应用中，重要的是个体如何诠释组成其生命旅程的元素，而非作业治疗师是否认同个体所说的事物是否符合“岩石”或“浮木”的定义。个体用他自己的话，他自己的世界观、价值观、他习惯的用词来描述他的生活、遭遇、困难、心情和想法。重点是关于“个体的河流”，是关于他的经验。个体找出他们的问题及困扰，并解释他们的意义。

（三）河流模式的意义与应用

正如人们的生命是有限的、并且需要适应周围的环境一样，河流中的水在流动时也会触及岩石和河岸以及其他因素组成的环境。当生命能量或流动减弱时，服务对象（个人或集体）都可以被描述为不适，或在一个不和谐的状态。当生命能量完全停止流动时，就像河流流入一个巨大的海洋，标志着生命的终结。

周围社会的主体框架可以影响河流的整体流量（体积和速率）。和谐的人际关系，可以实现和补充生活的流动。流量的增加可以在出现问题或困难的情况下起到正面的作用，就像水的力量可以移走通道中的岩石一样，甚至通过流动创造新的路线。相反，当其他元素占用通道空间时，流量的减少会起到负面的影响。

用一条河流的比喻描绘出个体的生命流程和情况的目的是使描述更清晰，注意力可以集中在岩石、浮木、河堤和底部之间的空间。在确定对个体适用和直接的作业治疗时，这些空间与河的其他元素同样重要。在河流模式中，空间是个体的生命能量（水）明显流动通过的点。水通过这些空间自然地奔驰，可以侵蚀岩石和河流的墙壁和底部，并随着时间的推移，把它们转化为能容纳生命流动的更大的通道。这种效应反映了自然特有的、不可分割的、潜在的愈合潜力。

自然设计、灵活和适应性强是河流模式的特点。在特定的时间和地点，每个服务对象的河流都有其重要的概念和配置。对于不同个体来说，在他们的世界里问题和情况的定义是广泛多样的。反过来看，这些关于个体特别的定义揭示了在特定的文化背景下广阔的视野和作业治疗的干涉范围。“这是什么作业？作业治疗师做些什么？”在一些文化中，个体可能会理解和解释说：“作业是生命流动，而作业治疗师是人的生命流动的推动者。”作业治疗师帮助个体着眼于河流中的阻塞，寻求更大的拓展空间，最大限度地加强并提高个体生命的流动（图3-11）。

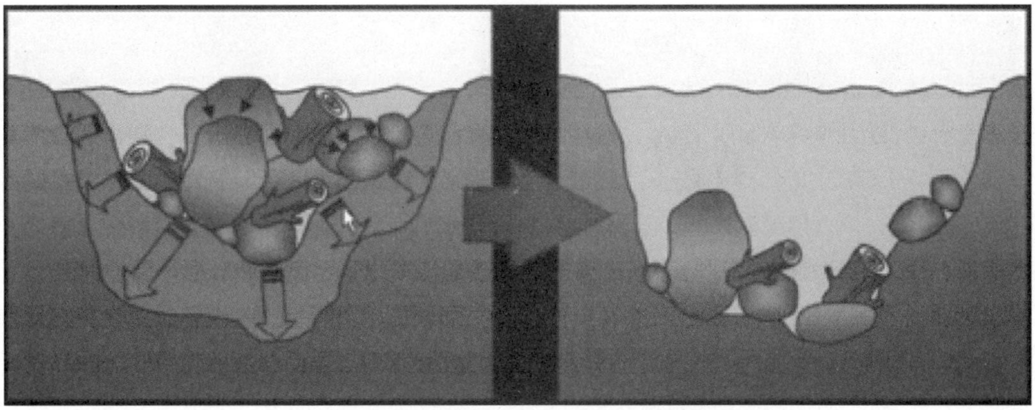

图 3-11　作业治疗师让个体的河流流动更顺畅

第四章 临床推理

第一节 概 述

临床推理(clinical reasoning)是作业治疗师有系统地收集和分析资料的一种思维过程,是制定以服务对象或以服务对象为中心的评估和治疗计划所必需的,是体现专业知识和技能并付诸实践的过程。临床推理始终贯穿于整个作业治疗的程序当中。在作业治疗过程中的每一个环节,作业治疗师均需要用到临床推理的技能,无论是初次评估确定服务对象的残存功能与功能障碍水平,还是通过专业推理对服务对象的康复结局进行预测与治疗方法的实施,抑或是根据服务对象功能的改变对治疗方案的调整,以及推理和判断服务对象康复后的去向等,所以,临床或专业推理(professional reasoning)是作业治疗师的必备技能之一。

第二节 临床推理方法

作业治疗的临床推理通常包括五方面,即科学性推理、叙事性推理、务实性推理、伦理性推理和互动性推理。

一、科学性推理

科学性推理(scientific reasoning)是一个有逻辑性的过程,其包括诊断性推理(diagnostic reasoning)、程序性推理(procedural reasoning)和假设演绎性推理(hypothetical-deductive reasoning),前两者在治疗过程中经常被使用。

诊断性推理即作业治疗师通过阅读服务对象的诊断而推测其可能存在的问题及其预后情况。程序性推理即治疗师通过面谈、观察和标准化的评估,思考应为服务对象选择何种治疗方案较为合适。

科学性推理通常用于客观地了解问题和情况的本质,作业治疗师在此层面需要了解服务对象的基本资料、诊断、病史及其临床诊疗经过,同时对服务对象进行客观的、有针对性的功能评定,根据所收集的数据,科学性地推理服务对象的康复预后、治疗目标与训练计划,并且分析那些促进和阻碍服务对象康复结局的因素,治疗过程中需要注意的安全问题,以及提出促进康复疗效和避免安全隐患的具体措施。基于服务对象的评估结果,与服务对象共同列出目前所存在的问题,并合理地提出需优先解决的问题,共同制订康复目标与训练方案。作业治疗师还需向服务对象及其家属分析评估结果,并将其与所参考的正常指标进行对比,指出服务对象的问题所在,科学地解释治疗目标与训练计划制订的缘由。

程序性推理是指作业治疗师基于作业表现模式(occupational performance model, OP)、人类作业模式(model of human occupation, MOHO)、人-环境-作业模式(person-environment-occupation

NOTE

model, PEO)或作业治疗的参考架构(frame of reference),选择适合的评估方法,列出问题所在(作业表现)及其原因(作业构成),找出服务对象在作业治疗方面的问题和拟定治疗方案。基于所选择的参考架构和评估结果,与服务对象及其照顾者共同制订治疗目标和计划,并确定相关的安全问题和治疗的禁忌。

二、叙事性推理

叙事性推理(narrative reasoning)是通过鼓励服务对象叙述自己的故事,包括过去、现在与将来,叙述内容可以包含服务对象职业、家庭关系、社会背景、作业活动、病情、存在问题、对预后的期望、将来的打算等。着重了解服务对象的个人角色、作业活动史与环境对其的意义与影响,重点反映出服务对象所注重的角色、作业活动和需要解决的问题。作业治疗师须认真聆听服务对象的叙事,然后对其人生经历和所叙述的问题进行梳理和总结,进一步确定服务对象亟需解决的问题是什么。例如,从叙事中了解,服务对象在生病或受伤前的角色和作业活动是什么?什么样的角色和作业活动对患者来说是重要的或有意义的?目前的疾病或(和)残障会导致服务对象哪些重要的作业活动变得困难?服务对象亟需解决的问题是什么?

三、务实性推理

务实性推理(pragmatic reasoning)着重在现有的设施和作业治疗师的技术水平和经验方面,考虑治疗方法、环境等哪些实际因素将会对康复治疗产生影响,作业治疗师需要思考一些务实性的问题。例如,服务对象的病情或残障本身对其康复预后的影响?服务对象的病程会对其康复预后产生何种影响?住院时长对治疗的目标与计划的影响?服务对象对于康复治疗的动力与配合程度?针对不同的服务对象,如何选择适合的评定方法?作业治疗师需要基于何种标准为服务对象设计合理的训练目标与方案?在评估与治疗过程中,作业治疗师要思考有哪些资源可以利用?作业治疗师每日接诊的服务对象量应在多少合适?服务对象的家庭与社会支持是否影响其治疗的动机?服务对象出院前,作业治疗师需要考虑对出院的动力与积极性?服务对象出院后能否获得社会网络和环境方面的支持?包括其家人、工作单位、亲戚朋友、社区、政府和非政府机构等。服务对象是否适合现有的家居、社区、人文环境?需要做哪些方面的跟进与改良?作业治疗师用于治疗、文书、会议、指导和带教方面的时间分配。

四、伦理性推理

伦理性推理(ethical reasoning)是指在各方面利益的冲突、竞争之下,作业治疗师须通过伦理道德层面去思考和推理,正确地抉择在执业过程中伦理道德上的适当行为。在此层面上,作业治疗师应注意遵守专业守则与伦理道德规范,包括尊重所有服务对象的权利与尊严;不因种族、宗教信仰、社会地位、经济情况、文化习俗、政治立场等因素的影响而提供不平等的服务;尊重其他专业成员的诊疗内容与技术;坚守良好的职业道德操守,不被任何利益所驱使。例如,作业治疗师为服务对象所制定的治疗方案会带来怎样的效益或风险?基于有限的训练时间和资源,作业治疗师如何选择最公正的方式为每一位服务对象实施治疗方案?是否病情较轻的服务对象就不需要主管作业治疗师在旁边指导训练?或者直接交给实习作业治疗师全权负责?而病情较重或 VIP 服务对象就必须分配给经验丰富的作业治疗师负责?对待这两种服务对象,康复治疗是否存在公正性?对于两名接受相同治疗的服务对象,作业治疗师可否减免家庭经济困难服务对象的部分治疗费用?如果作业治疗师所制定的康复目标与服务对象或照顾者的不一致时,如何平衡两者?

NOTE

五、互动性推理

互动性推理(interactive reasoning)基于作业治疗师与服务对象双方面的交流与沟通,在互动的过程中进一步了解服务对象对疾病的认识和体验,包括服务对象对自身疾病的认识与了解、服务对象的个性以及与人交往的方式、作业治疗师与服务对象接触和互动时所采取的策略等。作业治疗师在互动式沟通的过程中需要取得服务对象的信任,不断地给予其言语或非言语的鼓励,与服务对象共同完成治疗的过程,鼓励服务对象积极参与。例如,作业治疗师询问服务对象对自己疾病的认识与了解程度?服务对象目前的心理状态?服务对象的角色?对于康复治疗的认识与接受程度等。

临床推理的过程是一个可以帮助作业治疗师解决问题的过程,作业治疗师们在日常工作当中经常采用以上 5 种临床推理方法,可以按顺序采用不同的推理方法,亦可以将几种方法同时或重叠进行。

第三节 临床推理的实际运用

在作业治疗学专业中运用作业治疗的临床推理方法去解决问题,被认为是一种形成作业治疗师思维架构的重要工具。临床推理的运用是作业治疗师们明确问题的前提基础,更是解决问题的关键。大多数研究者只看到作业治疗师在一般项目上的推理,而不是作业治疗师怎样在具体明确问题和解决过程的相关推理。临床推理的运用是体现一名作业治疗师的专业知识和技巧并付诸实践的能力,其贯穿于整个治疗程序当中。运用临床推理的过程中,作业治疗师需要坚持“以人为本、以服务对象为中心”的原则,将服务对象当成一个处在真实环境和文化氛围里的整体来看待,而不是一个有身、心残疾的个体,除了关注服务对象躯体结构与功能方面以外,应更加关注服务对象的活动和参与能力,同时考虑环境和个人因素的影响。本章节将以一个个案为例,详细阐述作业治疗师在实践中如何运用临床推理的方法帮助服务对象解决问题。

案例:

张先生,46 岁,建筑工人,离异,与 15 岁的儿子和 70 岁的母亲同住。张先生在 4 个月前上班时被高空坠落物体砸伤右上肢,致右侧肱骨粉碎性骨折,于当地医院就诊,手术复位后石膏固定 4 个月。4 个月以来一直使用上肢悬吊带,在家病休。现因右上肢活动受限,被转介至某康复医院的作业治疗科就诊。你作为其作业治疗师,将要为张先生提供作业评估和治疗服务。

作业治疗师在接到张先生的转诊通知单后,通过对其诊断与病史的了解,将会运用科学性推理的方法,推断出张先生目前存在的功能问题、活动与参与能力的障碍水平。同时运用程序性推理的方法,思考初次评估将要用到的评估工具,以及选择怎样的评估场所等。在初步了解张先生的病情后,作业治疗师便安排了合适的时间约见服务对象。初次见到张先生时,作业治疗师需要与张先生建立良好的医患关系,充分获得张先生的信任。

作业治疗师可以邀请受访者坐在与自己成 45 度角的位置,认真聆听受访者叙述自己的病情与个人作业活动史,了解其注重的角色与活动,同时仔细观察受访者的神情变化与心理状态。在此过程中,作业治疗师可通过受访者/服务对象叙述自己的故事,对受访者的作业性叙事进行小结,推断出过去和现在什么样的角色和活动对张先生来说是最重要的？例如，建筑工人和家庭主劳动力这两个角色对张先生是最为重要的，其需要重返建筑工作岗位，依靠这份工资来供养年迈的母亲与正在读书的儿子。这时，作业治疗师需要思考张先生恢复这两个角色将存在哪些困难？如何克服这些困难？对于张先生自己，他自己认为妨碍其恢复这两个重要角色的最大困难是什么？

作业治疗师可以通过问答式对话（即为互动式推理的过程），鼓励张先生列举出其需要解决的问题，并按照重要性进行排序。通过与张先生的对话，进一步了解其对于病情的认识及预后的期望？例如：张先生是否认为伤筋动骨 100 天？对疼痛的耐受性？目前所处的心理阶段（逃避、哀怨、恐惧、焦虑、绝望、抑或是乐观接受、坦然面对?）？张先生与作业治疗师沟通的方式是怎样的？是被动还是主动？谈话过程中，作业治疗师需要采取怎样的策略？

基于通过上述几个临床推理方法了解张先生的个人情况，作业治疗师采用程序性推理着重找出张先生在作业治疗方面存在的问题和确定治疗方案。首先，作业治疗师可以采用加拿大作业表现模式（Canada occupation performance model，COPM）判断对张先生较为重要的作业活动是什么？阻碍这些重要活动难以执行的原因是什么？然后，作业治疗师再采用 PEO 模式分析影响张先生作业活动表现能力的问题主要在个人、环境抑或是活动本身？如若影响张先生作业活动表现的主要原因是其个人方面，那么作业治疗师可采用 ICF（international classification of function，activity，participation）评估张先生的躯体功能/结构、活动表现和参与能力，以及环境因素与个人因素对服务对象作业活动的影响。例如，右上肢的疼痛情况？关节活动度受限水平？肌耐力？感觉异常与否？右手的活动是否受限？服务对象能否使用右上肢参与日常生活活动？服务对象右上肢的功能情况是否适合回归建筑工人的角色？

在找出影响服务对象在作业治疗方面存在的问题之后，作业治疗师可运用科学性推理的方法，依照作业治疗的工作流程，对服务对象进行系统的初次评估、设定预期的康复目标（包括近期与远期的目标）、根据目标制定治疗方案；然后实施治疗方案，同时在方案实施的过程中对服务对象的功能进行再评估，以优化或改进治疗方案，进一步提高服务对象的功能水平；待服务对象的功能水平达到平台期时，作业治疗师可以对服务对象进行末次评估，以决定服务对象康复后的去向，是回归家庭？重返原工作岗位？抑或是改变工种，重新择业？

临床推理的运用即是作业治疗师将临床推理的方法贯穿于整个作业治疗过程当中，是帮助作业治疗师形成缜密的临床思维构架、解决临床问题的重要工具。临床推理的过程亦是一种条件式推理的过程（conditional process），其基于以服务对象为中心的治疗方针，针对不同服务对象制定相应的特定的治疗目标，以及具有意义的与目标性的治疗计划，并根据不断转变的条件或情况，对治疗方案做出调整。每一位服务对象都有其独特的个人背景、角色与生活环境，且随着病情或功能的改变而随之发生变化，作业治疗师应注重持续性的治疗计划方面的调整，鼓励服务对象充分发挥其现有的个人能力与条件，继续提升其受损功能与活动、参与能力。在此过程中，作业治疗师应明确服务对象持续性的作业治疗目标和计划。出院后，作业治疗师将会关注进一步的治疗和其他服务。例如，出院后是否需要门诊康复治疗和随访？是否需要职业康复的跟进？社区中有无可利用的资源？是否需要社工的介入？能否提供社会支持网络、社交圈子、自助小组、自我管理服务？有无合适的街道、居委会、社区康复项目予以支援等？

参考文献

[1] Doherty R F. Ethical decision making in occupational therapy practice[J]. Willard and Spackman's occupational therapy. Lippincott Williams & Wilkins: Philadelphia, 2009: 274－285.

[2] Schell B A B, Schell J W. Professional reasoning as the basis of practice[J]. Clinical and professional reasoning in occupational therapy, 2008: 3-12.

[3] Schell B A, Gillen G, Scaffa M, et al. Willard and Spackman's occupational therapy[M]. Lippincott Williams & Wilkins: Philadelphia, 2013.

第五章　作业分析

第一节　作业分析的定义与含义

作业分析(occupational analysis)是指作业治疗师运用专业知识,基于一定的理论框架,分析作业活动的构成、活动所需要的基本技能、活动对服务对象的意义以及潜在治疗价值的系统过程。作业治疗师通过作业活动分析,准确了解服务对象真正想要或需要做的活动,并分析其在完成该作业活动过程中的优势和可能存在的困难,为治疗提供参考,最终促使服务对象能参与或重新参与那些对其有特别意义和价值的作业活动。作业分析除了分析作业活动本身,也包括分析服务对象如何编排他们一天、一周甚至更长时间段的作业活动。作业活动编排反映个体在日常作业活动中满足自我需要以及适应社会生活的能力。编排,本是音乐术语,在此表示日常生活内容是有节奏的、和谐的习惯或规律,同时也应随日常需求的变化而变化。

在作业治疗实践中涉及的作业活动分析有两层视角:活动分析(activity analysis)和作业分析(occupational analysis)。

一、活动分析视角

活动分析指传统意义上狭义的活动分析,其分析过程既不需要考虑个体因素的差异,也不需要考虑围绕在活动周围的背景因素,作业治疗师只需分析在特定的文化背景下抽象的活动。作业治疗师进行活动分析的目的是为了选择出有治疗作用的作业活动,同时扩大服务对象参与不同活动的可能性,旨在帮助其发展、恢复或者重新学习代偿的方法。通常来说,活动分析分解某一项活动构成的恰当步骤序列,再分析每一步骤需要使用的设备清单并且分析安全隐患以及完成活动所需的特定技能。它通常不需要考虑不同的服务对象以及进行该活动的不同方式。例如,若作业治疗师认定什么是穿衣的常规过程,那么他/她就可以据此推断一个偏瘫患者在穿衣过程中可能遇到的困难和问题以及如何克服这些问题。或者,在玩具商店或五金店,作业治疗师或许会注意到某些玩具或者物件可用于帮助所服务对象发展或提高某些技能或能力,或分析操控这些工具需要的特定的问题解决能力。当作业治疗师脑子里有了这样的“工具库”,其在治疗过程中更易选择出合适的活动作为治疗手段。这些活动的分析是作业治疗师通过典型活动特点抽象出来的,所以是脱离具体语境而并不是特定服务对象实际经历的方式,更多地强调以作业治疗师为中心的干预模式。

二、作业分析视角

作业分析重在关注特定情景下的具体的服务对象,因此重在分析其在真实环境中想要或需要完成的具体作业活动,并深入剖析患者在其真实环境中的作业活动细节。事实上,作业分析是作业治疗区别于其他同样进行活动分析(职业教育、工业工程师等)专业的主要特征。作业分析将作业

NOTE

治疗师的思维内容从选择和分析孤立的活动转移到使用有意义的作业活动作为治疗手段，不仅考虑活动本身，更多地考虑活动结合特定的背景因素对人的意义和价值，聚焦于作业分析有利于鼓励作业治疗师尊重服务对象的意愿，能够更好地体现以服务对象为中心的治疗模式。

总之，活动(activity)用于代表在特定文化背景下个体从事不同活动的通用方式的抽象概念。作业(occupation)用于表示特定个体选择从事的活动以及每一个体从事该活动的实际经历。活动分析以及作业分析贯穿于治疗全过程，是作业治疗师必须掌握的基本技能。作业治疗师必须能够分析特定文化背景下某一活动的抽象概念，也要能够分析真实活动以及不同个体从事具体活动的真实情况。该观点同样适用于团体、机构以及群体。

活动和作业是作业治疗的核心内容，在治疗过程中经常被提及使用，分别作为治疗的手段和治疗的目的，两者既具有共性，也存在差异。为了更好地理解两者的差异，表5-1将两者简单对比如下。

表5-1　作业和活动的特点对比

作业特点	活动特点
以个人经历和目标为导向	行为的构成成分
反映文化特点和文化价值	借助一定的物件
对服务对象具有价值	由一系列的动作组成
涉及多重任务	生成/不生成作品
是构成生活的有机内容之一	以目标为导向
需要使用能力和技能	需要使用发育成熟的感知觉、运动、社会、心理以及认知功能
可能包含躯体和心理成分	
被文化认同	
提供乐趣和愉悦	
有利于回归家庭和社区	
对健康和生活质量有益	
与个人发展相一致	

第二节　作业分析的要素

一、作业的分类

作业通常笼统地分为日常生活活动、教育与工作、休闲娱乐、社会参与以及休息与睡眠。具体内容参见第一章第一节。

二、作业分析的内容

作业分析主要包括三大部分：活动本身、从事作业活动的人/团体、活动实施的背景因素。

(一) 活动分析

等同于传统的活动分析。活动需要具备有意义、有目的及具有参与性的特点，对活动本身的分析需要考虑活动需要的身体技能成分以及活动实施过程中需要的通用环境，活动分析内容详见表5-2。

NOTE

表 5－2　活动分析内容

层　面	具　体　分　析　内　容
活动所需技能	● 躯体功能：运动、感觉等 ● 认知功能：记忆、注意、启动、思考、计划、解决问题能力等 ● 心理功能：认同、解决以及恰当的表达感受情绪的能力；顺应能力、自控能力、自尊心等 ● 精神层面：对人生观、价值观的探索及认识的能力 ● 社交技能：与他人有效互动和交流所需的言语及非言语能力、公关能力、合群性以及社会问题应对能力
活动实施环境	● 时间：服务对象从事活动分布于一天中的具体时间点以及在一年及生命周期中的时间点。这三个时间断面能很好地揭示特定环境下活动的有用性。表示在一年中的某一天从事特定的作业活动是否适合特定的年龄阶段 ● 地点：分析活动发生的地理位置、场地以及其对活动的影响，也包括分析活动发生在户外还是户内，私人空间还是公共区域等 ● 设备：活动是否需要特殊设备，分析对特定设备的需求以及可获得性，工具是否易于获得，工具需要花费多少钱，在哪里以及怎样获取等 ● 安全性：活动相关的安全隐患是什么，如何避免这些风险，让患者参与决定对安全风险的接受度，特别是某些文化观念可能成为潜在的风险

（二）从事作业活动的对象（人/团体）的分析

个人或团体是影响作业活动的选择和表现的多态性内在要素。这些要素决定从事特定作业活动的动机、兴趣以及能力并影响作业活动从事者对角色的设定，作业分析必须考虑这些因素。例如年龄和性别是最显著的影响活动选择和表现的个人因素，其通常需要在讨论作业和角色以及相关躯体、认知、情绪、精神、社会以及交流技能之前给予关注。内在要素间存在动态交互作用，一种占主要作用的要素可能影响特定及相关的作业活动的参与。例如，若某个服务对象在超市经历了恐惧体验，那么他可能会取消参与所有类型的购物活动。在作业分析过程中，一定要仔细慎重地分析鉴别影响作业表现的个体或团体的内部因素。

1. 躯体技能　用于评估服务对象诸如关节活动度、肌力、肌耐力、身体姿势、关节稳定性等躯体功能。这些因素负责产生完成作业活动所需的感知觉反应，同时也负责完成身体与周围环境的互动。对于团体来说，躯体技能主要是指团体内整合的躯体技能对团体活动结局的贡献。

2. 认知技能　用于评估服务对象的记忆、注意、思维、问题解决能力以及决策能力等功能。这些技能负责实际作业活动的选择以及作业活动实施过程中的计划和管理。认知技能有助于更好的理解投入和不投入对作业活动表现的影响。

3. 情绪管理　包括在自己和他人互动过程中认同、管理以及表达感受的技能。情绪管理能够强化良性互动并协调自己和他人的关系，影响作业活动的选择、参与以及不同作业活动之间的协调。

4. 精神层面　任何个体在精神层面关于价值和意义的观念都会影响作业活动的投入程度，影响着其对自己、他人以及世界的联系和认识。精神是服务对象追求作业活动的基础，其信念和价值观能够激励服务对象对作业活动的坚持，尤其是在艰难时期。精神也提供一种对生命事件的理解和接受的方式，并显著地影响个体的生活质量。对精神意识内容的回避将对作业活动产生负面影响。

5. 社交技能　主要包括人际互动所需的言语和非言语技能。个人经历影响交流和个体的社会反应，并具有促使服务对象参与或回避特定作业活动的作用。

6. 作业角色　服务对象在不同的群体或组织内依据其他团体成员的期望和技能而承担着不同的角色。每一个服务对象都扮演着一定的作业角色（父亲、儿子、兄弟、工人、园丁等），角色具有特定的责任并享有相应的权利，在人类作业模型中，角色被用来阐明服务对象如何看待自己以及个人

NOTE

生活的方方面面。角色可以通过内部因素综合决定，但它们也可能单纯因年龄、性别、有偿就业或参与特定群体或组织等而产生。在作业治疗中，我们更多地关注服务对象参与的作业活动，而不是活动相关的角色。首先，因为角色可以重叠。例如，当某人在烹饪的时候，那么他是母亲/父亲，还是教堂志愿者或者厨师角色？其次，角色提供了一种快速理解个体作业内容的途径。然而角色的概念嵌入了较强的文化模型，故以角色来推断作业活动具有风险。例如，谁来决定什么是“好母亲”？谁说母亲要负责家庭的烹饪？最后，在作业分析中，使用角色概念时人们很容易在不知不觉中陷入规范性期望或用自己的经历去框定对别人的期望，从而忽略患者的需求。

（三）活动实施环境的分析

活动植根于一定的背景及环境。背景包括患者进行活动的政治、文化环境，也包括个体进行活动的物理和社会环境。此外，作业活动定位的时间背景，既涉及具体的时间量，也包括与之相关的历史和未来。最后，一些作业活动发生在虚拟的环境中，如博客和空间等。在作业环境分析过程中，主要从以下方面进行分析。

1. 文化环境　文化是反映人们言行举止和表现的氛围，它还反映了群体的价值观和信念，以此进一步影响群体的思考和行为的方式。文化影响每个人每一天的每一个活动，提供个体成长和发展的环境。文化可以是全球性并和种族有关，也可以是一个特定的家庭、团体、工作场所、组织或机构的文化。文化环境影响服务对象如何看待自己和别人，以及别人如何看待自己。文化决定了特定作业的价值、适用性和接受度。例如，某些文化希望所有孩子在小时候都应该发展一种创造性技能（舞蹈、绘画、音乐等），这种技能是否被满足就可能直接影响服务对象的社会贡献和社会参与。作业治疗师需要在作业分析的时候考虑文化因素，以便确定作业活动对于作业目标的有用性。

2. 精神环境　有观点认为精神环境只与宗教仪式和社群有关，然而，在作业治疗中的精神环境是指关于服务对象和社会的价值和信念，影响着该服务对象或团体参与特定作业活动的动机。精神环境影响作业习惯和规则。价值观和信仰往往决定了一天、一周甚至一年参与具体作业活动的规律。承认和包容精神情境可以激励服务对象或群体进行有意义的作业活动，从而对该服务对象的治愈功能和参与起到促进的作用。精神环境对作业活动的影响因所服务对象而异，因此不同作业治疗师赋予的精神意义可能不一样，所以在作业分析中要考虑精神背景以调解其差异，从而制订有效的作业干预措施。

3. 社会-经济环境　服务对象的社会经济背景影响特定作业活动的可及性。它决定资源的可获得性并导向资源的使用。该因素导致社会中的某些群体的作业活动被剥离，从而反过来影响健康和生活质量。此外，在某些情况下，社会经济背景限制个体获取医疗和教育服务。社会经济背景也决定一个人可能的生活环境以及从周围社区或组织可获得的有用的资源（包括教育资源），它决定了进行作业活动的方式。例如，无社会经济条件限制的群体可以选择外包家务，然而社会经济条件受限的群体则只能自己进行该作业活动。又例如，自家有车的群体代步可以使用汽车，但是没有相应经济条件的群体则更多地采用公共交通代步。

4. 政治-体制环境　很多人忽略了该环境的重要性，实际上政治和制度环境通过控制政策、立法和资源的供应/分配影响服务对象的作业活动。政治和体制决策可能导致战争、就业减少、通货膨胀和资源的可负担性，从而影响作业的可用性、可能性和不可避免性。这些因素导致一些不可避免的活动，诸如流浪街头、乞讨、暴力和犯罪等。影响资源在社会内特定人群中的可获得性，从而赋予或剥夺基本人权。作业分析考虑并试图影响政治或体制因素能赋予所服务对象及群体选择有利于健康和福祉的作业活动的潜能。

NOTE

5. 社会环境　社会环境相互影响并错综复杂。大部分服务对象每天在多重社会环境中进行作业活动，包括与家庭成员、朋友、同事、宠物、社会团体、组织机构等的互动。社会环境通过产生无意识的社会期望来导向作业活动的选择和实施。社会期望能够促进协同作业的发展，协同作业发生于超过一人进行作业活动时，同时需要互惠和互动。

（1）社会结构　社会环境包括社会结构，如性别角色、工作时间、入学年龄、退休年龄、任命团体领导人、选择政府机构的结构、通过对角色的组织、需求以及期望促进结构的发展。这些结构是社会决定的，因文化而异，很少随政治和社会行为而改变。社会结构通常影响着活动的可得性，并因此强烈地影响个体对特定活动的选择。比如西方社会，社会制度决定儿童带薪就业的年龄。

（2）习惯和惯例　社会环境提供作业的习惯（habit）和惯例（routine）。习惯是融入复杂活动中的自发行为，例如一个人可能自动地将钥匙放在相同的地方，饭后抽烟等。这些习惯既能维持也能阻碍活动的选择和实施。惯例指明显、系统而重复的行为。如睡觉前一系列的准备流程。惯例也能满足、促进或者损害作业活动表现。习惯和惯例提供日常生活的结构和目的，然而并不总是起到积极的影响。

6. 技术环境　随着技术的发展，越来越多的科技设想变为现实，如拓展旅行（如探索星系）、医学进步（如基因工程）、节能开发（电动自行车和电动滑板车）、使用电脑实现休闲娱乐或工作中的远程即时沟通等。这些技术的进步可能会导致某些无法获得、学习或者负担这些新技术的群体相关作业活动的疏离和剥夺。然而，技术环境同时也为部分功能受限患者提供了先进的代偿方式。因此，作业治疗师在未来需要在活动分析中更多地考虑技术环境对作业活动的影响。

7. 物理环境　包括自然、建筑和时间方面。自然方面包括天气、地形、动植物、气候等。自然因素影响着具体活动的可及性、可能性和不可避免性。建筑方面包括建筑物、设备及装置、照明和温度控制系统、家具和工具等，它影响所有个体执行作业活动的选择以及作业质量。通过建筑环境改造以提升和确保作业活动的安全执行是作业治疗师的必备技能。时间因素指服务对象 24 小时内的真实生活，以及其整个生命周期中的时间相关进程，主要影响作业活动的时间以及执行活动的可能性。

作业活动的背景因素影响作业表现的质量以及满意度，它鼓励和限制作业活动的选择以及执行之间的动态平衡。作业分析明确这些环境因素以及环境因素如何促进在日常生活中参与有意义有目的的作业活动，从而鼓励提升健康和福祉相关的参与能力。

（四）活动的适应与改良

活动的适应（adaptation）与改良（modification），其目的是为了允许服务对象参与到有意义的作业活动中去，而不是为提高或者改变服务对象功能能力。适应集中在改变作业活动的要求以便其与服务对象现有的功能水平相匹配。适应可能涉及改良作业活动本身，通常通过降低活动要求、使用辅助器具或者改变社会或物理环境来实现。改良作业活动要求包括使其对认知要求更简单，或者降低其对躯体功能的要求。借助辅助设备，例如取物器或者持物器可协助患者穿衣；使用轮椅的儿童借助斜坡可以到达操场；声音识别软件可用于无法使用键盘的患者等。适应也包括通过他人提供帮助来改变社会环境，如专业护理员或者家庭成员帮助慢性精神病患者更有效地进行社交活动。

第三节　以作业为基础的作业分析

为了更好地理解作业分析，表 5－3 详细列举作业活动分析应该包含的条目及具体分析内容。

表5-3 作业分析条目及内容

条目	分析内容
作业描述	简单描述需要分析的作业活动 描述服务对象完成该活动的常用方式及环境
所需物件及其特征	描述活动过程中实际使用的工具、材料以及设备 *注意物件的文化象征/意义
空间要求	描述作业活动将要实施的真实环境，评价物理环境如何支持或阻碍活动的进行，关键内容如下。 ● 该活动发生于自然还是建筑环境 ● 自然或者建筑的主要结构特点是什么 ● 这些结构、家具以及设备如何影响服务对象的活动表现 ● 活动场所光线水平以及其对活动的影响 ● 活动场所噪声的类型和水平以及其对活动的影响 ● 描述其他影响活动表现的因素(如气味、质地、温度等) ● 此外，还要描述服务对象是否在其他不一样的环境进行该活动，并描述与上述环境的差异
社会要求	描述服务对象进行该作业活动相关的社会和文化环境，具体如下。 ● 描述涉及该活动的其他人，彼此是何种关系，以及彼此的期望 ● 描述他人对该活动从事人的规则、规范以及期望 ● 描述参与该活动对服务对象及其重要的人赋予的文化和象征性意义 ● 明确该活动可能涉及的其他社会环境，以及相关规则、规范、期望与上述社会环境的差异
顺序/时间/模式	列出从事该活动的详细步骤(通常不超过15步)，包括每一步骤所需耗费的时间 ● 顺序和每一步所需时间的灵活度有多大 ● 一天中该活动发生或者反复发生的常规时间 ● 该活动发生的频率(1次/天、1次/周、1次/月)
所需技能	应用作业治疗实践模式，明确5~10个活动过程中必需的核心技能：运动感觉、认知知觉、心理功能以及社会交流能力，技能考虑通常要求从可用的环境为出发点(物理、社会、虚拟环境)
身体结构功能要求	考虑在已知条件下从事该活动所需的能力。 ● 简单列举服务对象使用的身体结构(肢体的解剖学部分) ● 简单列举需要的核心身体功能(生理和心理功能)
安全隐患	列举该服务对象在完成该活动时存在的安全隐患，重点考虑认知障碍、判断能力障碍、感觉减退等问题
提升参与活动的适应性	该服务对象采用不同的方式进行该活动的可能性有多大，以及其以不同方式进行该活动的意愿以及关键受益 ● 基于内在个人的变量(个人背景、损伤) ● 基于外部背景变量(物理、社会、时间、虚拟、文化、经济、技术)
活动分级	基于特定服务对象或背景变量。 ● 列举3种使活动任务变简单的方式 ● 列举3种使活动任务变得更具挑战性的方式

(AOTA, 2008)

参考文献

[1] Roley S S, Barrows C J, Susan Brownrigg OTR L, et al. Occupational therapy practice framework: Domain & process 2nd edition [J]. The American journal of occupational therapy, 2008, 62(6): 625.

[2] Black R M, Wells S A. Culture and occupation: A model of empowerment in occupational therapy [M]. AOTA Press, 2007.

[3] Pendleton H M H, Schultz-Krohn W. Pedretti's occupational therapy: practice skills for physical dysfunction[M]. Elsevier Health Sciences, 2013.

[4] Chirstiansen C H B, Baum M C, Bass-Haugen J. Occupational therapy: Performance, participation, and well-being[M]. Thorofare, NJ: Slack, 2005.

NOTE

[5] Schell B A, Gillen G, Scaffa M, et al. Willard and Spackman's occupational therapy[M]. Lippincott Williams & Wilkins, 2013.

[6] Pendleton H M H, Schultz-Krohn W. Pedretti's occupational therapy: practice skills for physical dysfunction[M]. Elsevier Health Sciences, 2013.

[7] Mackenize L, O' Toole G. Occupation analysis in practice[M]. John Wiley & Sons, 2011.

NOTE

第二部分　进阶篇

第六章　临床作业治疗规范

第一节　作业治疗流程

作业治疗流程(OT process)指作业治疗师工作时所遵循的过程,是作业治疗最基本的步骤,是作业治疗师必须熟悉掌握的内容。作业治疗流程全程秉持以“服务对象为中心”的原则,具体治疗步骤可归纳为“评估-干预-效果评估”的循环过程。

一、评估(evaluation)

(一)了解作业背景

在作业治疗流程的第一步,作业治疗师了解服务对象的作业背景(occupational profile),包括其作业历史、生活方式、兴趣、价值观和个人需求以及服务对象对其身处环境的感受。通过收集作业背景,作业治疗师将服务对象的形象明确化,了解其寻求作业治疗服务的原因,辨明阻碍或协助服务对象恢复作业表现的因素,确定服务对象个人目标的优先级。该步骤多以半结构性面谈(semi-structured interview)的方式进行,作业治疗师通过系统的同时留有开放空间的面谈形式收集服务对象的信息。了解作业背景帮助作业治疗师构建良好的医患沟通基础,更有效地形成治疗目标与制订治疗计划。

(二)分析作业表现(analysis of occupational performance)

分析作业表现即作业治疗师评估作业表现上的优势与限制。通过了解作业背景,作业治疗师初步形成对服务对象特定领域的工作侧重点,作业治疗师可通过选择恰当的评估工具和真实情境中的观察对服务对象的作业表现进行定量定性的分析。作业治疗师将服务对象放入其身处的环境进行考虑,评估与分析服务对象在特定环境下的作业表现以及完成作业活动的情况。评估内容包括:① 服务对象生活及工作的环境(作业环境)。② 服务对象的表现技巧和表现模式习惯(habit)、惯例(routine)、角色能力等。③ 参与活动的要求。

二、干预(intervention)

治疗中包括干预计划形成、干预计划实施、干预计划回顾。

干预计划的形成包括确定恰当的治疗目标、预计完成的方法和产生的效果。作业治疗目标需满足“SMART”原则,即具体(specific),可测量(measurable),可达成(achievable),现实可行

NOTE

(realistic),时间性(time-based)。例如,服务对象能够在2周内使用辅助筷子用右手完成进食活动。作业治疗师根据评估结果与服务对象共同制订目标,确定完成目标所需的方法并进行疗效预计。干预计划实施是作业治疗师利用作业活动对服务对象实施干预的过程。干预计划回顾是作业治疗师在实施干预计划一段时间后对治疗过程和疗效的回顾。作业治疗师通过回顾对干预计划做出修改或治疗目标的调整,是穿插于计划实施过程中不断重复的过程。

三、效果评估

效果评估即作业治疗师对作业治疗干预后的成效评估。作业治疗师通过对服务对象的面谈与重复第一阶段的评估过程进行干预前后的比较以确定是否达成治疗目标。根据效果评估结果,作业治疗师决定服务对象是否已达成治疗目标,或是否需要进入新的作业治疗流程接受后续服务。

第二节　作业治疗临床文件书写

一、书写临床文件的目的

书写临床文件是作业治疗师工作的基本内容之一,凭借病历记载的方式,作业治疗师可将其处理个案的评估和治疗方法与其他专业人员沟通,呈现专业的作业治疗师价值与需求。临床文件是服务对象接受专业处置的永久性记录,也是一种法律文件,因此其需遵循必要的规范,以便必要时经得起法律调查。美国作业治疗协会规定作业治疗服务时书写临床文件具有以下目的:① 说明提供服务对象接受作业治疗的原因及其接受作业治疗后的结果之间的关联。② 反映作业治疗师的临床推理技能及专业判断能力。③ 提供有关服务对象接受作业治疗服务的相关沟通信息。④ 构建一个有关服务对象的现况、接受作业治疗服务及结果的记载历程。

二、临床文件书写的基本技能

临床文件书写中需注意撰写的专业性与规范性。正确的文法与用字是任何专业医疗记录中所必要的。惯用术语应使用正确。唯有用字正确及文意清楚的记录才能确保不会发生误解。在使用专有名词缩写时,应使用已获得专业间认同的缩写用词。使用不熟悉的专有名词缩写或与治疗情境不符的用语都常是导致病历沟通误解的原因。

三、临床文件的内容

(一)临床文件的内容

1. 服务对象的基本信息　包括年龄、性别、病史、诊断、专业检查等。

2. 服务对象的作业背景　包括作业历史、生活方式、兴趣、价值观和个人需求。

3. 服务对象的作业表现　包括服务对象的日常生活表现;骨骼及肌肉、活动能力及作业表现、社会心理表现、认知、感觉等。

4. 服务对象的环境评定　文化背景及环境因素评定;生活质量评定;社区评估等。

5. 治疗目标　包括治疗的短期目标与长期目标。如在1个月的疗程中,临床文件记录中包含每个星期需达成的短期目标和1个月治疗后的长期目标。

NOTE

6. 干预计划　具体记录采用何种方式和方法对服务对象实施干预。

7. 疗效进展　包括治疗的时长、次数、每一次治疗的进展和服务对象的反馈等。

8. 出院/转介计划　当对服务对象的治疗告一段落后，作业治疗师会在临床文件中记录出院计划，包括本次治疗的疗效评价，患者现阶段的作业表现情况，出院后回到生活中的环境改造意见或家庭训练计划等。若作业治疗师认为患者仍需其他学科介入治疗，可记录转介计划，推荐患者进入其他类型的机构场所进行下一步治疗。

（二）临床文件完成方式

1. 查阅病历　通过阅读病历可以了解服务对象的病史、疾病的诊断、治疗经过、用药或手术情况以及其他专业的检查、评定结果。此外，通过了解病史和疾病诊断，作业治疗师可提前考虑在评定和治疗的过程中应注意的问题，从而避免发生不良反应。

2. 与服务对象面谈　从广义上来讲，在一般场合与服务对象的交谈如检查、测量或作业活动训练中与服务对象的交流，在食堂、休息室里的聊天等均可视为面谈的方式。除了和服务对象交谈之外，还可与服务对象的家人进行交谈。作业治疗师从侧面了解他们对服务对象恢复的期望目标，功能障碍对服务对象的日常生活的影响、对服务对象性格的影响以及对家庭的影响。

3. 观察　单纯询问服务对象的情况是不够准确的，因为服务对象功能障碍后很少从事日常活动。服务对象回想起的是发病前的情况，很可能会夸大或缩小其真实能力。较好的方式是作业治疗师在服务对象活动的场所和时间注意观察，进行动作评定和分析。一般先观察较为简单、安全的动作，然后观察较为困难、复杂的动作。

4. 使用评估工具　作业治疗师通过采用标准化或非标准化的评估工具对服务对象的作业表现进行评估，并将数据和结果分析记录在临床文件中。通常作业治疗师会在治疗的开始前、治疗过程中、结束后采用相同的评估工具进行评估以进行疗效的进展跟踪与对比。

参考文献

[1] 原著岩崎，译者颜维贞.职能治疗　标准作业疗法：生理疾病职能治疗学[M].第2版.新北：合记图书出版社，2014.

[2] 窦祖林.作业治疗学[M].北京：人民卫生出版社，2013.

[3] 薛漪平.生理疾病职能治疗学Ⅰ评估理论与技巧[M].台北：禾枫书局有限公司，2013.

[4] The American Occupational Therapy Association. Occupational therapy practice framework: Domain & process (3nd edition)[J]. The American journal of occupational therapy, 68(Suppl), S1-S51.

第七章 情境与日常生活活动能力训练

第一节 情境与生活

作业治疗作为现代康复的一个重要组成部分,对服务对象的生活质量正产生越来越大的影响。生活质量泛指个人对其所处客观环境及生活的主观感受。是一个人在情境与生活的文化价值系统中对其所处位置的感觉,与个人目标期望,标准及所关心的事物有关,它是机体健康、心理状况独立水平、社会关系、个人信仰等集合概念的反映。

一、日常生活活动能力

日常生活活动(activities of daily living, ADL)是情境与生活密切结合的产物,最早由迪瑞尔(Dearier)于1945年提出,指躯体损伤后为满足日常生活活动需要的一种最基本、最具有共性的生活能力。其有狭义和广义之分,狭义是指人们为了维持生存及适应生存环境而进行的最基本的、具有共性的身体动作群,即衣、食、住、行、个人卫生等基本动作;广义是指一个人在家庭、工作机构及社区内自我管理的能力(活动、判断、交流、执行社会任务能力),日常生活活动的具体内容参见第一章。

二、生活与环境

生活与环境是密不可分的,而服务对象所生活的环境对他/她的日常生活活动产生重要的影响。尤其是功能障碍者回到家庭或者社区之后社区的环境对其日常生活活动表现有直接的影响。个人所处的环境实质上就是所谓的情境,从ICF理论角度看无障碍环境是按照个人需求原则、康复目标原则、障碍类型原则、适用适配原则、综合考虑原则对功能障碍的生活情境做出评价然后按照个体化原则对其生活环境进行干预改造从而提高ADL能力。考虑环境要从生活环境、行动环境、交流环境、教育环境、就业环境、文体环境、宗教环境、居家环境、公共环境九方面进行考虑分析,并将环境跟功能障碍者的生活情境联系起来进行分析。

三、作业治疗的工作内容

提高ADL能力是作业治疗的主要工作内容,在实施时必须考虑该活动能充分克服或改善患者的功能障碍,且与服务对象的生活情境,个人习惯及所承担的角色密切相关。作业治疗师的责任是训练和教育功能障碍者如何在现有的身体条件下完成各种ADL。作业治疗师不仅需要学习和掌握各种ADL的方法,而且必须学会如何发现阻碍完成某一作业活动的问题所在以及寻找解决问题的方法。此外,为了提高患者的独立性,作业治疗师还需要对环境的适应和改造提出建议。

第二节　基本日常生活活动能力训练

日常生活活动指人们为了维持生存及适应生存环境而每天必须反复进行的、最基本的、具有共性的身体活动，即进行衣食住行及个人卫生等的基础动作和技巧。分为基本的日常生活活动（basic activity of daily living, BADL）和工具性（复杂性）日常生活活动（instrumental activity of daily living, IADL），详见第一章第一节。

基础性日常生活活动（BADL）是指人维持最基本的生存、生活需要所必须每日反复进行的活动，包括自理活动和功能性移动。自理活动包括进食、梳妆、个人卫生、洗澡、穿衣等，功能性移动包括室内移动等。

一、角色与个人生活模式的评估

不同的人因其身处的文化环境、社会环境不同而拥有不同的角色，形成个人不同的生活模式。角色和生活模式影响着人日常生活的组织、日常生活的执行方式与顺序。因此在日常生活活动的评估与治疗前需先了解服务对象的角色和个人生活模式（包括习惯、惯例、兴趣等）。作业治疗师可通过面谈或使用评估工具进行信息的收集。

1. 角色清单问卷（role checklist）　角色清单问卷是作业治疗师用于评估患者角色的常用工具。该量表由被测者自我勾选完成，评估其对于自我在过去、现在、将来角色的认识情况。

2. 作业表现历史面谈（OPHI－Ⅱ）　作业表现历史面谈（occupational performance history interview－Ⅱ, OPHI－Ⅱ）由三部分构成，分别为半结构式面谈，评分表和生活历史叙述。该量表基于 MOHO 模式设计，了解被评估者的个人作业身份，作业表现和环境。作业治疗师通过半开放式面谈了解患者在发病前的个人角色、作业模式和能力，以及了解患者个人对疾病或突发事件对生活带来的影响的认识。

二、BADL 评定方法

常用的评定方法包括 PULSES，Katz 分级、改良 Barthel 指数分级法 ADL 独立量表、功能独立评定（FIM）。

最常用的标准化 BADL 评定有 Barthel 指数，美国 Florence Mahoney 和 Dorothy Barthel，这些量表设计并应用于临床，是国际康复医疗机构常用的方法。Barthel 指数评定简单、可信度高，灵敏度也高，使用广泛。Barthel 指数评分最高分为 100 分，根据患者得分高低表示患者独立程度，详细评分及分级标准详见表 7－1。

表 7－1　Barthel 指数评定表

项　目	分类和评分
大便	0＝失禁 5＝偶尔失禁 10＝能控制
小便	0＝失禁 5＝偶尔失禁（每 24 小时<1 次，每周>1 次） 10＝能控制
修饰	0＝需帮助 5＝独立洗脸，梳头，刷牙，剃须

NOTE

续表

项目	分类和评分
用厕	0=依赖别人 5=需部分帮助 10=自理
进食	0=依赖别人 5=需部分帮助(切面包,抹黄油) 10=全面自理
转移(床椅)	0=完全依赖别人,不能做 5=需大量帮助(2人) 10=需要少量帮助(1人)
活动(步行)	0=不能动 5=用轮椅独立行动 10=需要1人帮助步行(体力或语言指导) 15=自理
穿衣	0=依赖 5=需一半帮助 10=自理(系开纽扣,关、开拉链和穿鞋等)
上楼梯	0=不能 5=需帮助(体力和言语指导) 10=自理
洗澡	0=依赖 5=自理

Barthel 指数:>60 生活基本能完成(良);
60~40 分 需要帮助(中,功能障碍,稍依赖);
40~20 分 需要很大帮助(差,依赖明显);
<20 分 完全需要帮助

三、训练内容及方法

(一)翻身坐起训练

1. 向健侧翻身

(1)仰卧于床上,双上肢放于体侧,双下肢伸直。

(2)用健手把患侧上肢和手放于腹部。

(3)如果可能用健足勾起患腿使其屈曲并保持患足足底平放于床上。

先把头和颈转向健侧,然后用健手抱住患侧肩膀以帮助患侧上肢转向健侧,再把躯干和腰转向健侧,最后骨盆和患侧下肢转向健侧完成全部活动。(图7-1)

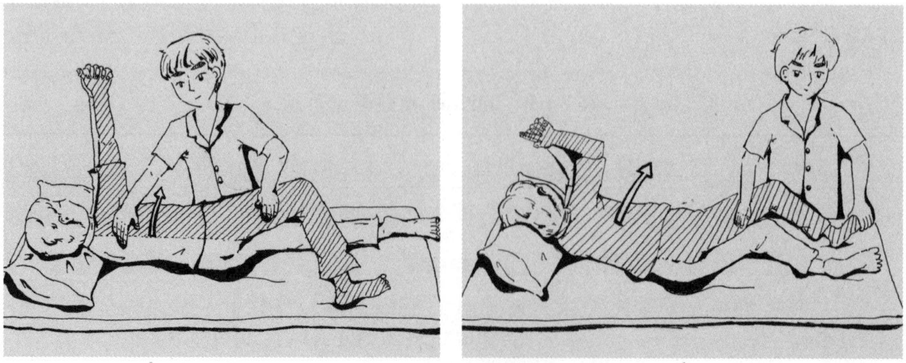

a b

图7-1 向健侧翻身

a. 步骤一;b. 步骤二

2. 向患侧翻身

（1）双手交握，手指交叉肩部前伸及外旋，肘伸直。

（2）屈曲健侧下肢，让足平放在床上（图 7－2a）。

（3）用足踩床可使髋部向前，朝向患侧。

（4）保持患者大拇指外展使其手指容易放松，鼓励患者主动向前、向侧方翻身，完成全部活动（图 7－2b）。

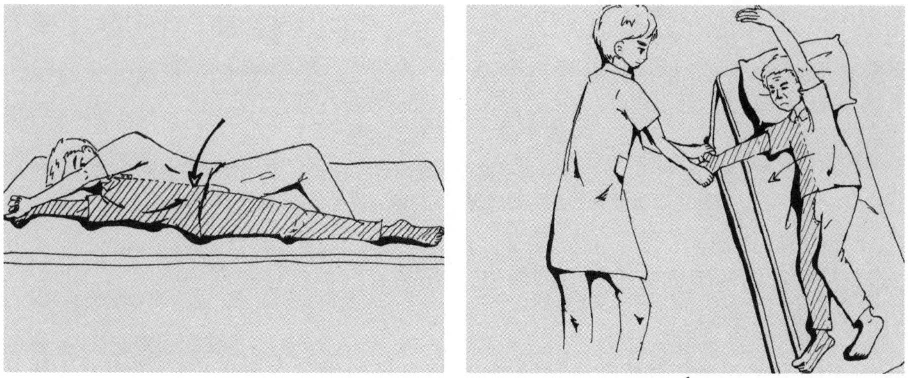

a　　　　b

图 7－2　向患侧翻身

a. 步骤一；b. 步骤二

3. 从卧位到坐位

（1）被动辅助运动

1）患者翻身转向患侧（图 7－3a）。

2）作业治疗师一只手握住患者的肩胛骨，另一只手帮其把腿移到床边（图 7－3b）。

3）鼓励患者用健侧手在床边支撑（图 7－3c）或保持握手，手掌接触。

（2）主动辅助运动

1）患者双下肢屈曲向患侧翻身，用手支撑在床边，肘伸直，直到达到坐位。

2）作业治疗师在骨盆处引导患者运动，将手放在健侧肩部及髋部，向下推（图 7－3c），完成坐位后，双足平放在地上（图 7－3d）。

（二）转移训练

1. 被动转移　当患者自己不能配合时，下面的方法可用于转移患者到轮椅上。

（1）作业治疗师把患者移到床边，直到两脚平放在地上。

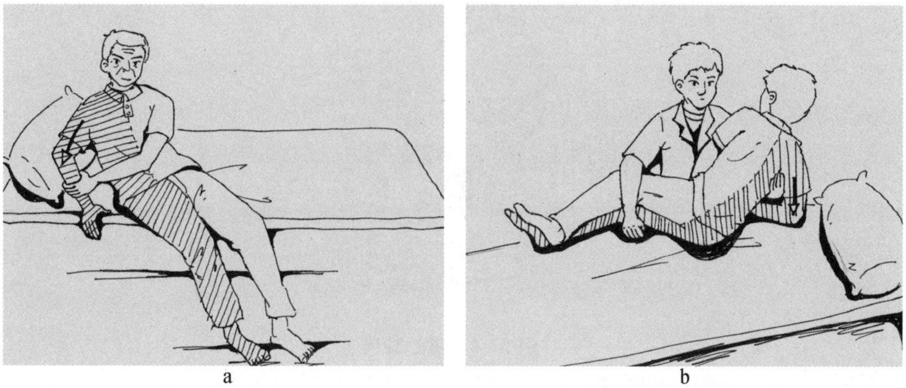

a　　　　b

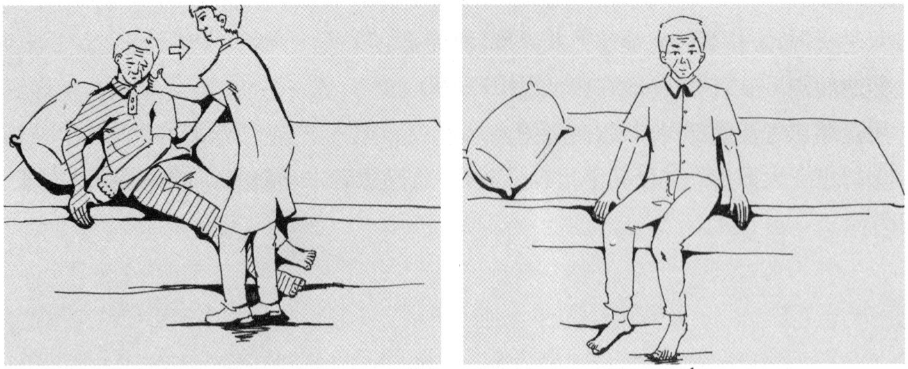

c　　d

图 7-3　从卧位到坐位

a. 患者翻身转向患侧；b. 治疗师一只手握住患者的肩胛骨，另一只手帮其把腿移到床边；c. 鼓励患者用健侧手在床边支撑；d. 患者完成坐位，双足平放在地上

（2）作业治疗师的两脚放在患者的脚两边，用膝盖在前面抵住患者的膝关节，同时注意防止患者膝关节倒向外侧（图 7-4a）。

（3）作业治疗师将患者前臂放在自己的肩上，把自己的手放在患者肩胛骨的内缘使其向前（图 7-4b）。

（4）作业治疗师托住患者的上肢，将患者重心前移至脚上，在肩胛骨上加压，直至患者的臀部离开床面（图 7-4c）。

（5）作业治疗师旋转患者接近坐位，把患者放在紧贴轮椅靠背处坐下。

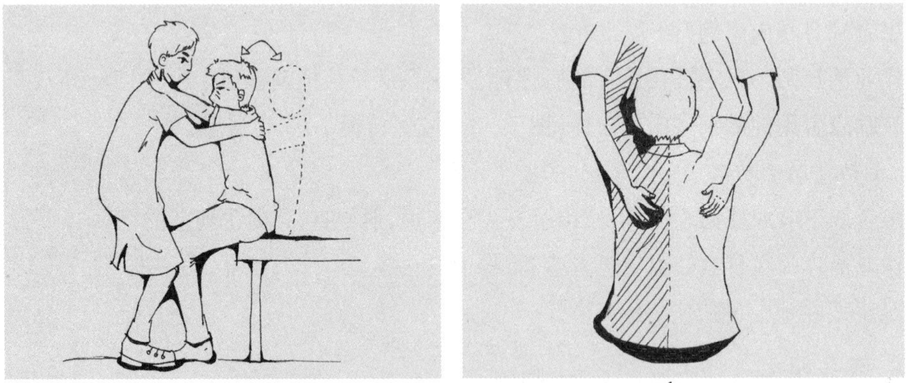

a　　b

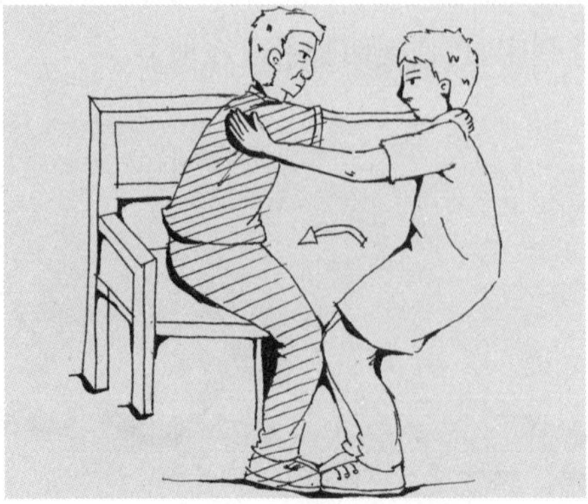

c

图 7-4　被动转移

a. 作业治疗师使用双脚帮助固定患者；b. 作业治疗师固定患者肩胛骨；c. 作业治疗师协助患者重心转移

2. 主动转移

（1）患者坐于床边，轮椅靠健侧床边，并与床边成30°～60°角，刹住手刹，脚托已抬起或旋开（图7－5a）。

（2）患者健侧上肢抓紧远离床边轮椅扶手，站起来，以健腿为轴转身坐在轮椅上，从轮椅的侧面完成转移（图7－5b、图7－5c、图7－5d）。

（3）由轮椅转移到床时动作相同，但次序相反。

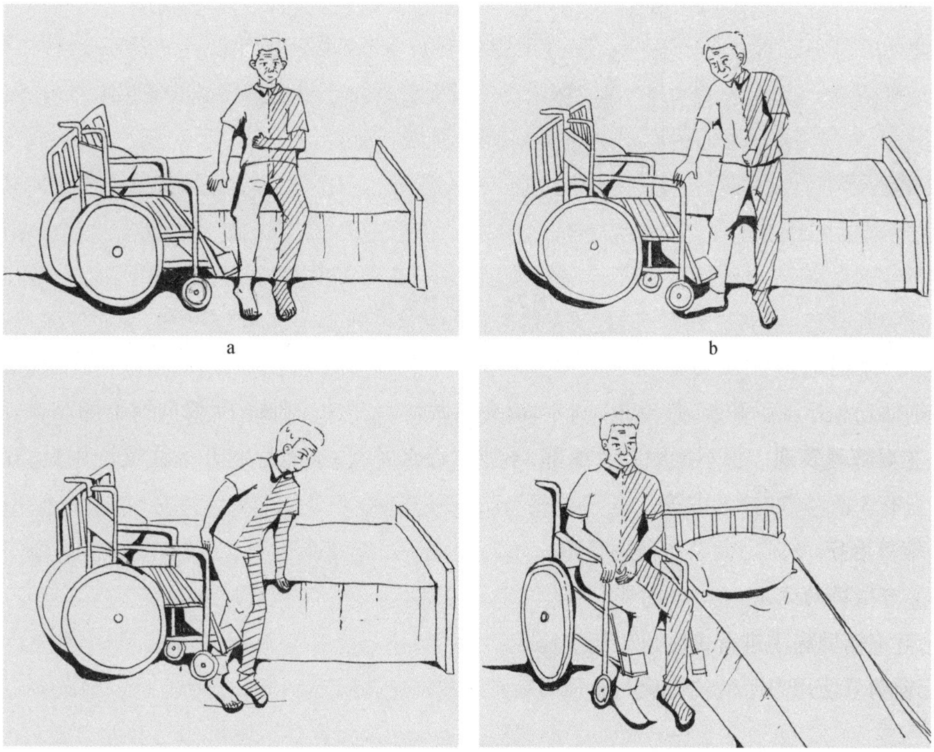

a　b　c　d

图7－5　主动转移

a. 轮椅摆放位置；b. 步骤一；c. 步骤二；d. 步骤三

（三）进食障碍的康复训练

1. 主要障碍表现　手不能到达嘴边，不能将食物送到口中；不能拿起并把握住餐具（碗、筷子、勺等）、食品及各种饮料杯、罐；不能同时双手操作。

2. 康复治疗

（1）可选择的方法

1）健侧上肢辅助患侧上肢送食物入口。

2）将肘关节放置在较高的台面上以利于手到达嘴边，利于送食物入口。

3）用叉、勺代替筷子。

4）将餐具，比如勺，绑或夹在手指间。

5）用双手拿杯子。

（2）可选择的辅助器具或设备

1）万能袖带　用于握力减弱或丧失者。

2）水杯　用于震颤或协调性低下的患者及抓握能力较差者。

3）筷子加弹簧　用于手指肌力低下者。

4）勺、刀、叉手柄加粗 用于握力减弱者（图 7－6a、图 7－6b）。

5）勺、刀、叉手柄呈转动式 用于取食过程中食物易滑落者（图 7－6a、图 7－6b）。

6）防滑垫 用于不能单手固定餐具或食物者。

7）盘挡 防止食物被推到盘子以外。

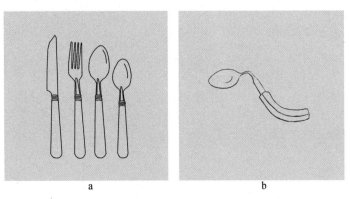

a

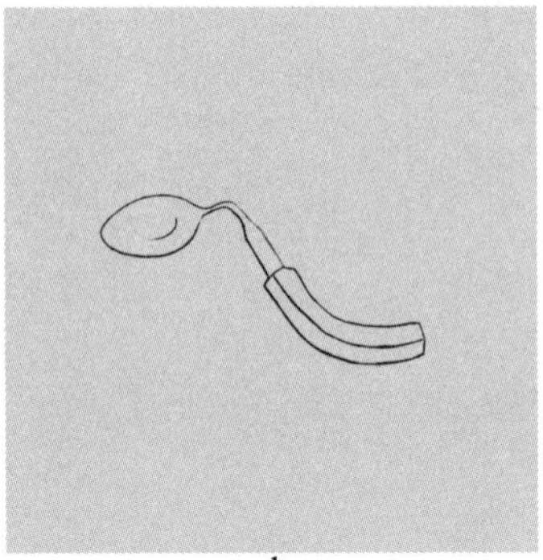

b

图 7－6 改良餐具

（四）修饰障碍的康复训练

修饰活动包括洗手和脸、拧毛巾、刷牙、梳头和做发型、化妆、刮胡子、修剪指甲等。

1. 主要障碍表现 手不能触到头面部，不能靠近水龙头；不能拿起并握住梳洗用具；双手不能配合进行有关活动，如拧毛巾等。

2. 康复治疗

（1）可选择的方法

1）健手辅助患手进行梳洗（图 7－7）。

2）辅助下使用患手清洁健侧（图 7－8）。

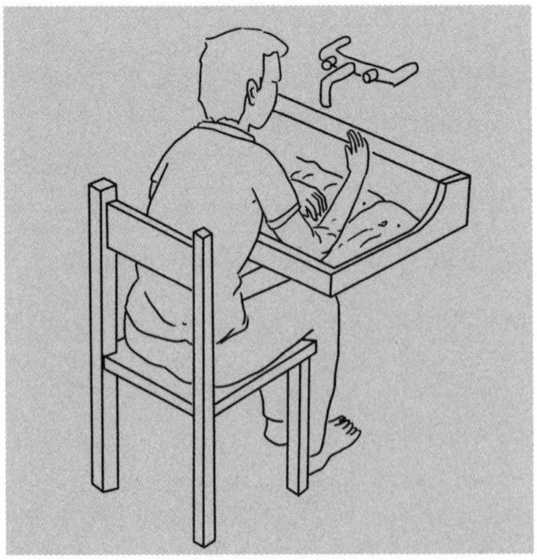

图 7－7 健手辅助患手进行梳洗

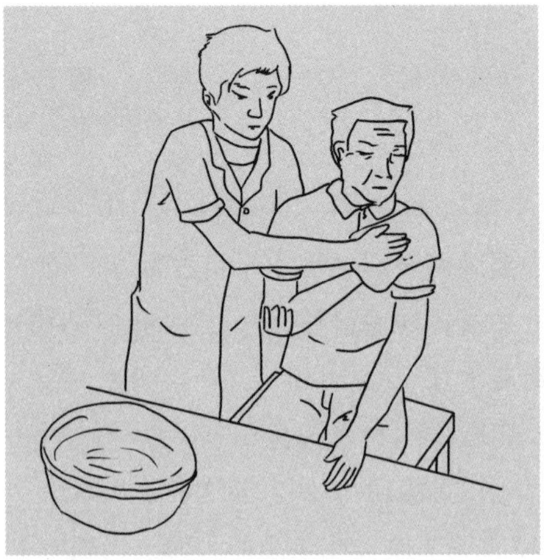

图 7－8 辅助下使用患手清洁健侧

3）将前臂置于较高的平面上以缩短上肢移动的距离。

4）用嘴打开盖子。

5）用双手握住杯子、牙刷、剃须刀、梳子等。

6）使用按压式洗手液。

（2）可选择的辅助器具或设备

1）万能袖带。

2）手柄加粗的牙刷、梳子（图7－9）。

3）手柄加长或成角度的牙刷、梳子。

4）带有吸盘的刷子或牙刷：固定在水池边刷手或刷假牙。

5）在剃须刀上安装便于持握的结构。

6）带有固定板的指甲刀。

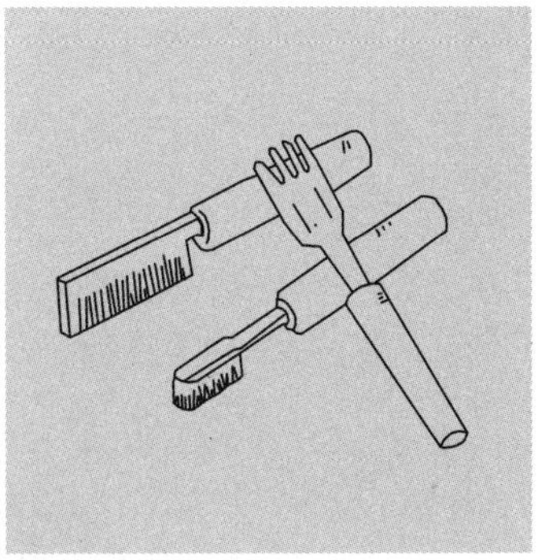

图7－9　手柄加粗的牙刷、梳子

（五）穿上衣障碍的康复训练

1. 主要障碍表现　不能将上肢放进袖口中，不能将上衣上举过头或从背后绕到身体的另一侧；不能穿、脱套头衫，不能用手将衣服的后背部向下拉；不能解开或系上纽扣，不能开、关拉链和按扣；不能拿较重的衣服如皮夹克。

2. 康复治疗

（1）穿着轻便、宽松的上衣。

（2）坐位平衡较差时予以支撑。

（3）穿前开襟的衣服时，先穿患侧，后穿健侧（图7－10a、图7－10b、图7－10c、图7－10d）；脱衣时，先脱患侧一半，再将健侧袖子全部脱下，最后褪出患侧衣袖（图7－10c、图7－10d、图7－10e）。

（4）穿套头式上衣时，先将上衣背朝上放在膝上，将患手插入衣袖并将手伸出袖口，再将健手插入衣袖并伸出，用健手将衣服尽量向患肩上拉，将衣服后身部分收起并抓住，头从领口钻出，整理衣服。脱衣时，将衣服后身部分向上拉起，先褪出头部，再褪出双肩与双手（图7－10f）。

（5）可选择的辅助器具或设备：纽扣牵引器；用尼龙搭扣替代扣子、挂钩、拉链等。

（六）穿裤子、鞋、袜障碍的康复训练

1. 主要障碍表现　手不能摸到脚；不能站着提裤子；不能抓住裤腰并系皮带；不能解开或系上扣子、开关拉链、系鞋带等。

2. 康复治疗

（1）在床上穿裤子时，先穿患腿，后穿健腿；用健腿撑起臀部，上提裤子；用健手系皮带。

（2）在椅子上穿裤子时，先穿患腿，再穿健腿；然后用健手抓住裤腰站起，将裤子上提；最后坐下用健手系皮带。

（3）脱裤子时，坐位松解皮带或腰带；站起时裤子自然落下；先脱健侧，再脱患侧。

（4）利用提鞋器完成穿鞋的动作（图7－11）。

（5）坐位下应先穿患侧的袜子，再穿健侧（图7－12）。

（6）选择操作简便的抽拉式可调节的鞋带。

（7）选择采用拉链或尼龙搭扣的衣裤。

（七）洗澡障碍的康复训练

1. 主要障碍表现　不能进入澡盆或淋浴室；不能使用水龙头、肥皂、海绵、浴巾；手不能够到身体的每一个部位和水龙头。

2. 康复治疗

（1）可选择的方法

1）澡盆底部或淋浴室地面铺上防滑垫。

2）将湿毛巾搭在椅背上，患者坐在椅上，通过背部摩擦毛巾擦洗背部；擦干背部也用同样的方法。

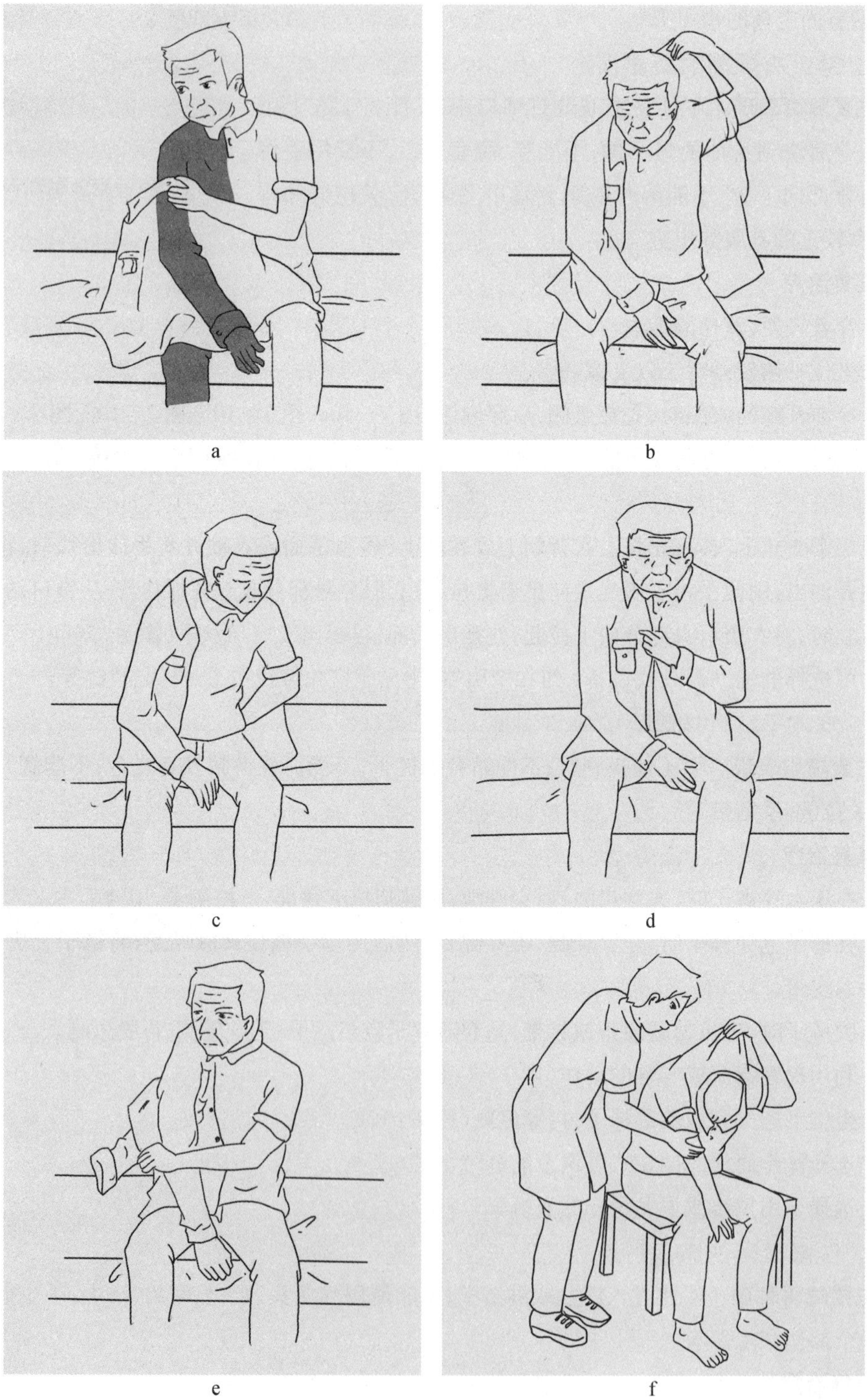

图 7－10 穿上衣障碍的康复训练

NOTE

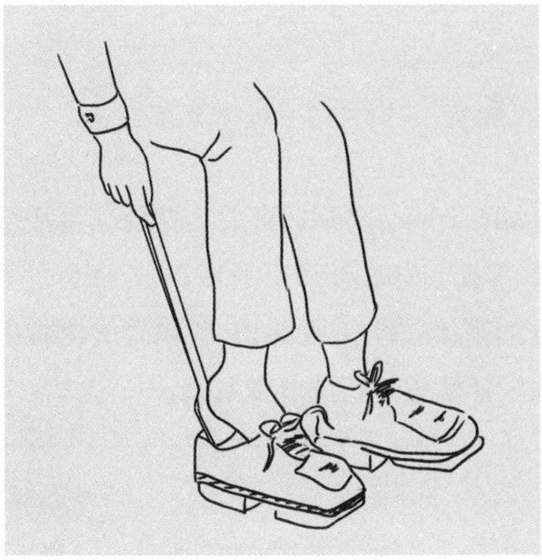

图 7－11　穿鞋训练

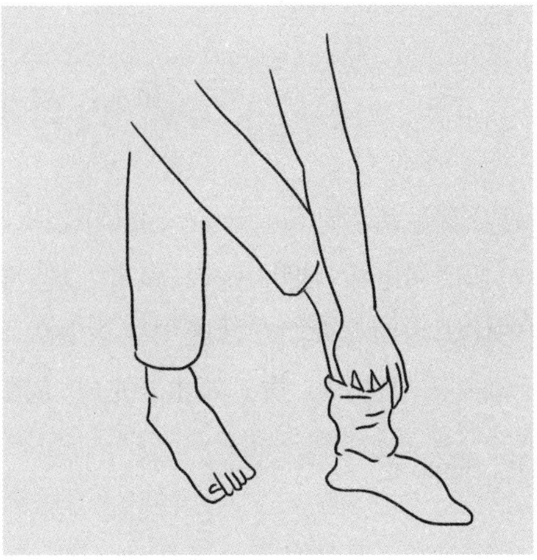

图 7－12　穿袜训练

3）如果手不能摸到脚，就在脚底部放一块有皂液的毛巾洗脚。

4）将有皂液的毛巾放在膝上，将上肢放在毛巾上擦洗。

5）使用按压式皂液。

（2）可选择的辅助器具或设备

1）坐便椅可帮助患者以坐位进行淋浴。

2）用长柄的海绵刷擦背。

3）用扶手协助患者站起。

4）长把开关有助于患者拧开水龙头。

（八）如厕障碍的康复训练

1. 主要障碍表现　不能上、下坐便器；手不能接触到会阴部；不能拿住和使用卫生纸；不能穿、脱裤子；不能使用尿壶或便器；不能自己使用栓剂。

2. 康复治疗

（1）可选择的方法

1）上厕所前后穿、脱裤子的方法与前述相同。

2）坐便器周围应安装扶手，便于安全坐起和转移。

3）必要时可利用助行器如厕。

4）抓握功能差者，可将卫生纸缠绕在手上使用。

（2）可选择的辅助器具或设备

1）自动冲洗及烘干的坐便器。

2）选择高度可调的洗浴椅。

3）具有靠背、扶手、便孔的座椅，能坐便，又方便清洁。

4）扶手：在如厕和清洁时保持稳定。

5）夜间在床旁放置便器以免去厕所不便。

6）尿裤或床垫用于二便失禁者。

第三节　工具性日常生活活动能力训练

工具性日常生活活动(instrumental activities of daily living, IADL)指人维持独立生活所进行的一些活动包括使用电话、购物、做饭、家事处理、洗衣、服药、理财、使用交通工具、处理突发事件以及在社区内的休闲活动等人们在社区中独立生活所需的高级技能。从IADL所包含的内容中可以看出,这些活动常需要使用一些工具才能完成,是在社区环境中进行的日常活动。

一、IADL的评定

评定方法包括工具性日常生活活动量表(表7-2)、残疾快速评定量表、功能状态指数、功能活动问卷。

表7-2　工具性日常生活活动量表
(Instrumental Activities of Daily Living Scale)

项　目	分数	情　况　描　述
使用电话	3	□独立使用电话,含查电话簿、拨号等。
	2	□仅可拨熟悉的电话号码
	1	□仅会接电话,不会拨电话
	0	□完全不会使用电话或不适用
上街购物	3	□独行完成所有购物需求
	2	□独行购买日常生活用品
	1	□每一次上街购物都需有别人陪同
	0	□完全不会上街购物
食物烹调	3	□能独行计划、烹煮和摆设一顿适当的饭菜
	2	□如果准备好一切佐料,会做一顿适当的饭菜
	1	□会将已做好的饭菜加热
	0	□需别人把饭菜煮好、摆好
家务维持	4	□能做较繁重的家事或偶尔需家事协助(如搬动沙发、擦地板、洗窗户)
	3	□能做较简单的家事,如洗碗、铺床、叠被
	2	□能做家事,但不能达到可被接受的整洁程度
	1	□所有的家事都需要别人的协助
	0	□完全不会做家事
洗衣服	2	□自己清洗所有衣物
	1	□只清洗小件衣物
	0	□完全仰赖他人洗衣服
外出	4	□能够自己搭乘大众运输工具或自己开车、骑车
	3	□可搭计程车或大众运输工具
	2	□能够自行搭乘计程车但不会搭乘大众运输工具
	1	□当有人陪同可搭乘计程车或大众运输工具
	0	□完全不能出门
服用药物	3	□能自己负责在正确的时间用正确的药物
	2	□需要提醒或少许协助
	1	□如果事先准备好服用的药物分量,可自行服用
	0	□不能自己服用药物
处理财务的能力	2	□可独行处理财务
	1	□可以处理日常的购买,但需要别人的协助与银行往来或大宗买卖
	0	□不能处理钱财
总分		

二、训练内容及方法

（一）家务活动

1. 家务活动非常丰富，包括洗衣、做饭、购物、清洁卫生、经济管理、照料小孩等。训练前要了解患者的家庭组成、环境及在家庭中担当的角色，以便优先选择患者和家庭首要解决的问题。

2. 不仅仅是练习某一功能活动，而应增加其他一些方法提高训练效果。

3. 教会患者用替代的方法对功能缺陷进行代偿。

4. 与患者一起讨论家务活动中的计划、安排及安全问题。

5. 指导患者在从事家务活动中正确地分配和保存体能，在劳作、休息、娱乐三者之间取得合理安排。

（二）社会活动

1. 帮助患者积极参与家庭生活，尽可能体现出家庭角色的相宜行为和能力。

2. 与其讨论和学习新的知识和技能，进行专业职业培训。

3. 指导其充分利用闲暇时间，丰富生活。

4. 学会交流技巧，与他人交往，接触更多层次的人群。

5. 继续指导社交中必需的功能活动，如上街购物、交通工具的使用、进餐馆就餐、到公共场所娱乐等。

参考文献

[1] 汪家琮.日常生活技能与环境改造[M].北京：人民卫生出版社，2005.

[2] 王刚，王彤. 临床作业疗法学[M].北京：华夏出版社，2005.

NOTE

第八章 运动相关功能障碍

第一节 关节活动度、肌力和肌张力障碍及作业治疗

一、关节活动度障碍及作业治疗

关节活动度即关节活动的范围(range of motion, ROM),分为主动关节活动度(AROM)和被动关节活动度(PROM)。主动关节活动度指被测者通过主动运动所达到的关节活动范围。被动关节活动度指被测者肢体被动运动达到的关节活动范围。

(一)关节活动度受限的原因与机制

1. 关节的构成 关节是由骨骼、滑膜、关节囊,以及周边的肌肉、肌腱、韧带、血管、神经、皮肤等构成。任一构成受损都会限制关节活动范围(ROM)。

2. 关节活动度受限的机制 制动是ROM受限的最常见原因。造成制动状态的原因包括意识障碍及动机低落、手术后的固定、重度动作麻痹、疼痛等。另一方面,主动肌及拮抗肌的肌力不平衡,如果一直没有恰当处理(肌力训练),因此种的不平衡而产生的姿势就会固定下来,也可能会产生ROM限制。

3. 关节活动度受限的预后 一般3周内的制动引起的ROM限制,经治疗可以重获;制动60天以上,ROM重建则很困难。制动时间越长,治疗时间就会以等比级数延长。

(二)评估

ROM的测量,参考《康复评定学》。此外还要注意有无水肿、发红、发热、变形,有无疼痛、异常终末感及其他感觉障碍,皮肤延展性是否完好等。

(三)治疗

一旦ROM受限,需要长时间治疗才能恢复。因此预防ROM受限是康复的第一目标。ROM因每天必要的项目而得以维持,因此作业治疗师应指导服务对象进行自行训练。

主要的训练方法包括以下几项。

1. 被动运动 被动运动可保持肌肉的生理长度和张力,维护关节正常形态和功能,维持关节的正常活动范围。适用于有明显意识障碍而无法自主运动者、因神经障碍或肌力减退而无法达到完整ROM者。

2. 主动运动 主动运动适用于因疼痛等原因无法被动运动、术后禁止被动运动等,或维持ROM的状况。此外,也能起到肌力维持、运动感觉感受性维持、改善循环等作用。

3. 自行被动运动 自行被动运动适用于因单侧偏瘫或局部肌力退化,或主动运动时因疼痛而无法发挥肌力从而无法对该关节进行完整ROM的患者。前提是至少单侧上肢要有可以活动服务对象关节的肌力,且服务对象能了解运动方法。

4. 伸展运动　伸展运动以扩大 ROM 为目的，用于无法活动到全幅 ROM、肌肉或结缔组织缩短造成 ROM 限制时。伸展要在 ROM 最终角度下稳定持续数秒钟。只能微微地超过疼痛阈值。

ROM 训练的方法，要依据服务对象的意识、对运动的理解、训练目标等情况来选择。

二、肌力与耐力障碍及作业治疗

肌肉通过肌力驱动关节使人与外界互动。肌力和耐力会因疾病或老化而降低，引起各项日常活动的障碍。为了独立生活，应通过肌力训练维持及增强肌力耐力，这也是作业治疗的领域。

（一）肌力、耐力下降的原因

原因：疾病、神经、肌肉、关节受损、心因性以及制动与老化等（图 8－1）。

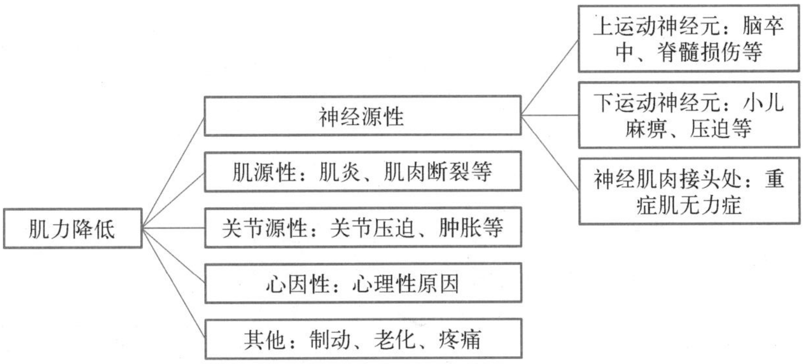

图 8－1　引起肌力降低的原因

（二）相关基础知识

1. 开链运动和闭链运动　开链运动（open kinetic chain, OKC）是指动作系统开放的动作状态，也就是手掌或脚掌没有接触到墙面或地面的动作。如坐姿下伸展膝关节的股四头肌肌力训练。相对的，闭链运动（closed kinetic chain, CKC）是指动作系统封闭的动作状态，也就是手掌或脚掌接触到墙面或地面状态下的动作。如站姿下屈伸膝关节的动作。

2. 肌力、耐力增强的机制　肌力增强机制大致可分为两种。一种是神经性因素，会在训练开始后马上出现。另一种是肌肉自身变化，出现较慢。

（1）*神经性因素的改善*　肌肉收缩的强度由参与该肌肉收缩活动的动作单位总数，以及支配的运动神经元的神经冲动发射频率来调节，即神经性因素。肌力弱时就要以动作单位的参与数量为优先考量，肌力强时要以神经冲动频率来调节。大部分老年人都需凭借神经性因素增强肌力。

（2）*肌肉自身变化*　肌力大小与肌肉重量及肌肉横截面积成正比，肌肉重量的增加在肌力训练开始后 3～5 周才能见效。同样，肢围（肌肉横截面积）的变化也要训练一段时间后才能观察到。

（三）评估

一般选用徒手肌力测定作为测量肌力的方法，也有使用机器及测量肢围等方法。

1. 注意事项　测量肌力、耐力及训练时服务对象应意识清楚且有理解力、注意力。评估前需要注意以下事项：依据疾患特性、时期，有无禁忌，全身状态及生命体征有无问题，有无疼痛的关节或动作、感觉（尤其是深感觉）有无障碍等。

2. 肌力测量方法

（1）*徒手肌力测定*　请参考《康复评定学》。

（2）*RM 法*　为决定某个负荷量下可以进行全关节角度的最大随意运动次数（repetition maximum, RM）的方法。该方法测出的是等张收缩的肌力。

（3）使用机器的肌力测量　包括握力计、指力计、背力计以及等速测量训练器等。

（4）肢围测量　四肢的周径并不能直接代表肌力，但是因为肌肉的横截面积越大则最大肌力越大，所以也可以用来作为表示肌力的一个指标。持续测量肢围以评估训练效果时，要以骨性标志为标记，每次测量固定的部位。另外，由于测量的不仅是肌肉，还包括整个皮下组织，故脂肪组织较厚或有水肿时，就会产生误差。

3. 耐力评估　一般肌力大于3级就可以进行耐力评估。可以通过测量肌肉维持最大收缩的时间（静态耐力）及某动作的重复次数或产生的运动结果（动态耐力）的方法测得。

4. 老年人评估　老年人因为全身肌力降低，在肌力、耐力评估过程中损伤风险较高，因此需特别留意。由于评估本身需要服务对象的最大努力，同时老年人也可能不理解测量方法，或对测量缺乏主动性等原因，而低估服务对象实际肌力。基于上述问题，在评估老年人时，除了针对肌力、耐力本身的要素性评估之外，还须进行ADL观察。从ADL执行能力推测肌力、耐力，考虑要素性能力和实际情景能力有无差异。

（四）治疗

1. 训练原则

（1）超量负荷原则　要增强肌力就必须要负担比平时更大的负荷。

（2）特异性原则　肌力训练的效果会受到训练使用的肌肉收缩方式及动作种类、速度的影响。总之，等长收缩增加的肌力无法在等张收缩中发挥，在一定的角度训练的效果也只能在该角度附近发挥。运动速度也是一样的道理。

2. 训练种类

（1）维持性肌力增强　某些状态及时期，服务对象有可能不能积极地进行肌力训练，而是必须要维持现有肌力或只要轻微增强，提高耐力以维持、改善全身的功能，这种训练称为维持性肌力增强。适用于多发性肌炎、多发性硬化、重度呼吸衰竭、年老体弱者等。对于这些服务对象，要格外注意生命体征和疲劳程度，训练必须少量多次，以避免过度负荷。与此相对的，同时也是最普遍的肌力训练称为治疗性肌力增加。

（2）肌肉再教育训练　当肌力只有0~2级或因疼痛无法进行关节运动时，为了防止因不使用所发生的制动性萎缩，促进肌肉收缩，用等长收缩或自行被动运动进行训练。此时，比起积极的肌力训练，肌肉再教育的意义更大。肌肉再教育要注意：各关节的运动要正确地往各个方向进行；训练各种肌肉收缩的方法；防止拮抗肌过多收缩，训练主动肌及拮抗肌的协调性；防止代偿动作；配合肌力改善调整协助量。促进肌肉收缩，增加感觉传入的方法还有叩击皮肤给予刺激、电刺激、冰刺激、生物反馈、功能性电刺激等物理因子疗法。

（3）交叉训练法　利用联合反应，让健侧肢体进行肌力训练，从而促进患侧肢体肌力增强，即交叉训练法，是偏瘫服务对象有效的肌力训练方法。

（4）无负荷主动运动训练　肌力达到3级后，就可进行无负荷主动运动训练。肌力达到3^+级，且有一定的耐力后，就可以换成阻力运动训练。

（5）肌肉收缩的肌力训练　根据患者的情况、训练目标，可以选择等长肌力训练、等张肌力训练、等速肌力训练。

（6）耐力训练　当肌力达到3^+级后，就可考虑耐力训练。小负荷、重复次数多的运动就可增加肌耐力。耐力训练的负荷量，一般是最大肌力的20%~30%，不超过50%，以RM换算成为12~20 RM；1套20次，做到疲劳为止；每天3~5套，每周5~7回。

NOTE

3. 与作业治疗的相关性　实施作业治疗时，若肌力、耐力有改善的可能，必须要积极训练。但是，作业治疗的最终目标是改善目标动作及生活动作，进行治疗时必须要兼顾实际生活动作。

目标动作有肌肉收缩→运动→动作→行为四个阶段。以上肢为例，就有上肢的屈肌收缩→肘关节屈曲→到嘴部的伸手够物→进食的阶段性。凭借这个阶段性，肌力增强也能让 ADL 更独立。

肌力非常弱，需要长时间恢复者，必须同时进行要素性肌力训练以及在目标动作上的效能提高。譬如肌力在 3 级以下时，使用三角巾支撑或肩带等辅具就可以做出进食动作，同时也可以进行肌力、耐力训练。

需要注意的是，ADL 并不一定要最大肌力，行走或跑步也只需要发挥肌力的 20%。所以，不一定非得要以获得自己年龄对应的最大肌力为目标，而应该要以适应生活阶段及相关性设定目标。总之，ADL 不是只由肌力产生的，是靠 ROM 和感觉功能、协调性、平衡功能等综合能力表现出来的，需要肌肉爆发力、肌力耐力以及肌肉控制能力共同表现。

三、异常肌张力及作业治疗

脑血管病变伴随的异常肌张力，尤其是被称为痉挛或僵直的肌张力亢进状态，会妨碍随意运动。过度的代偿动作使得肌张力更加亢进，持续的肌张力亢进会造成关节挛缩或变形、疼痛，妨碍 ADL 的能力。肌张力正常化，切断这些不良后果，不仅可使运动功能恢复，还可以预防并发症的发生。

（一）评估

肌张力受温度、生理水平、意识状态、精神状态及情感、姿势和有无疼痛等的影响。因此在评估肌张力时，应尽可能地在相同条件下进行。评估方法有主观性评估和客观性评估。观察肌张力不只需要观察休息状态，也需要观察运动时的变化。但被动性的评估要在休息状态下，身心都放松的姿势，一般在仰卧位下进行。具体评估参考《康复评定学》。

1. 主观性评估　主观性评估最常用的方法是 Ashworth 痉挛评估量表。除此以外还有观察与触诊，观察安静时的肌肉和肌腱轮廓的明显性，触诊评估肌肉硬度。

2. 客观性评估　客观性评估包括使用肌电图和生物力学评估，均需使用相关仪器。

3. 动作时的评估　包括观察主动运动时联合反应和共同运动的具体表现。此外，常用对比主被动运动时关节活动度的差异来评估肌张力情况。

4. ADL 评估　肌张力异常将会影响日常生活，但是有些情况下，肌张力异常（尤其是高张力状态），会对日常生活有利。例如股四头肌的痉挛有时会成为体位变化和步行的辅助。以下将以痉挛对日常生活影响说明。

（1）关节挛缩的影响　长期的痉挛状态，使得上下肢形成固定姿势，进而肌肉发生器质性变化，引起挛缩。上肢容易形成肩关节内收与内旋、肘关节与手指屈曲，因此更衣会变得困难；腋窝及手指也会因不易清洁而罹患皮肤病；手指紧紧握住会不容易剪指甲，指甲也可能嵌入手掌内；下肢内收肌的持续性高张力形成内收挛缩，有时会妨碍排泄后处理及清洁。

（2）ADL 执行时的影响　过多的肌肉张力亢进会产生疼痛，部分患者会因为肘关节屈曲压迫胸部而表现出失眠问题。下肢出现的伸肌亢进，使膝关节不易屈曲，同时踝关节跖屈，且有可能出现足内翻，从而影响步行。

（二）治疗

对于痉挛肌肉的治疗有运动疗法、物理因子疗法、辅助器具使用、医学性治疗等。

1. 运动疗法　降低肌肉张力最常用的方法是肌肉持续性牵伸。该过程牵伸缓慢，不会引发动作相对性伸展反射，但能起到抑制肌肉的作用。牵伸也可恢复肌肉的黏弹性，有利于降低肌张力。

NOTE

根据肌肉张力的强度，牵伸需要时间从数分钟到20分钟不等，应根据患者的能力和肌张力情况调整。另外，反复被动屈伸（主被动运动）也可以降低肌张力。

自行被动运动时，控制患侧，采取良姿体位摆放让患侧承受体重，指导日常生活中避免提高肌张力的方法。

2. 物理因子疗法　降低肌张力的物理因子疗法有热疗、冷疗（约30分钟）、电刺激等。

3. 辅助器具使用　下肢因痉挛加重足内翻及脚趾屈曲，妨碍步行时会使用辅助器具。上肢针对肘关节屈曲或者手指屈曲也可使用辅助器具。

4. 医学性治疗　医学性治疗是在前3种疗法尝试后效果不佳，生活或照顾有强烈困难时的最后选项。包括药物、神经阻断疗法、外科治疗等。

5. 与作业治疗的相关性

（1）*减轻肌张力及维持ROM*　当服务对象因肌肉高张力而妨碍清洁工作或因为疼痛而影响到日常生活时，必须要想办法降低肌张力，维持ROM。理想上最终要让服务对象自己或者照顾者可以管理，需要自行被动运动或持续性伸展运动，但如果是痉挛或疼痛明显、理解力不佳者就会难以自行管理或者由照顾者管理。这种情况就需要作业治疗师的协助。

（2）*ADL指导*　指导单手动作时也不能忽略患侧，应该要配合使用良姿体位摆放及预防肌张力上升的方法，或是降低肌张力的方法。

第二节　平衡功能障碍及作业治疗

人要符合目的又要有效率地与外界互动，必须恰当地控制运动。运动控制是由感觉系统和运动系统的复杂交互作用而形成。平衡功能和协调功能都属于运动控制的表现。运动控制理论强调，人不具有天生可主动控制行为的系统，而是在个人或环境各系统中具有可能改变动作行为的变因，故人可能随时准备做改变、重新整合状态，以应对不同情境的需要。作业治疗就是在具体情境中完成具体的动作。所以，运动控制理论对于作业治疗是非常重要的，可以指导作业治疗的训练，特别是平衡功能和协调功能。

平衡（balance）指能在静态或动态动作中稳定维持身体重心在支持面内，不超过稳定极限的能力。在此概念上，提出了姿势控制（posture control）的概念，即能控制身体姿势，以达到执行活动中所需的同时稳定身体和定向（将身体够向某目标位置）的双重目的。

一、平衡功能及平衡功能障碍评定

（一）基本的平衡评定

包括三级平衡法、量表法、观察法等，参考《康复评定学》。

（二）综合考虑

由于姿势控制、平衡功能涉及肌肉骨骼、神经肌肉、感觉、感觉整合、认知功能（对情境的预判和调整）等系统。所以，对于平衡功能姿势控制的评定，不能仅仅停留在其具体表现上，要应综合考虑其他功能评估结果，分析其障碍原因。

（三）功能活动中的平衡、姿势评估

作业治疗师可从患者从事各种日常活动过程中观察患者的平衡能力和姿势控制。如患者伸手够较远距离的物品是否出现平衡反应等。此外，临床上也有一些以任务表现为基础设计的平衡评

估量表。

1. “站起走”测试(Time Up and Go)　临床上用来快速筛查出有平衡障碍而影响行动能力的人。一般神经功能正常的成人,应该在10秒内完成。此测试被证实与日常生活独立功能有高度相关性。

2. Berg平衡量表　该量表主要用于测量老年人群的平衡功能以预测老年人的跌倒风险,测量内容包括14项内容,通过要求被测者做出量表中的相应动作进行表现能力的打分。完成该量表一般需要15~20分钟,该量表已被证实在多种治疗场所具有较好的信度与效度。得分越高说明被测者的平衡功能越好,跌倒风险越低,满分为56分,41~56分为低跌倒风险,21~40分为中等跌倒风险,0~20分为高跌倒风险。14项内容分述如下。

(1) 由坐位到站位　指令:起立。尝试不用手支撑。

4分　能够站立,无需用手可维持平衡。

3分　能够站立,用手可以维持平衡。

2分　能够站立,用手可以维持平衡,但要尝试数次。

1分　站立或维持稳定需要少量的辅助。

0分　站立需要中等到很多的辅助。

(2) 无扶持站立　指令:无扶持站立2分钟。

4分　能够站立2分钟。

3分　能够站立2分钟,需要监护。

2分　能够站立30秒,不需扶持。

1分　能够站立30秒,不需扶持,需要几次尝试。

0分　无辅助,不能站立30秒。

如果被测者可安全站立2分钟,本项满分,直接进入站位到坐位。

(3) 无扶持坐位,双脚落地　指令:双臂抱于胸前坐位2分钟。

4分　能够坐2分钟。

3分　能够坐2分钟,监护下。

2分　能够坐30秒。

1分　能够坐10秒。

0分　能够坐10秒,需扶持。

(4) 由站位到坐位　指令:请坐下。

4分　维持平稳坐位,基本不用手扶持。

3分　需用手控制下滑。

2分　用腿的背侧抵住椅子以控制下滑。

1分　可独立坐位但不能控制下滑。

0分　坐位需要辅助。

(5) 位置移动　指令:从椅子上移动到床上,再从床上移动到椅子上,可用手或不用手。

4分　位置移动较少用手。

3分　位置移动必须用手。

2分　位置移动需言语提示或监护。

1分　需要1人辅助。

0分　需要2人监护或辅助。

（6）无扶持站立，闭眼　指令：闭眼，无扶持静立10秒。

4分　能够站立10秒。

3分　能够站立10秒，监护下。

2分　能够站立3秒。

1分　闭眼不能坚持3秒，但可站稳。

0分　需帮助防止跌倒。

（7）双足并拢站立不需扶持　指令：双足并拢站立不需扶持。

4分　可双足并拢站立1分钟。

3分　双足并拢站立1分钟，需监护。

2分　双足并拢站立不能坚持30秒。

1分　到站位需要帮助，但双足并拢可站立15秒。

0分　到站位需要帮助，但双足并拢站立不足15秒。

（8）站立位手臂前伸　指令：手臂上举90°，尽可能伸手取远处的物品。检查者将直尺置于指尖处，臂前伸时勿触及直尺。测量身体尽量前伸时的距离。

4分　可前伸10 cm。

3分　可前伸5 cm。

2分　可前伸超过2 cm，小于5 cm。

1分　前伸，需要监护。

0分　需帮助避免跌倒。

（9）站立位自地面拾物　指令：拾起足前的鞋子。

4分　可轻松拾起。

3分　可拾起，需要监护。

2分　不能拾起，差2.54~5.08 cm（1~2英寸），可保持平衡。

1分　不能拾起，尝试时需监护。

0分　不能尝试/需要辅助避免跌倒。

（10）站立位躯干不动，转头左右后顾　指令：交替转头，左右后顾。

4分　左右后顾时重心移动平稳。

3分　只能一侧后顾，另一侧有少量重心移动。

2分　只能转到侧面，但可维持平衡。

1分　转头时需要监护。

0分　需要辅助避免跌倒。

（11）转身360°　指令：转身360°，停顿，反向旋转360°。

4分　双侧都可在4秒内完成。

3分　一侧可在4秒内完成。

2分　能完成转身，但速度慢。

1分　转身时需密切监护或言语提示。

0分　转身时需要辅助。

（12）站立位无支持下双脚交替踩板凳　指令：每只脚交替放于板凳上，直到每只脚能踏上板凳上4次。

NOTE

4分　可独自站立，20秒内踏8次。

3 分　可独自站立，踏 8 次超过 20 秒。

2 分　监护下，无辅助可踏 4 次。

1 分　最简单的辅助可踏 2 次。

0 分　需要辅助才能避免跌倒，不能尝试踏凳。

（13）*无扶持站立，一只脚在前*　指令：一只脚跟在前贴一只脚尖，若无法做到，可向前迈步使一只脚的脚跟超过另一只脚的脚尖，3 分需迈出的步长超过另一只脚的长度，步宽接近平时走路的步宽。

4 分　双足可前后接触位站立 30 秒。

3 分　双足前后站立不接触站立 30 秒。

2 分　可迈小步后独立坚持 30 秒。

1 分　迈步需要帮助，坚持 15 秒。

0 分　站立或迈步失衡。

（14）*单腿站立*　指令：不需扶物，单腿站立。

4 分　可抬腿，坚持超过 10 秒。

3 分　可抬腿 5～10 秒。

2 分　可抬腿超过 3 秒，短于 5 秒。

1 分　尝试抬腿，不能坚持 3 秒，但可独自站立。

0 分　不能尝试/需要辅助避免跌倒。

3. Tinetti 动作表现量表（Tinetti performance oriented mobility assessment，POMA）　该量表主要通过观察老年人的平衡和步态进行老年人群的平衡能力和跌倒风险评估。

二、平衡功能障碍的作业治疗

（一）体位

从最稳定的体位开始训练平衡。训练顺序为：前臂支撑下的俯卧位→肘膝跪位→双膝跪位→半跪位→坐位→站位。不论什么体位，首先需要控制头部的稳定，其次是颈部和躯干肌肉的协同收缩，保持躯干的稳定性。

（二）训练静态平衡和动态平衡

首先恢复静态平衡能力，即能独坐或独站。静态平衡需要肌肉的等长收缩，因此，可以通过训练维持坐或站立的躯干肌肉保持一定的肌张力来达到静态平衡。当患者具有良好的静态平衡能力后，再训练动态平衡。而动态平衡训练常用的方法之一就是够物动作。

（三）利用平衡测试仪、悬吊系统辅助训练

平衡测试仪不仅可以客观评定平衡能力，还可以用于平衡训练。此外，利用悬吊系统，可以在不具备独坐、独站能力时，早期进行坐位和站立位简单的平衡练习。

（四）提高平衡控制能力的训练

根据平衡维持机制而采取一些训练。如改善踝调节的训练：通过在不同质地的地面上训练可以提高踝关节对平衡改变的控制能力；改善髋调节的训练：横站在平衡木或单足站立。

（五）与作业治疗的相关性

在日常生活中，平衡控制主要用于完成自发动作、在预料到不稳定和采取相应避免措施、产生反应性回应作为最后手段试图避免摔倒时。其中前两种情况均可以通过够物动作来实现，而够物动作是作业活动中的一个非常重要的组成部分。因此，通过具体化够物动作，即在真实环境中使用实际物品进行够物动作训练，就可以提高平衡功能，同时提高与训练物品有关的作业活动，且还能

提高上肢的协调能力。同时，在够物动作中，患者的注意力将会从身体平衡转移到对物品的抓握上，更贴近于实际生活，对整个身体的协调性也有改善作用。此外，在模拟作业中融合平衡和步行的训练也是作业治疗的特点之一。如带领患者在模拟厨房中在站立位下进行做菜的作业活动，在患者拿取东西、变换姿势完成作业活动过程中进行站立位平衡的训练，带领患者在社区中进行步行或乘坐公交车等，在真实环境下进行步行的适应性训练。

第三节 协调功能障碍及作业治疗

协调功能指准确控制动作的能力。协调动作的特点包括平顺、有节律、有恰当的速度、用到最少的肌肉群(节约能量)以及具有适度与平衡的肌肉张力及姿势张力等。同样受到外界情境及个人意愿、情志的影响。

一、协调功能障碍评估及治疗的基础知识

(一) 动作控制

动作控制分为反馈及前馈两种。

1. 反馈(feedback) 就是一边比较对照跟运动相关的意图(预测)及动作(结果)，一边修正成为一个意志性的动作。因为要一边监控动作一边修正，通常会出现动作调整的迟缓或间隔。为反馈提供信息的是深感觉(本体感觉)及浅感觉、前庭觉、视觉等。作业治疗通常会用的“手眼协调”就是利用反馈结构之一的视觉信息来控制手指动作。反馈是在动作学习初期或动作学习不成熟时的控制方法。一般来说，动作学习好、成熟后就会转化到前馈控制。

2. 前馈(feedforward) 前馈预测结果。依照事先规划的动作计划，不进行修正而直接执行动作。因此可以做出顺畅的动作。前馈动作计划从大脑皮质开始，还跟基底核、小脑等中枢神经系统整体相关，尤其是小脑系统的作用特别重要。

(二) 协调功能障碍的分类

协调功能障碍也称共济失调，根据损伤部位不同可以分为以下几种：小脑性共济失调、脊髓后索共济失调、前庭性共济失调、大脑性共济失调、末梢神经性共济失调。每种类型都有独特的表现，详见《康复评定学》。

二、协调功能及协调功能障碍评定

(一) 动作检查

上肢动作包括指鼻试验、轮替试验、指耳试验、拍膝试验等；下肢动作包括跟膝胫试验、脚趾手指试验、敲小腿试验等；站姿、步行检查：观察站姿和步行动作中的协调性。

(二) 桌上检查

包括协调测试、划线检查、写字(小写症或大写症)。

(三) 机器检查

使用连续拍照、动态摄影，可以观察四肢动作的轨迹，也便于保存。

(四) 综合考虑

由于协调功能同样涉及肌肉骨骼、神经肌肉、感觉、感觉整合、认知功能(对情境的预判和调整)等系统。所以，对于协调功能的评定，不能仅仅停留在其具体表现上，要应综合考虑其他功能评

NOTE

估结果，分析其障碍原因。

三、协调功能障碍的作业治疗

（一）治疗原则

治疗协调功能的原则，就是利用视觉及本体觉反复学习正确的动作，由反馈转移到前馈。需要患者意识清楚，有治疗意愿，具备学习的认知能力，有一定的注意力。

（二）使用视觉的方法

即把本体觉障碍主要用视觉代偿来学习动作控制的方法。适用于本体感觉障碍的脊髓性共济失调、末梢神经性共济失调及轻度小脑性共济失调。

（三）使用本体觉的方法

使用本体觉的方法要建立在以下前提之上。首先四肢要负荷一些阻力。为了要抵抗这些阻力，参与动作的肌群就会增加。然后把肌群的活动结果——本体觉传到肌梭，发出的讯号就会变大。在比平常得到更多动作结果相关的信息，中枢要做动作修正或控制就会变得简单。可以使用重锤测试（增加负荷）、绷带包扎法、本体感觉神经肌肉促进疗法（PNF）的节律性稳定和关节挤压。

（四）精细协调训练

如果患者有一定的精神活动，可以保持姿势，上肢有一定的动作性，手指有一定的分离运动，就可以进行手部的协调功能训练，即精细协调功能。此时，不能只做动作训练，必须把各种手工艺和ADL动作等作为训练方法，即精细协调训练与作业治疗统一了。

（五）与作业治疗的相关性

1. 采用服务对象为中心的治疗方案　因作业治疗师与服务对象在设定目标时往往会存在不同的认知，因此在作业治疗时，要以任务为导向，需要以服务对象认为优先且有意义的作业活动设定目标。此外要诱发服务对象主动参与。服务对象在治疗中处于主动地位，可以更容易达成目标，且让服务对象在出院后更加独立。可通过以下方法提高主动性：创造一个涵盖日常活动中所常见的挑战环境；提供特定任务；让具备一定能力的服务对象负责每日家务；提供治疗之外的学习机会。

2. 以作业为基础　采用功能性任务为治疗媒介。研究表明以作业表现为基础的治疗，比单纯处理动作要素更为有效，且若将功能性目标即作业活动与服务对象的偏好纳入治疗活动中，可以改善表现。选择对服务对象角色而言具有意义且重要的任务。这就要求作业治疗师设计任务需要根据服务对象的角色，评估此角色对其而言的意义及重要性，并根据该角色的需求设定目标，以选择对服务对象而言重要且有意义的功能性任务。这样可以提高服务对象的主动性。然后，分析治疗所使用任务的特性，描述任务本身所使用的动作，分析任务表现的动作与功能性结果之间的关系，从而发现动作控制中存在的问题。

3. 其他　最后，通过改变情境，针对存在的问题，进行训练，从而改善问题。此外，在此过程中还可以提高服务对象反馈和前馈能力，有利于从反馈向前馈转移。另外，最好使用实际物品和自然环境。

参考文献

[1] 原著岩崎；译者颜维贞.职能治疗　标准作业疗法：生理疾病职能治疗学[M].第2版.新北：合记图书出版社，2014.

[2] 薛漪平.生理疾病职能治疗学Ⅰ评估理论与技巧[M].台北：禾枫书局有限公司，2013.

NOTE

第九章　感觉与认知功能障碍

第一节　感觉功能障碍及作业治疗

一、感觉功能的评定

感觉(sensation)是人脑对直接作用于感受器的客观事物个别属性的反映，个别属性包括大小、形状、颜色、硬度、湿度、味道、气味、声音等。感觉功能评定可分为浅感觉、深感觉、复合感觉检查。

(一) 浅感觉检查

浅感觉的感受器来自表皮，所以浅感觉评估的操作主要针对皮肤。

1. 痛觉　评估对象闭目，用大头针的针尖轻刺其皮肤，询问有无疼痛感觉，进行两侧对比、近端和远端对比。

2. 触觉　评估对象闭目，用棉签轻触其皮肤或黏膜，询问有无感觉。

3. 温度觉　评估对象闭目，用两只分别装有冷水(5~10℃)和热水(40~50℃)玻璃试管或金属管，接触评估对象的皮肤，让其辨别冷热。

(二) 深感觉检查

深感觉的感受器主要是肌肉和关节等，所以深感觉的评估操作主要基于肌肉、骨骼的活动评估。

1. 运动觉　评估对象闭目，检查者轻轻夹住评估对象的手指或足趾两侧，上下晃动5°左右，让评估对象说出运动方向。

2. 位置觉　评估对象闭目，检查者将其肢体摆成某一姿势，请其描述该姿势或用对侧肢体模仿。

3. 震动觉　检查者将震动着的音叉柄置于骨突起处，询问评估对象有无震动并计算震动感持续的时间，比较两侧有无差别。检查时常选择的骨突部位有胸骨、锁骨、肩峰等。

(三) 复合感觉检查

1. 皮肤定位觉　评估对象闭目，检查者以手指或棉签轻触评估对象的皮肤，让其说出或用手指指出被触部位。

2. 两点辨别觉　评估对象闭目，用分开的双脚规刺激两点皮肤，如评估对象有两点感觉，再将双脚规的距离缩短，直到其感觉为一点为止。身体各部对两点辨别感觉灵敏度不同，以舌尖、鼻端、手指最明显，四肢近端和躯干最差。

3. 实体觉　评估对象闭目，让其用单手触摸熟悉的物体并说出物体的名称、大小、形状、硬度、轻重等，两手比较；评估对象睁眼，用一小布袋装入上述物体，令其用手伸入袋中触摸，后说出1~2种物体名。

NOTE

4. 体表图形觉　评估对象闭目，检查者用笔或竹签在其皮肤上画图形或写简单的数字让其分辨，双侧对照。

（四）注意事项

先让评估对象了解检查目的与方法，争取充分合作；充分暴露检查部位；注意区别感觉异常的部位；检查采取左右、近远端对比原则；检查时评估对象一般宜闭目，以避免主观和暗示作用；检查者需耐心，必要时重复检查。

二、感觉障碍的作业治疗

（一）治疗基本原则

1. 每项活动都要在有或无视觉反馈两种情况下进行。

2. 训练活动的分级可从适宜的难度和强度开始，逐渐升级，不可以给评估对象产生心理压力和负担。

3. 评定和训练要求环境安静。

4. 每次治疗时间不宜过长，10~15 分钟即可，每天 2~4 次。

（二）感觉障碍作业治疗的 3 种技术

1. 补偿技术　这一治疗方式主要针对感觉功能损伤较大或者已经缺失的患者，主要治疗方法如下。

（1）*患者宣教*　作业治疗师可以教会患者一些自我保护的方法，以免其在日常生活中因感觉功能受限而受到伤害，比如避免盲目用手去接触不知材质不知温度的陌生物品。

（2）*辅助器具*　运用一些辅助器具，在感觉缺失的情况下，可以给予躯体一定的辅助，比如位置觉减退的患者走在不平的道路上会有跌倒风险，利用助行器等行走辅助器具，可增加康复对象的功能性移动能力。

（3）*其他感官代偿*　当感觉功能受限时，人体往往可以运动其他功能来代偿以达到保护自己的目的，比如说看到冒着热气的杯子，就知道当下不宜立即饮用，这是运用了视觉的辅助。

此外，有一些如遇热水会变色的杯子，会语音播报的温度计等，则是把辅助技术和其他感官代偿结合在一起。

（4）*皮肤、关节保护*　因浅感觉或深感觉减退或缺失会影响信息的反馈和大脑的感受，身体出现某些伤害而没有及时发现，自我监督和自我的管理对躯体的完整安全也至关重要。

2. 脱敏治疗　用于治疗感觉过敏的患者，总体的治疗原则是提供多次重复的刺激，不同的感觉经历。

（1）*皮肤按摩*　以非常轻柔的手法，配合介质（中性乳液）按摩皮肤，提供持续性的微小的外部刺激来减缓感觉过敏程度。

（2）*物理因子治疗*　物理因子治疗对感觉过敏的治疗一般以间接作用产生，热、光、电等作用于人体，对体液代谢、神经反射传导等产生一定作用后作用于中枢，对感觉过敏有一定的治疗作用。

（3）*不同材质触摸*　将不同材质的物体作为治疗的工具，在脱敏治疗中，先让患者接触摩擦系数较小的材质（棉花、棉布碎片等）再过渡到摩擦系数较大的材质（魔术贴的粗糙面、塑料块等）。接触的方式有两种：① 局部刺激，治疗材料直接作用于患部。② 浸入，整个肢体都置于放着治疗材料的容器中，让整个患部肢体置于其中。

3. 感觉再教育　此技术原理基于神经的可塑性，适用于感觉功能暂时受限，但经过治疗仍有潜力恢复的康复对象。

（1）*被动活动*　作业治疗师可以握住患者的手，带动对方进行写字或者作画的动作，动作缓慢有节奏，让患者感受到肢体位置的变化和运动的轨迹。

（2）寻找肢体　在没有视觉反馈的情况下，用健侧寻找患者手指的具体位置，找到的正确率取决于患者提供的位置觉信息。

（3）不同材质触摸　与脱敏不同的是材料的顺序，先让患者接触摩擦系数较大的材质，等感觉明显一点后再逐渐过渡到摩擦系数较小的材质，逐级减少。

第二节　认知功能障碍及作业治疗

一、认知功能的评定

（一）认知障碍

1. 认知　认知是人类认识事物的过程，指对客观事物的认识过程中对感觉输入信息的获取、编码、操作、提取和使用的过程。大脑将作用于感觉器官的客观事物的各种属性（感觉）进行整合而成为有意义的信息时被称为知觉。

2. 认知-知觉障碍种类　认知障碍包括注意、记忆、知觉和执行能力障碍。

3. 认知障碍评价方法　包括筛查法、特异性检查法、成套测验、功能检查。

4. 认知功能障碍的筛查　格拉斯哥（Glasgow）昏迷量表、简明精神状态检查量表（MMSE）（表9-1）、认知功能筛查表（CASI）。

表9-1　简易精神状态检查量表（MMSE）

序号	检查内容	分值
定向力	今年的年份？ 现在是什么季节？ 现在是几月份？ 今天是几号？ 今天是星期几？ 咱们现在是在哪个城市？ 咱们现在是在哪个区？ 咱们现在是在什么地方（地址、门牌号）？ 咱们现在是在哪个医院？ 这里是第几层楼？	1,0 1,0 1,0 1,0 1,0 1,0 1,0 1,0 1,0 1,0
记忆力	现在我告诉您3种东西，在我说完后，请您重复一遍这3种东西是什么。请记住这3种东西，过一会儿我还要问您：树木、国旗、皮球	3,2,1,0
注意力和计算力	100-7=？　连续5次	5,4,3,2,1,0
回忆能力	现在请您说出我刚才让您记住的那3种东西	3,2,1,0
命名能力	（出示手表）这个东西叫什么？ （出示铅笔）这个东西叫什么？	1,0 1,0
复述能力	请您跟着我说："四十四只石狮子。"	1,0
三步命令	我给您一张纸，请按我说的去做，现在开始："用右手拿着这张纸（1分），用两只手将它对折起来（1分），放在您的左腿上（1分）。"	3,2,1,0
阅读能力	出示写有"请闭上您的眼睛"的卡片。请您念一下这句话，并按上面的意思去做	1,0
书写能力	请您给我写一个完整的句子（要有主、谓语，而且要有意义）	1,0

续表

序　号	检　查　内　容	分 值
结构能力	出示图案。请您照样把它画下来。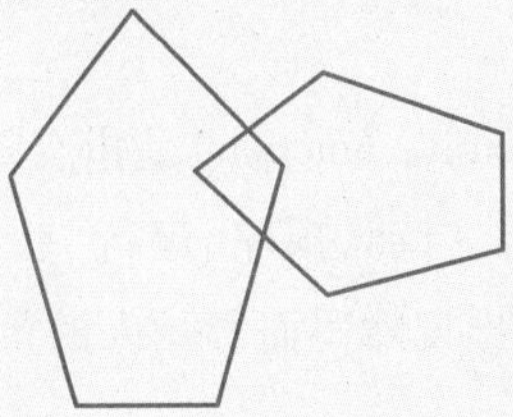	1,0
总　分		

评分标准：检查结果满分为30分。根据受教育的程度界定正常与不正常的分界值，文盲、小学文化、中学以上文化程度者的分界值分别为17、20和24分，总分在分界值以下考虑有认知功能障碍。

（二）注意障碍

1. 注意（attention）　注意是心理活动指向一个符合当前活动需要的特定刺激，同时忽略或抑制无关刺激的能力。

2. 注意障碍的临床表现　可分为觉醒状态低下、注意范围缩小、保持注意障碍、选择注意障碍、转移注意障碍、分配注意障碍。

3. 评定方法　觉醒水平评定、容量性检查的评定、选择功能的评定。

（1）觉醒水平

1）反应时检查　是指从刺激作用于机体到机体做出明显反应所需的时间。需预先向评估对象交代采用何种刺激以及如何尽快做出相应反应。

2）等速拍击试验　要求评估对象在5分钟内以每秒一次的速度进行连续拍击，以10秒为一组计算。

（2）容量性检查

1）数字复述检查（数字距检查）　正向或逆向2~7个数字。

2）连减或连加数字的测验

3）轨迹连线试验

（3）选择功能

1）划销试验　用于方向性注意障碍（半侧空间失认）。

2）删字试验

（三）记忆障碍

1. 记忆障碍定义　记忆障碍是指过去经历的事物无法在头脑中反映，人脑在对所输入的信息进行编码、储存和提取的过程中出现障碍。记忆包含3个基本过程：识记、保持、回忆。

2. 临床表现　记忆减退、遗忘、错构、虚构都是记忆障碍的表现之一。

3. 评定　包括言语记忆和非言语记忆的评定，还有标准化的成套记忆测验。

（1）言语记忆

1）记忆数字广度试验　检查者说出相应长度且无关联的数字，让评估对象立即复述，检查者朗读速度为每秒钟1个数字。

2）单词复述试验　检查者说出4个词并让评估对象立刻进行复述，再分别于1、5、10分钟抽测复述。

（2）非言语记忆

1）画图试验　检查者出示4张图形卡片让评估对象看30秒后将图片收起，停顿5秒钟后让其把图案默画出;延迟10~30分钟再让其根据记忆将图案重新画出来。

2）指物试验 检查者把4件易识别的日常用品藏在房间内,让评估对象注意看后并记住藏匿的位置,分别于1、5、10分钟后或检查结束时让其指出藏在哪里。

（四）执行功能障碍

1. 执行功能障碍定义 执行功能(executive function)是指有效地启动并完成自己决定的、有目的活动的能力,是种复杂的过程,含有计划、启动、顺序、运行、反馈、决策和判断、不适当反应(行为)的抑制,执行功能障碍是在上述过程中出现障碍而影响人的行为能力。

2. 临床表现

（1）启动障碍 不能在需要时开始动作,表现为被动、没有动力、冷漠、不坚持、体力下降。

（2）终止障碍 不易停止动作,表现为持续言语、反复做同一动作、强迫、勃然大怒、焦虑和抑郁。

（3）自动调节障碍 以自我为中心、易冲动、失礼行为、不爱社交,没有自制力。

（4）思维具体 表现为计划能力缺乏、远见缺乏。

3. 评定

（1）言语流畅性检查 要求评估对象1分钟内尽可能多地列举出以某个词的拼音字母字首为“M”开头的单词。人名、地点不允许使用。

（2）反应-抑制和交换能力检查

1）做-不做测验 当检查者举起两个手指时,要求评估对象举起1个手指;当检查者举起1个手指,要求评估对象举起两个手指。

2）交替变换测验 要求评估对象复制由方波和三角波交替并连续组成的图形。额叶损伤的评估对象不能根据刺激改变而改变应答,表现出持续状态(图9-1)。

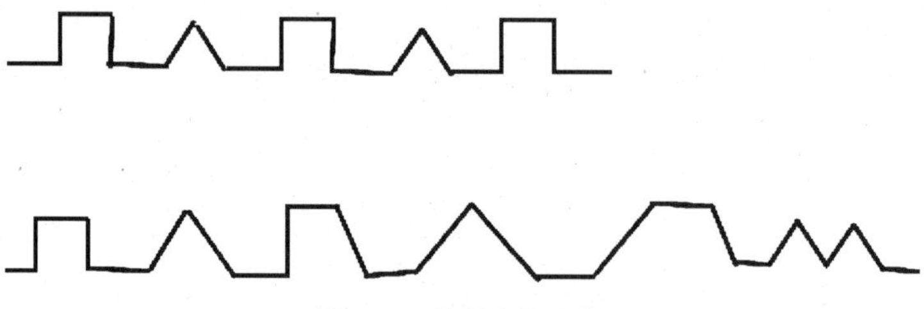

图9-1 交替变化图片

（3）问题解决能力的检查

1）谚语解释 类比实验。

2）推理测验 判断力测验:实际问题解决能力实验。

（五）知觉障碍评定

1. 知觉 人脑将当前作用于感觉器官的客观事物的各种属性(感觉)综合起来以整体的形式进行反映的能力。

2. 知觉障碍分类 知觉障碍是指在感觉传导系统完整的情况下,大脑皮质联合区特定区域对感觉刺激的解释和整合障碍。临床上常见的主要障碍有失认症及失用症等。

（1）失认症 指在没有感官功能不全、智力衰退、意识不清、注意力不集中的情况下,不能通过器官认识身体部位和熟悉物体的临床症状。包括视觉、听觉、触觉和身体部位的认识能力缺失。

1）单侧忽略 又称单侧空间忽略、单侧不注意或单侧空间失认。指对来自损伤半球对侧的刺激无反应,也可以表现在近体空间的触觉及空间表象上。作业治疗师可实施如下评定。

A. 二等分线段测验　例如左侧忽略评估对象的检查如下图(图9-2、图9-3)。

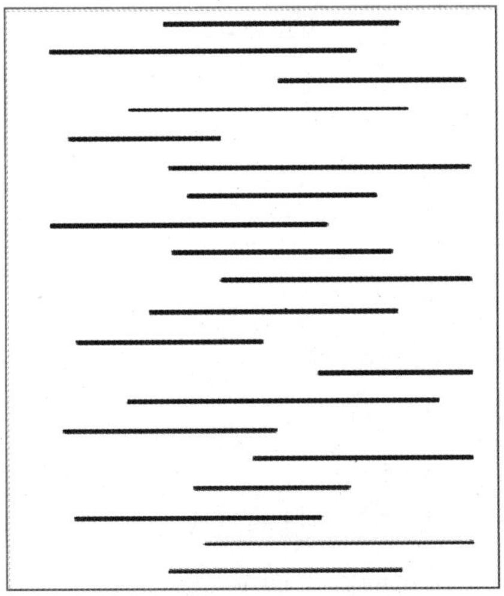

图9-2　二等分线段测验

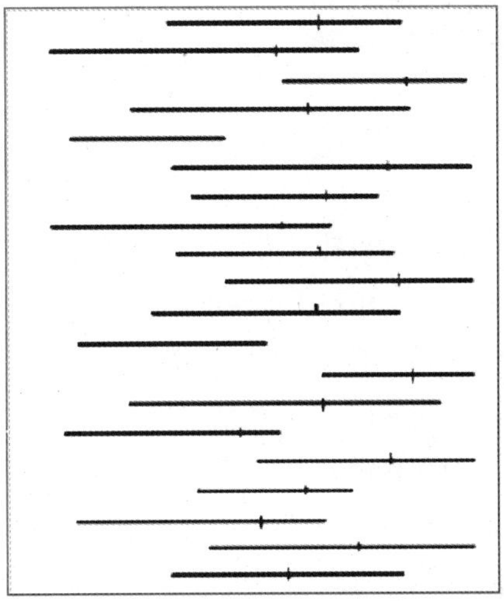

图9-3　单侧忽略患者二等分线段测验结果

B. 划销试验　在一张26 cm×20 cm有40条线段,每条长2.5 cm纸上。要求评估对象划销所看到的线段,划销出现半侧全部或大部分遗漏者为异常(图9-4、图9-5)。

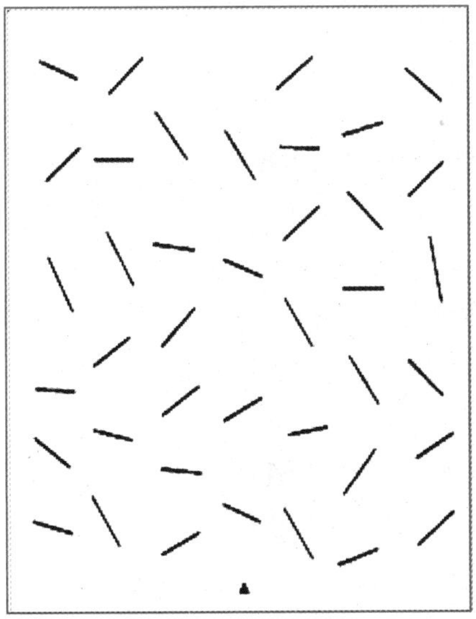

图9-4　划销试验

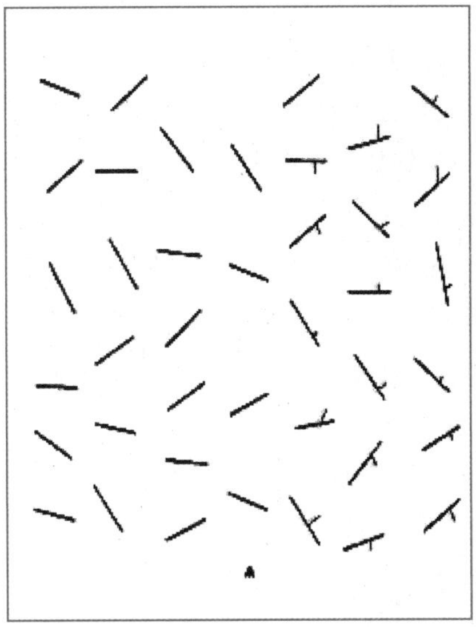

图9-5　单侧忽略患者划销试验结果

C. 临摹试验　检查者将画好的房子、表盘或花朵出示给评估对象,要求评估对象按照样本临摹。只能画出图形的一半,或临摹的图画显著偏向一侧则为异常,均提示存在单侧忽略。(图9-6)

2) 视觉失认　指在没有语言障碍、智力障碍、视觉障碍等情况下,却不能通过视觉认识原来熟悉物品的质、形和名称。视觉失认包括视物体失认、面容失认、同时失认及颜色失认等。作业治疗师可实施如下评定。

A. 物体失认　怀疑评估对象有物体失认时,进行下列检查。

a. 将一些常用物品实物取出来要求评估对象辨认并命名。

NOTE

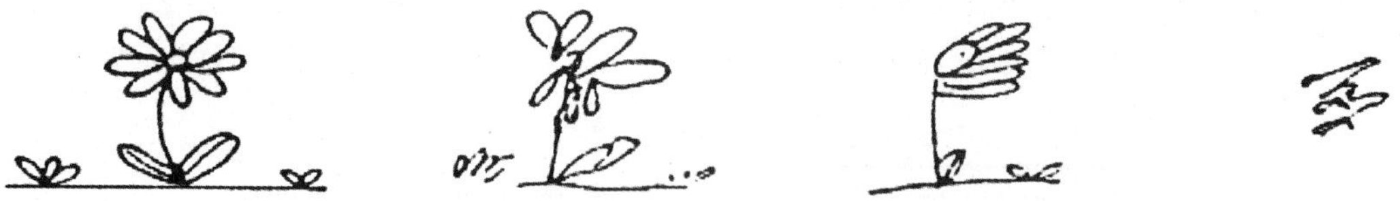

A 原图　　B 轻度：花瓣少、不规则　　C 中度：典型的单侧忽略　　D 重度

图 9－6　临摹试验

b. 要求评估对象针对实物或照片做特征描述。

c. 出示绘有常用物品线条图画，要求评估对象复制并命名。

B. 面容失认　怀疑评估对象有面容识别障碍时，进行下列检查。

a. 面部特征描述，检查评估对象分析和描述面部组成特征的能力。

b. 面部识别和命名，辨认和命名亲人、朋友或公众人物照片。

c. 面部匹配，从若干照片中挑选出两张相同的（面部的拍摄角度和光线可不一样）。

C. 同时失认　又名综合失认症。评估对象能认识事物的各个局部，但不能认识事物的全貌。如一幅画上两个人进行棒球练习，却识别不了两个人谁投给谁球。

a. 数点　一张整版印有印刷符号的作业纸，要求评估对象数点。注意评估对象是否仅注意排列在中央的部分或其他某一部分。

b. 描述图画　要求评估对象就一幅通俗的情景画做描述。

D. 颜色失认　怀疑评估对象有颜色失认时，进行下列检查：① 颜色辨别。② 颜色匹配。③ 颜色命名。④ 颜色知识的应用。

3）听觉失认　指没有听力下降或丧失，能听到各种声音，但不能识别和确定声音的种类。作业治疗师可实施如下评定：① 听觉检查：反应情况给康复医师，再转诊到相关临床科室进行检查。② 非言语听觉失认：检查时可在评估对象背后发出各种不同的声响，看评估对象能否判断是什么声音。③ 言语听觉失认：检查包括听理解、阅读理解、书写、自发语、复述、听写。

4）触觉失认　触觉失认指触觉、温度觉、本体感觉以及注意力均正常，却不能通过触摸识别原已熟悉的物品，不能说出物品的名称。作业治疗师可实施如下评定：① 闭眼命名。② 闭眼选物。③ 物体形状选择。

（2）失用症　失用症指在无肌力下降、肌张力异常、运动协调性障碍、感觉缺失、视空间障碍、语言理解障碍、注意力差或不合作等情况下，不能正确地运用后天习得的运动技能进行有目的的运动的运用障碍。

1）意念性失用　意念性失用是一种较严重的运用障碍。表现为正确地完成复杂动作中的分解动作，但不能把各分解动作按照一定顺序排列成为一套连贯、协调的功能活动，也不能描述实施步骤。作业治疗师可实施如下评定：① 手指模仿试验：用手指模仿检查者的手指动作。② 前臂旋转试验：前臂快速地做旋前旋后的动作。③ 手指屈曲试验：用拇指和示指做快速屈伸、碰指尖的动作。④ 手抓握试验：手指的快速抓握和伸展动作。

2）意念运动性失用　评估对象不能执行运动口令，不能徒手表演使用某一工具的动作，但如果给评估对象该工具则能自动做出使用该工具的动作，评估对象完成精确运动。作业治疗师可实施如下评定：① 先让评估对象准备刷牙，再演示让评估对象操作，再听指令让评估对象挤牙膏。② 先让评估对象点燃蜡烛，再演示让评估对象操作，再指令让评估对象用火柴点燃蜡烛。

NOTE

3）结构性失用 结构性失用指在与构图、结构有关的活动中存在的障碍，评估对象发现自己的错误，但不能纠正，不能将各个不同的部件按正常空间关系组合成为一体化的结构并将物体各个部分连贯成一个整体。

4）穿衣失用 穿衣失用指穿衣的一系列动作行为的异常和障碍。

二、认知功能障碍的作业治疗

（一）注意障碍的功能恢复训练

训练方法包括猜测游戏、时间感、数目顺序、删除作业。

如：猜测游戏，取两个透明杯和一个弹球，在评估对象的注视下由检查者将一杯覆扣在弹力球上，让评估对象指出何杯中有弹力球，反复操作同上。

（二）记忆障碍的功能恢复训练

以记忆障碍为主的评估对象，康复治疗的总体目标应当是增加或延长刺激与回忆的间隔时间，提高日常生活活动能力的独立程度。

1. 运用环境能影响行为的概念

（1）日复一日地保持恒定重复的常规环境。

（2）将环境中外界信息的量和呈现条件控制好。

（3）帮助评估对象发展和有效地利用内与外环境中的记忆辅助物和记忆策略。

2. 内和外的记忆辅助法

（1）*内部辅助* 常用的内部辅助有背诵、精细加工、兼容、自身参照、视意象、记忆方法（首词记忆法）。

（2）*外部辅助* 常用的外部辅助有日记本、时间表、地图、书写工具等；闹钟、手表、各种电子辅助物；应用连接法。

（三）思维障碍的功能恢复训练

思维障碍是一种由器质性中枢神经系统疾病引起的推理、分析、综合、比较、抽象、概括等多种认识过程的障碍，常表现为解决问题能力降低。有效的训练方法有分类、预算、从一般到特殊的推理、指出报纸上的消息、问题状况的处理等。

训练1——分类：给评估对象一张30项物品的单子并让其进行分类，训练成功后，让其进行更细的分类。

训练2——预算：让评估对象假设出一个家庭每月水电开支账目，让其去计算各种分类项目清单。

三、知觉障碍的作业治疗

知觉障碍常见表现为失认证和失用症。

（一）失认证的康复训练

1. 单侧忽略 对单侧忽略，重要的处理是不断让患者集中注意其所忽略的一侧，具体方法是：作业治疗师站在患者忽略的一侧训练患者并与其谈话；向其忽略侧提供触觉、拍打、按摩、冰刺激等感觉输入；将患者亟需的物体故意放在其忽略侧，让患者用健侧手越过中线去取物；让患者向健侧翻身，用健侧去帮患侧，用特殊的工具提醒患侧的注意。

2. Gerstmann 综合征

（1）*左、右失认* 治疗时提供左右方向的暗示，以帮助患者辨认在他左或右方的物体。

（2）手指失认　给患者手指以触觉刺激，同时呼出该手的名称，反复在不同的手指上进行。

（3）失读　让患者按自动语序，辨认和读出数字，让患者阅读语句、短文，给予提示，让其理解意义。

（4）失写　辅助患者书写并告知写出材料的意义，着重训练健手书写。

（二）失用症的康复训练

1. 意念性失用

（1）改善功能的作业活动　故事图片排列练习，选择日常生活中的系列动作训练，让患者大声说出活动步骤，逐渐变为低声重复，还有单项的技能训练。

（2）功能适应性训练　应选用动作简化代偿方法和慎重选择需较高水平运动计划能力的自助器具。

2. 意念运动性失用

（1）改善功能的作业活动　在治疗前和治疗中给以触觉、本体感觉和运动觉刺激，加强正常运动模式和运动计划的输出。对于动作笨拙和异常尽量不用语言来纠正，而应给予肢体动作示范辅助其完成，并随动作的改善逐渐减少辅助量。

（2）功能适应性训练　意念性运动失用者往往能够较好地完成粗大的全身性活动。ADL 训练尽可能在相应的时间、地点和场景进行。

第三节　视空间感知功能障碍

一、视空间感知功能障碍的概念与分类

（一）概念

由视觉原因造成物体在空间内的各种特性的认知障碍称为视空间感知功能障碍，又称视觉辨别功能障碍。

（二）分类

常见的视觉辨别功能障碍主要分为五方面：图形背景分辨困难、空间定位障碍、空间关系障碍、地形定向障碍、物体恒常性识别障碍。

二、视空间感知功能障碍的评定与作业治疗

1. 图形-背景分辨困难　图形-背景分辨困难是指不能忽略无关的视觉刺激和选择必要的对象，故不能从背景中区分出不同的形状，不能从视觉上将图形与背景分开。

（1）评定方法——Ayres 图形背景测试　选择组合图形中所包含的器具（图 9－7）、ADL 评价——不同形状器具的选择（图 9－8）。

（2）作业治疗

1）改善功能的作业活动　辨识训练和 ADL 训练。

2）功能适应性训练　养成在找物品时放慢速度并系统搜索的习惯。环境应简明有序，限制视觉刺激的数量，使用标签标明物体的位置。

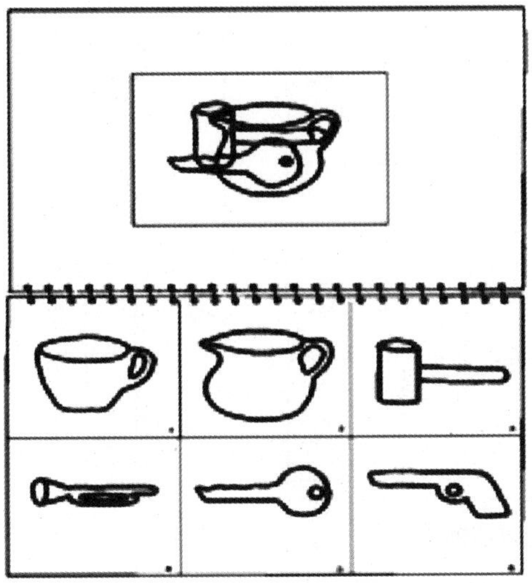

图 9－7　选择器具

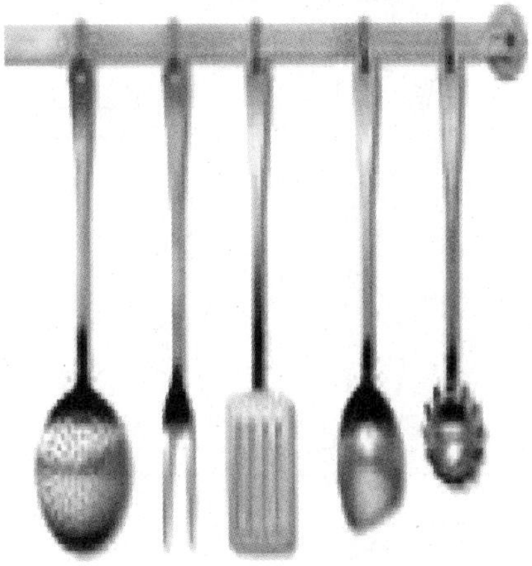

图 9－8　ADL 评价

2. 空间定位障碍　空间定位障碍是指不能了解和解释物体在空间的位置，表现为不能理解含有方位词的指令，不能处理物与物之间的方位关系。

（1）评定方法——ADL 评价　可以让患者尝试整理杂乱的储物箱或者橱柜，观察其是否能完成物品的分类及整理。

（2）作业治疗

1）改善功能的作业活动　空间定位作业，如摆放彩色积木、排列实物等。

2）触觉-运动觉输入作业　如大颗粒积木玩具拼装、可提拉磁性积木拼装等。

3）跟随作业治疗师的“左”“右”的口令反复练习跨越中线的作业活动。

4）ADL 训练。

3. 空间关系障碍　空间关系障碍是指不能感知两物体之间以及物体与自身之间的位置关系。

（1）评定方法——ADL 评价　可以让患者尝试整理书柜或者从衣柜里取放指定的衣物等。

（2）作业治疗

1）改善功能的作业活动　自身空间定向训练；物体间定向训练。

2）功能适应性训练　把常用物品摆放在相对固定的位置；放置重要物品的抽屉、橱柜贴上标记。

4. 地形定向障碍　地形定向障碍是指不能理解和记住两地之间的关系，无论是否使用地图均无法从一地走到另一地。

（1）作业治疗

1）改善功能的作业活动　反复练习从一个地点到另一个指定地点，从简短路线逐渐过渡到曲折复杂的路线；重点治疗为基础的视知觉技能障碍。

2）功能适应性训练　增设路标，可用标记物标出路线；嘱患者不要独自外出；随身携带写有姓名、住址、联系电话的卡片等。

5. 物体恒常性识别障碍　物体恒常性识别障碍是指不能观察或注意到物品形状上的细微变异，不能鉴别形状相似的物体，或者不能识别放置于非常规角度的物品。

（1）评定方法　形状板测验——槽板与形板配对（图 9－9）。

NOTE

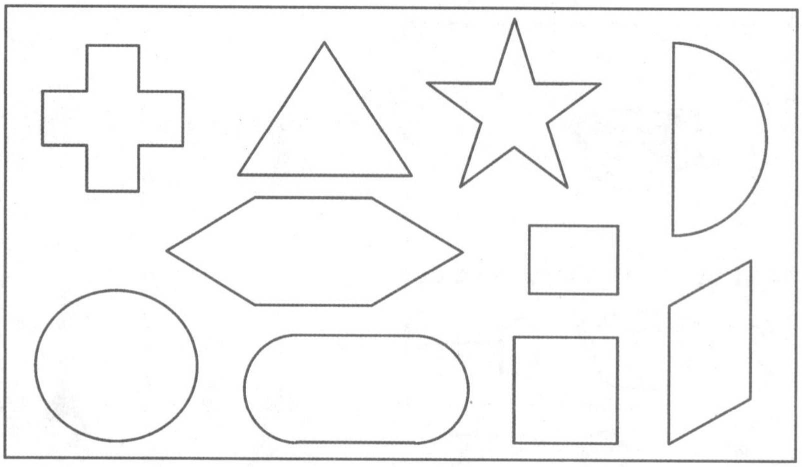

图 9-9　形状板测验

（2）作业治疗

1）改善功能的作业活动　包括辨识训练、匹配训练、物品分类。

2）功能适应性训练　日常用品固定位置或作标记贴标签注明；识别困难时可采用视觉、触觉和自我提示相结合的方法。

参考文献

[1] 窦祖林.作业治疗学[M].第2版.北京：人民卫生出版社,2015.

[2] 山根宽.作业疗法和作业疗法学[M].日语版.东京：三轮书社,2003.

第十章　健康教育

第一节　跌倒的预防

一、概述

跌倒是指在非瘫痪、非癫痫发作或非外界暴力作用下，突发的、不自主的、非故意的体位改变，倒在地面或比初始位置更低的平面上。在我国，跌倒是导致死亡的第四大因素，而在65岁以上老年人的致死诱因中排首位，是老年人最常见最严重的问题之一。

我国已进入老龄化社会，65岁及以上老年人已达1.5亿。按30%的发生率估算，每年将有4000多万老年人至少发生1次跌倒。原因是由于人进入老年阶段后，解剖组织结构和生理代谢功能的一系列退行性变化，身体功能开始衰退，应变能力降低，各种急慢性损伤增多，导致跌倒的风险越来越大，即使是身体状况较为良好的老年人也有可能会发生。老年人跌倒易发生骨折等风险，特别是股骨颈骨折，造成功能的减退甚至残疾，严重者会因跌倒而导致死亡。此外，跌倒后的恐惧心理可以降低老年人的活动能力，使其活动范围受限，生活质量和独立性下降，增加了家庭和社会的负担。

二、老年人跌倒危险因素

老年人跌倒的发生并不是一种意外，而是存在潜在的危险因素，一般来说，导致老年人跌倒的因素可分为内在危险因素和外在危险因素。

（一）内在危险因素

1. 生理因素

（1）步态和平衡功能　老年人步态的基本特点是下肢肌肉收缩力下降，脚跟着地，踝、膝屈曲动作缓慢，伸髋不充分，导致行走缓慢，步幅变短，行走不连续，脚不能抬高到一个合适的高度，脚底离地距离较近，踝背伸不充分，引发跌倒的危险性增加；另一方面，老年人中枢控制能力下降，平衡和协调运动能力减退，反应能力下降、反应时间延长，从而导致跌倒危险性增加。

（2）感觉系统　感觉系统包括视觉、听觉、触觉、前庭及本体感觉，通过影响传入中枢神经系统的信息，影响机体的平衡功能。老年人常表现为眼球控制、视力、视觉分辨率、视觉的空间/深度感及视敏度下降，触觉下降，传导性听力损失、老年性耳聋，以及踝关节的躯体运动觉、震动感和位置觉下降，均可导致平衡能力降低。

（3）骨骼肌肉系统　老年人骨骼、关节、韧带及肌肉的结构、功能损害和退变是引发跌倒的常见原因。尤其是股四头肌力量下降和骨质疏松使跌倒导致的髋部骨折危险性增加。而且随着年龄的增长而急剧上升，据统计，80~84岁跌倒者髋部骨折发生率是60~64岁的100倍，而且后果严重。

2. 病理因素

（1）神经系统疾病　脑血管意外、帕金森病、小脑疾病、外周神经系统病变等。

（2）心血管疾病 体位性低血压、椎动脉供血不足等。

（3）影响视力的眼部疾病 白内障、偏盲、青光眼、黄斑变性等。

（4）心理及认知因素 认知障碍、痴呆（尤其是阿尔茨海默病型）、抑郁症等。

（5）其他 风湿病、骨质疏松、足部疾病、贫血、虚弱、脱水、低氧血症、电解质紊乱等；老年人因泌尿系统疾病伴随尿频、尿急、尿失禁等症状而匆忙去洗手间、排尿性晕厥等也会增加跌倒的危险性。

3. 药物因素 老年人患有慢性疾病、服用多种药物，大量不同种类的药物会发生联合作用；而且，随年龄增加肝肾功能衰退，药物在体内的半衰期延长，潜在的副作用就更大。通过影响人的精神、视觉、步态、平衡等方面而引起跌倒。可能引起跌倒的药物包括以下几类。

（1）精神类药物 抗抑郁药、抗焦虑药、催眠药、抗惊厥药、安定药。

（2）心血管药物 抗高血压药、利尿剂、血管扩张药。

（3）其他 降糖药、非甾体类抗炎药、镇痛剂、多巴胺类药物、抗帕金森病药。

4. 心理因素 沮丧、抑郁、焦虑等及其导致与社会隔离均可增加跌倒的危险。沮丧可能会削弱老年人的注意力，对环境危险因素的感知和反应能力下降。另外，对跌倒的恐惧心理也使行为能力降低，行动受限，影响步态和平衡能力而增加跌倒的危险。

（二）外在危险因素

1. 环境因素 昏暗的灯光，湿滑、不平坦的路面，在步行途中的障碍物，不合适的家具高度和摆放位置，楼梯台阶，缺少扶栏或安全把手的卫生间等都可能增加跌倒的危险，不合适的鞋子和不适配行走辅助工具也反过来对步行安全起到反作用。室外公共环境的危险因素包括台阶、缺乏修缮的人行道、拥挤的道路，自然环境有恶劣的雨雪天气等都可能引起老年人跌倒。

2. 社会因素 老年人的教育和收入水平、卫生保健水平、享受社会服务和卫生服务的途径，以及老年人是否独居、与社会的交往和联系程度都会影响其跌倒的发生率。

三、跌倒的风险评估

（一）活动步态指数（the dynamic gait index, DGI）

活动步态指数用于评估受试者调整步态变化的能力；要求受试者测试 8 种不同的步态；每种步态得分 0~3 分，分别代表差到优良 4 个等级的评分，总分 0~24 分，得分越高提示平衡功能越好；得分小于 18 分提示跌倒的危险性增高。

（二）功能性伸展测试（functional reach test, FRT）

功能性伸展测试用于测试体位控制能力与静态平衡功能；受试者手臂前伸的最大距离（直立、肩前屈 90°）小于 7 英寸提示移动功能受限，可在 5 分钟内完成。30%~36%的老年人由于认知功能障碍而不能进行计时起立行走测试和功能性伸展试验。

（三）多方向伸展测试（multi-directional reach test, MDRT）

该测试是一种简便、有效的测量 4 个方向（前后左右）稳定性的评测方法。与 Berg 平衡量表有很好的正相关，与“站起走”测试有很好的负相关。

（四）Berg 平衡量表（berg balance scale, BBS）

该量表用于测评平衡与移动功能，15~20 分钟可完成。包括 14 项日常生活测试项目；每项 5 级评分（0~4 分），0 分为不能完成，4 分为独立完成，总分 56 分，得分越高，提示平衡功能越好，是目前应用较广泛的量表之一。详细内容见第八章。

NOTE

（五）单腿平衡测试（one-leg balance test）

受试者分别在睁眼和闭眼时单腿站立并保持平衡 5 秒。该测试简便而易于操作，能够反映测试者在日常生活中的体位、步态变化，但不能预测所有的跌倒事件。

（六）身体能力测试（physical performance test，PPT）

对受试者躯体多方面功能的直接测评；包括 9 项静态和动态的平衡试验。每项分 5 个等级的评分（0~4 分），总分 36 分。得分越高，功能越好。根据完成规定条目的难易程度以及所需时间进行测评。

（七）"站起走"测试（time up and go test，TUG）

此测试是一种简便、实用的定势能力测试，1~2 分钟可完成，不受场地限制。通过计算完成指定任务花费的时间来测评受试者的稳定功能。完成时间小于 20 秒，表明有独立的活动能力；完成时间大于 30 秒，则表明受试者需要帮助才可完成大部分活动；完成时间介于 20~29 秒之间，需附加测试评定其功能活动水平。该测试敏感性和特异性为 87%，是一项可靠的测试，与 BBS 有很好的相关性。

（八）跌倒功效量表（the falls efficacy scale，FES）

该量表用于测评老年人进行日常活动时对跌倒的自我功效和对不发生跌倒的自信程度。包括 10 个问题，每题 1~10 分，总分 100 分。FES 以室内活动为测评内容，最适合于家居和运动能力低下的老年人，是目前应用较广泛的量表之一。

（九）老年人活动与害怕跌倒量表（survey of activities and fear of falling in the elderly，SAFFE）

该量表用于区分害怕跌倒及活动受限的程度；SAFFE 主要考察 11 项可量化的日常社会活动。总分越高，提示害怕跌倒的程度越大。与其他量表相比，其最大的优势是可以识别因害怕跌倒而限制活动的情况；其与 FES 有显著的相关性。

（十）特定活动平衡信心量表（activities-specific balance confidence scale，ABC）

应用于活动功能较高的老年人平衡信心的评定；要求受试者用目测类比评分，给自己在行使基本日常活动时的平衡信心打分，共包括 16 个条目；也是目前应用较广泛的量表之一。测试结果 0 分（没有信心）~100 分（十足信心）。与 FES 比较，ABC 测试的是更大范围的活动，与其他的自我功效量表有一定的相关性，可配合平衡测定量表使用来评价受试者活动能力的高低。

（十一）其他

改良 Barthel 指数（MBI）和 London 残疾量表（LHS），用于评价残疾、障碍和自理能力；简易智能量表（MMSE）：用于评价受试者精神状态和认知功能。临床上均应用较为广泛。

四、跌倒的干预策略

（一）干预流程

老年人跌倒干预应遵循一定的工作流程。世界卫生组织（WHO）推荐的伤害预防四步骤公共卫生方法（图 10-1），可用作老年人跌倒的干预流程和工作模式。

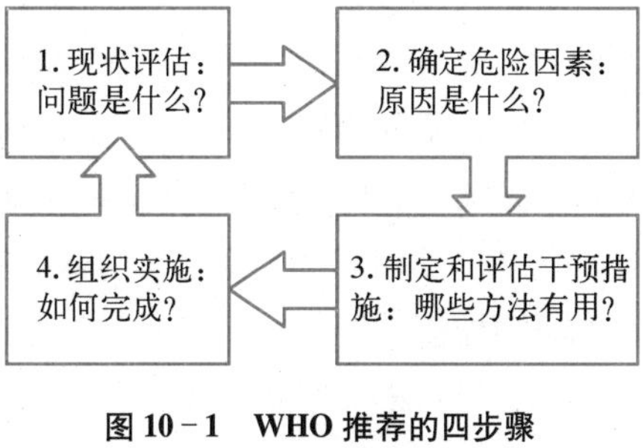

图 10-1　WHO 推荐的四步骤公共卫生方法

1. 现状评估　通过监测、调查或常规工作记录收集老年人跌倒信息，掌握老年人跌倒的发生情况和危险因素等，对老年人跌倒状况进行评估。

2. 确定危险因素　从现状评估得到的信息中，分析老年人跌倒的原因和存在的危险因素，根据不同地区、不同人群、不同环境、经济条件和医疗保健服务等特点，确定哪些因素是可以进行改善的，制订优先干预计划。

3. 制订和评估干预措施 根据老年人跌倒现状和危险因素的评估，按照教育预防、环境改善、工程学、强化执法和评估的“5E”原则，制定老年人跌倒干预的措施。

通过对发达国家所做的跌倒干预措施进行循证研究，WHO 推荐了一系列有效的措施（表 10-1）。

表 10-1 跌倒的主要干预措施

干预措施	有效	有希望
窗户安全机制，如在高层建筑安装护栏	√	
楼梯门	√	
地面使用抗冲击材料	√	
设备的安全标准		√
老年人肌肉强化训练和平衡训练		√
在有高危人口的家庭检查潜在风险，如有必要，加以改善		√
鼓励使用预防跌倒的安全设备的教育项目		√
安全教育与技能培养	√	

4. 组织实施 老年人跌倒预防工作是一项系统工程，对一个社区来说，它需要社区管理部门制定支持性政策，加强社区管理；需要物业部门加强社区物理环境的管理和修缮；需要公共卫生部门的技术指导；需要社区卫生服务机构的个性化卫生服务；需要家庭子女的密切配合；需要老年人的具体参与等，全面落实所制订的干预措施。

（二）干预策略

目前，国际公认的预防策略包括五方面。

1. 教育预防策略（education） 包括在一般人群中开展改变态度、信念和行为的项目，同时还针对引起或受到伤害的高危个体。

2. 环境改善策略（environmental modification） 通过减少环境危险因素降低个体受伤害的可能性。

3. 工程策略（engineering） 包括制造对人们更安全的产品。

4. 强化执法策略（enforcement） 包括制定和强制实施相关法律、规范，以创造安全环境和确保生产安全的产品。

5. 评估策略（evaluation） 涉及判断哪些干预措施、项目和政策对预防伤害最有效。通过评估使研究者和政策制定者知道什么是预防和控制伤害的最佳方法。

6. 其他 伤害监测、增加人体对危险因素的抵抗力、伤害后的急救也是减少和预防伤害的基本策略。

根据流行病学危险因素资料、老年人生理特点以及环境特点，老年人跌倒的预防可将“5E”等策略措施通过个人、家庭和社区三个不同层面来实施。

1. 个人干预措施 采用老年人跌倒风险评估测试量表，协助老年人进行自我跌倒评估，帮助老年人清楚地了解自己跌倒的风险级别，这也是老年人对于跌倒的自我干预的基础。老年人可以根据评估结果，纠正不健康的生活方式和行为，规避或消除环境中的危险因素，防止跌倒的发生。具体的干预措施如下。

（1）增强防跌倒意识 加强防跌倒知识和技能学习。

（2）坚持参加规律的体育锻炼 以增强肌肉力量、柔韧性、协调性、平衡能力、步态稳定性和灵活性，从而减少跌倒的发生。适合老年人的运动包括太极拳、散步等。

（3）合理用药　请医生检查自己服用的所有药物，按医嘱正确服药，不要随意乱用药，更要避免同时服用多种药物，并且尽可能减少用药的剂量，了解药物的副作用且注意用药后的反应，用药后动作宜缓慢，以预防跌倒的发生。

（4）选择适当的辅助工具　使用合适长度、顶部面积较大的拐杖。将拐杖、助行器及经常使用的物件等放在触手可及的位置。

（5）熟悉生活环境　道路、厕所、路灯以及紧急时哪里可以获得帮助等。

（6）选择合适的衣物　衣服要舒适，尽量穿合身宽松的衣服。鞋子要合适，鞋对于老年人而言，在保持躯体的稳定性中有十分重要的作用。老年人应该尽量避免穿高跟鞋、拖鞋、鞋底过于柔软以及穿着时易于滑倒的鞋。

（7）调整生活方式　避免走过陡的楼梯或台阶，上下楼梯、如厕时尽可能使用扶手；转身、转头时动作一定要慢；走路保持步态平稳，尽量慢走，避免携带沉重物品；避免去人多及湿滑的地方；使用交通工具时，应等车辆停稳后再上下；放慢起身、下床的速度，避免睡前饮水过多以致夜间多次起床；晚上床旁尽量放置小便器；避免在他人看不到的地方独自活动。

（8）佩戴补偿设施　有视、听及其他感知觉障碍的老年人应佩戴视力补偿设施、助听器及其他补偿设施。

（9）防治骨质疏松　由于跌倒所致损伤中危害最大的是髋部骨折，尤其对于骨质疏松的老年人。因此，老年人要加强膳食营养，保持均衡的饮食，适当补充维生素D和钙剂；绝经期老年女性必要时应进行激素替代治疗，增强骨骼强度，降低跌倒后的损伤严重程度。

（10）其他　将经常使用的东西放在不需要梯凳就能够很容易伸手拿到的位置。尽量不要在家里登高取物；如果必须使用梯凳，可以使用有扶手的专门梯凳，千万不可将椅子作为梯凳使用。

2. 家庭干预措施

（1）家庭环境评估　可用居家危险因素评估工具HFHA来评估，需要考虑的因素如下。

1）地面是否平整、地板的光滑度和软硬度是否合适，地板垫子是否滑动？

2）入口及通道是否通畅，台阶、门槛、地毯边缘是否安全？

3）厕所及洗浴处是否合适，有无扶手等借力设施？

4）卧室有无夜间照明设施，有无紧急时呼叫设施？

5）厨房、餐厅及起居室安全设施？

6）居室灯光是否合适？

7）居室是否有安全隐患？

（2）家庭成员预防老年人跌倒的干预措施

1）居室环境　室内家具的摆放位置不要经常变动，常用物品放在老年人方便取用的高度和地方；尽量设置无障碍空间，不使用有轮子的家具；尽量避免地面的高低不平，去除室内的台阶和门槛；将室内所有小地毯拿走，或使用双面胶带，防止小地毯滑动；尽量避免东西随处摆放，电线要收好或固定在角落，不要将杂物放在经常行走的通道上。卫生间是老年人活动最为频繁的场所，也是最容易受伤的地方，因此卫生间内的环境隐患需要受到特别关注。卫生间的地面应防滑，并且一定要保持干燥；由于许多老年人行动不便，起身、坐下、弯腰都比较困难，建议在卫生间内多安装扶手；卫生间最好使用坐厕而不使用蹲厕，浴缸旁和马桶旁应安装扶手；浴缸或淋浴室地板上应放置防滑橡胶垫。改善家中照明，使室内光线充足，这对于预防老年人跌倒也是很重要的。在过道、卫生间和厨房等容易跌倒的区域应特别安排“局部照明”；在老年人床边应放置容易伸手摸到的台灯。

NOTE

2）个人生活 为老人挑选适宜的衣物和合适的防滑鞋具；如家中养宠物，将宠物系上铃铛，以防宠物在老年人不注意时绊倒跌跤；没有自理能力的老人，需要有专人照顾。

3）起居活动 如厕时要有人看护。

4）一般预防 帮助老年人选择必要的辅助工具：取物夹、单拐、助行器等。

5）心理干预 从心理上多关心老年人，保持家庭和睦，给老年人创造和谐快乐的生活状态，避免使其有太大的情绪波动。帮助老年人消除如跌倒恐惧症等心理障碍。

3. 社区干预措施

（1）社区相关组织将预防老年人跌倒列入工作计划，定期在社区内开展有针对性的预防跌倒健康教育，提高老年人对于跌倒危险因素的认识，了解跌倒的严重后果以及预防措施。尤其是对于有心脑血管疾病、骨、关节、肌肉疾病以及听力、视力减退的老年人。

（2）关注社区公共环境安全，督促物业管理部门或向当地政府申请及时消除可能导致老年人跌倒的环境危险因素。道路要平整，地面应铺设防滑砖；路灯要亮，定期检查，损坏后应及时维修；尽可能在有台阶处安装扶手，保持楼道扶手干净；加强社区管理，清理楼道，禁止在楼道内随便堆放杂物及垃圾；设立预防跌倒警示牌。

第二节 疼痛管理

一、概述

疼痛是指一种令人不悦的感觉和对刺激的情感反应，这些刺激通常为急性或慢性组织损伤。然而，疼痛不仅仅是一种简单的功能性物理损伤，它还受焦虑、抑郁和其他心理和生理指标的影响，是情感和认知功能的综合体验。

疼痛的两个主要类别为伤害性疼痛和神经性疼痛（其中三分之一为心因性）。伤害性疼痛是机体对于来自伤害感受器的机械、热力或化学变化刺激所产生的一种正常生理反应。其又可分为3个亚型：由皮肤或浅表组织内的皮肤伤害性感受器引起的浅表躯体性疼痛；由韧带、骨骼、血管部位的躯体伤害性感受器引起的深部躯体性疼痛；由体内器官中内脏伤害性感受器引起的内脏痛。躯体性疼痛的部位一般较明确，且常被描述为跳痛、疼痛、锐痛或啮咬样痛；内脏痛通常很难定位，并常被描述为压榨样痛、微痛、闷痛，或牵拉样痛。神经性疼痛是由神经本身受损或异常身体感觉通路所致的疼痛。例如，带状疱疹可以通过皮肤内神经的生长和炎症引起神经性疼痛。烧灼痛、刺痛或电击感等痛觉过敏症状是典型的神经性疼痛；其他感觉表现还包括瘙痒、针刺感、挤压感和麻木等。令人遗憾的是，标准止痛药物对于神经性疼痛多无疗效，而心理治疗、物理治疗、抗抑郁药/抗惊厥药治疗和手术治疗等治疗手段可能对其有帮助。

疼痛在老年人中很常见，疼痛后果严重，包括抑郁、社会活动减少、睡眠障碍、行走障碍和医疗卫生的使用与花费增加，老年人所经历和报告的疼痛危害不低于年轻人，因此必须及时处理。

二、疼痛评估

作业治疗师对患者的多方面进行评估，包括基本日常生活活动（BADL）（如穿衣、修饰、洗澡等），工具性日常生活活动（IADL）（如照顾别人、健康管理、膳食准备），睡眠，休息，教育，工作，休闲和社会参与等。此外，还需运用主观和客观评估方法对患者身体功能包括运动、感觉、认知、心血

NOTE

管、呼吸等方面进行评估。在整个评估过程中,作业治疗师兼顾到患者价值观、信仰、文化背景、家庭和工作环境、角色、习惯等来设计以服务对象为中心的治疗计划。疼痛评估在很大程度上依赖于患者的自我报告,因此对患者进行定性和定量是复杂和困难的,也没有任何一个仪器能评估疼痛的不同性质和强度。目前国内外较常采用的评估方法介绍如下。

(一)视觉模拟评分法(visual analogue scale, VAS)

在纸上划一条 10 cm 的横线,横线的一端为 0,表示无痛;另一端为 10,表示剧痛;中间部分表示不同程度的疼痛。让患者根据自我感觉在横线上划一记号,表示疼痛的程度。VAS 简单易行、有效,相对比较客观而且敏感,在表达疼痛强度时,是一种较少受到其他因素影响的测量方法,广泛用于临床和研究工作中。VAS 方法用于 8 岁以上,能够正确表达自己感受和身体状况的患者。VAS 方法的最大不足是仅对疼痛强度的测量,忽略了疼痛内涵的其他问题。

(二)0~10 数字疼痛强度量表(numerical rating scale, NRS)

NRS 是 VAS 方法的一种数字直观的表达方法,其优点是较 VAS 方法更为直观,患者被要求用数字(0~10)表达出感受疼痛的强度,由于患者易于理解和表达,明显减轻了医务人员的负担,是一种简单有效和最为常用的评价方法,通常可用疼痛与睡眠的关系,提示疼痛的强度,若疼痛完全不影响睡眠,疼痛应评为 4 分以下,为轻度痛;若疼痛影响睡眠但仍可自然入睡,疼痛应评为 4~6 分,为中度痛;若疼痛导致不能睡眠或睡眠中痛醒,需用镇痛药物或其他手段辅助帮助睡眠,疼痛应评为 7~10 分,为重度痛。此法的不足之处是患者容易受到数字和描述字的干扰,降低了其灵敏性和准确性(图 10-2)。

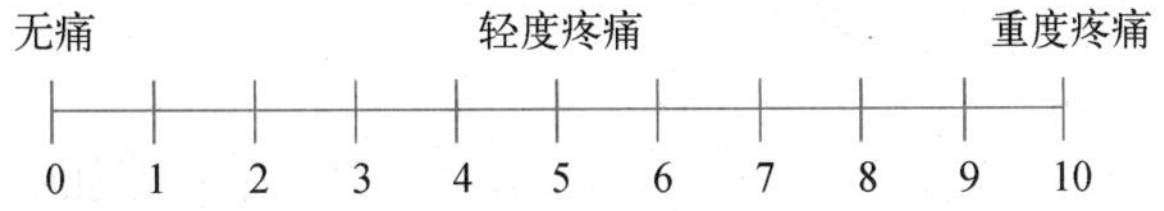

图 10-2 0~10 数字疼痛强度量表

(三)麦-吉疼痛问卷(McGill pain questionnaire, MPQ)

此为一种多因素疼痛调查评分方法,采用的是调查表形式,表内包括人体图像指示疼痛的部位,附有 78 个分为 4 个组 20 个亚类分别表达从时间、空间、压力、热和其他性质等方面来描述疼痛的感觉特性的词(1~10 组);从紧张、恐惧和自主性质等方面描述疼痛的情感特性的词(11~15 组);描述受试者全部疼痛过程总强度的评价词(16 组)和非特异性类 4 类(17~20 组)。MPQ 有效、可靠,在不同的文化程度的人群可以得到相一致的结果,在临床使用中可测定有关疼痛的多种信息和因素,适用于临床科研工作或较为详细的疼痛调查工作。

三、疼痛管理

作业治疗是疼痛多学科管理团队的重要伙伴。作业治疗干预从整体角度来看待患者,重点关注患者的整体功能和适应性,管理他们认为有价值和有意义的日常工作和职业。疼痛的作业治疗依赖于患者的个人经验,职业背景和功能状况,诊断,症状和疼痛持续时间。一般而言,作业治疗师最初需了解患者疼痛的特点。根据疼痛持续时间、程度与性质、有无牵涉痛等进一步分类,疼痛持续时间对制订治疗计划有重大意义。作业治疗干预重点是为患者提供有效管理疼痛的技巧和从事有意义的、有创造性的作业活动。运用生物-心理-社会模式,作业治疗干预措施可以分为身体管理,心理社会管理和环境适应。

(一)身体管理

1. 关节保护技巧 包括不过度活动,保持关节活动度、肌力和关节稳定性,并使用正确的运动模式以减少完成活动所需的力。此外,鼓励患者使用最强的关节。例如,使用肩膀背手提包而不是用手腕;用购物车运送物品;用手掌打开罐子等。

2. 工作简化和能量保存技巧　侧重于患者在从事有意义的作业活动时,提高独立性和安全性,并防止对个人造成额外的压力或创伤。主要原则包括尽可能用双手完成;将常用物品放置于容易触及和使用的地方(不需过度伸展触碰);在任务开始之前收集所需的用品;滑动重物而不是携带;利用重力减少能量消耗;利用适当的身体力学原理,确定适合个人工作面的高度。

3. 适当的身体力学原理　包括保持背部挺直;在举起物品时使用正确姿势,髋部屈曲避免身体扭转;让携带物品靠近身体;利用宽的支撑面抬起腿。目标是减少背部受力,预防可能会导致疼痛的额外创伤。除了身体力学,作业治疗师教会患者日常生活包括亲密和性活动的正确体位。

4. 治疗性运动和神经肌肉干预　治疗目的是减少水肿和预防关节僵硬,维持关节运动和肌肉力量,恢复有效的肌肉使用模式,以及提高活动参与的满意度。常用技巧包括教会患者轻度牵伸,个性化增强措施,如被动运动,主动辅助运动,主动或抗阻运动等相结合。虽然治疗性运动是值得推荐的干预方法,作业治疗师应帮助患者学会掌握无压力无痛苦的运动与积极参与之间的平衡。

5. 矫形器使用　作业治疗师可以为患者提供定制的动态或静态矫形器。夹板的目的是提供休息,保持关节力线,维持肢体功能位。治疗目标是增加功能,预防或矫正畸形,保护愈合结构,并限制疼痛或有害运动。在急性疼痛中,矫形器可直接针对疼痛进行治疗,在慢性疼痛中,矫形器也可用提供支持和保持准确的力线的方式来辅助治疗疼痛。

(二)心理社会管理

1. 目标设定和实现　目标设定和实现过程可以作为衡量多学科管理团队治疗成果的标准。同时它可以使患者发现和确定目标,并更有效地管理疼痛和提高活动参与水平。

2. 调整活动节奏　将活动/任务分解为更小、时间更可控的范围,包括定期休息。具体表现为放缓节奏,根据时间调整状态,增加休息时间,提高活动水平,优先考虑某些活动和提前计划等。

3. 合理安排工作　疼痛影响患者对时间的利用和工作状态。作业治疗师使用活动构造观察患者如何利用时间,然后确定在日常工作中如何改变。目标是让患者确定优先处理的任务,制订合理的待办事项清单,平衡一周而不是一天的活动需求,合理安排休息时间。

4. 全面压力管理　许多遭受疼痛的患者也经历高强度的压力,首先与患者确定当前的压力及其对日常生活的影响,然后在他/她的控制之内,制订更有效的处理策略。要考虑的内容包括与他人的社会交往、参与支援团体、定期运动、营养均衡等。

5. 放松训练　包括腹式呼吸,引导想象,进行性肌肉放松和生物反馈。腹式呼吸是最基本放松技巧之一,包括使用胸部和腹部肌肉进行深呼吸以增加个体的放松状态。引导想象包括使用想象力和愉快的视觉描述,如躺在一个温暖的阳光明媚的海滩,风轻轻地吹过你的身体,以促进放松。进行性肌肉放松是用一套系统方法放松和收缩全身肌群,减少相关的肌肉紧张以减轻疼痛症状。生物反馈主要是监控生理指标,包括测量脉搏,心率和呼吸速率以及体温。上述干预措施的目的是帮助患者意识到肌紧张、焦虑、压力等与疼痛相关的生理反应,最终的目标是更有效地自我管理与疼痛相关的症状,增加功能水平和参与有意义的活动。

6. 提高信心和自信心　自信的人能够直接表达他/她的感受,欲望和需求。能够设定极限值并平衡他/她的压力水平,这是重要的管理急性和慢性疼痛的技能。自信心训练允许个人合理

NOTE

寻求援助,对过度疲劳或增加疼痛的要求说"不",对他/她的亲人或医疗服务者直接交流自己的感受。

（三）环境适应性管理

作业活动基于个人、时间、文化和期望等背景因素。对环境调整可以产生简单的变化,例如将常用物品放在台面上,以避免过度触碰引起疼痛;调整计算机高度使上肢/颈部/后背舒适;或鼓励健康的生活方式。环境调整包括平衡全天的活动或休息以促进耐力和限制痛苦的参与;限制面对面会议或旅行选择电话或电子邮件互动;或使用自信的社会交流,避免握手等引起疼痛的问候;使用认知行为策略和自信沟通对促进生活质量至关重要。通过对家庭评估,人体工程学评估和职业工作分析,可以找到更专业化的环境适应方法。这些咨询式的活动允许患者和家庭成员和(或)雇主找到最好的工作日程,时间表或实践,以允许患者返回工作岗位。在家庭环境中,在卫生间安装扶手提高安全性,防止关节或肌肉发生疼痛刺激;杠杆式门手柄可防止外力作用在疼痛关节或腕和手的小肌肉。在急性疼痛管理阶段可推荐使用个人适应装置,例如穿衣辅助具。作业治疗师可以帮助疼痛患者使用个人策略来促进社会、家庭和(或)工作的参与和满意度。此外,作业治疗师可以帮助患者适应环境促进每一个人参与活动。

第三节　临终关怀

一、定义/概述

临终关怀是由临床医生、护士、心理医生、社会志愿者等多学科、多方面人员组成的团队,向临终患者及其家属提供一种全面的照料,包括生理、心理、社会等方面的关怀照顾,使临终患者在有限的生存期间内,生命受到尊重,症状得以控制,生命质量得到提高,家属的身心健康得到维护和增强,使患者在临终时能够无痛苦、安宁、舒适地走完人生的最后旅程。

二、临终关怀与安乐死

临终关怀是从各方面努力提高人生命末端质量,使临终者舒适、尊严、安详地自然死亡。其符合我国社会主义道德要求。安乐死是利用药物或中止维持人生命的措施,加速患者死亡或任患者自行死亡。其存在伦理学与法学诸方面的争议。临终关怀不同于安乐死,它既不促进也不延迟患者死亡。

三、临终关怀起源

临终关怀源自英文"hospice"一词,始于中世纪。原意指旅行者中途休息的地方;现代医学上引申为对临终患者关怀照护的场所;具体指制订一套有组织的医护方案,以帮助那些暂停于人生旅途最后一站的人,陪伴他们度过这段珍贵而又有限的时光。美国国立医学图书馆出版的《医学主题词表》解释 hospice 为"对临终患者和家属提供姑息性和支持性的医护措施"。

世界上第一所健全的临终关怀机构建立于 1967 年 7 月,为英国伦敦东南方希登汉的"圣克里斯多弗临终关怀院"。创始人是西希里・桑德斯博士,她被誉为临终关怀运动的奠基人。继英国之后,美国等 60 多个国家和地区相继发展临终关怀服务。近年来,临终关怀运动在全世界又有了长足的发展,成为社会医疗卫生保健体系的重要组成部分。

NOTE

1988 年 8 月，我国第一个研究死亡的机构——天津临终关怀研究中心成立，之后，中国心理卫生协会临终关怀专业委员会和临终关怀基金会也相继成立。1988 年上海首创了第一个临终关怀机构。1992 年，北京市招收濒危患者的松堂医院正式创办。多年来，临终关怀医院在许多城市纷纷涌现，我国的临终关怀事业正在不断发展。

四、临终关怀的意义

临终关怀是一项符合人类利益的崇高事业，对人类社会的进步具有重要的意义。

（一）临终关怀符合人类追求高生命质量的客观要求

随着人类社会文明的进步，人们对生命的生存质量和死亡质量提出了更高的要求，向迎接新生命、翻开人生历程的第一页一样；送走、合上人生历程的最后一页，划上一个完美的句号。让患者在死亡时获得安宁、平静、舒适，让家属在患者死亡后不留下任何遗憾和阴影。

（二）临终关怀是社会文明的标志

每一个人都希望生得顺利，死得安详。临终关怀正是为让患者有尊严、舒适地到达人生彼岸而开展的一项社会公共事业，它是社会文明的标志。

（三）临终关怀体现了医护职业道德的崇高

医护职业道德的核心内容就是尊重患者的价值，包括生命价值和人格尊严；临终关怀则通过对患者实施整体护理，用科学的心理关怀方法、高超精湛的临床护理手段，以及姑息、支持疗法最大限度地帮助患者减轻躯体和精神上的痛苦，提高生命质量，平静地走完生命的最后阶段。医护人员作为具体实施者，充分体现了以提高生命价值和生命质量为服务宗旨的高尚医护职业道德。

在临终阶段，癌症患者除了生理上的痛苦之外，更重要的是对死亡的恐惧。美国的一位临终关怀专家就认为“人在临死前精神上的痛苦大于肉体上的痛苦”，因此，一定要在控制和减轻患者机体上的痛苦的同时，做好临终患者的心理关怀。

五、作业治疗与临终关怀服务

作业治疗师采用以服务对象为中心的思想评估服务对象的作业角色、评定其残余能力，并且在最后的生命阶段保证患者参与日常作业活动和生活质量最优化。临终关怀的服务提供场所可包括长期照护机构、家庭、医院等。

（一）评估

作业治疗师对患者的各方面技能和能力进行评估，了解其当前作业表现和潜能。并且作业治疗师通过与患者及其照顾者面谈的方式，了解患者对死亡的感受，当前的需求与愿望。作业治疗师通过作业分析的方法分析作业活动对患者的需求，以辨明目前患者的技能与能力能否支持其作业活动的参与、是否可通过改造环境促进患者的作业表现。

一般来说，在临终阶段人会经历 3 种阶段：心理否认期、死亡恐惧期和接收期。心理否认期为患者不接受自我病情，否认自己即将死亡，对治疗的奇迹仍存期待，此时患者的需求是希望保存生命。死亡恐惧期则是患者得知病情确无挽救希望，预感已面临死亡时就表现为恐惧、烦躁、暴怒，此时的需求为解除痛苦。当患者确信死亡已不可避免，也就进入了接受期，等待死亡。因此，当死亡不可避免时，患者最大的需求是安宁、避免骚扰，亲属随和地陪伴，给予精神安慰和寄托，对美（如花、音乐等）的需要，或者有某些特殊的需要，如写遗嘱，见最想见的人，等等。

（二）治疗

作业治疗师同患者、患者家属和临终关怀团队共同形成干预计划，治疗目标为促进患者在临终前的生活质量最优化。在临终关怀干预中，最常用的干预手段为改造（包括代偿和适应）、预防和宣教。作业治疗师通过改造活动，如简化步骤、降低要求等使患者的技能、能力与活动需求相匹配，促进患者参与。作业治疗师还可改造环境，提供辅具促进患者参与日常生活活动和社交活动。同时临终前患者的功能水平可能会日益下降，随着病情的恶化出现耐力下降的情况，作业治疗师通过宣教，让患者及其照顾者学习省力原则避免过度劳累。长期卧床者易发生关节挛缩和褥疮现象，作业治疗师可通过宣教教导照顾者正确的预防方法。以下为作业治疗师可实施的干预措施。

1. 日常生活活动（ADL） 提供辅具；教导省力姿势与方法；提供环境改造以预防摔倒。

2. 休息与睡眠 帮助患者形成规律性的睡眠/清醒日程；教导患者睡前放松技巧以提高睡眠质量；教导照顾者和患者正确的体位姿势和变换时间间隔以预防褥疮。

3. 休闲与娱乐 在社区范围内组织和创造强度和难度适宜活动促进患者参与；教导患者情绪管理的方法（如自我拉伸、冥想、运动等方式）。

4. 社会心理 促进患者与其家庭成员的沟通与交流；鼓励患者说出此阶段感受和心中愿望。

第四节 成功老年

一、成功老年的概念

人口老龄化是当今世界各国普遍面临的重大社会问题。与其他国家相比，中国人均寿命不断提高，中国面临的老龄化问题更加严峻，很多人称之为“银发浪潮”或是“人口海啸”，中国老龄化问题已经引发全球关注。

20世纪80年代，美国学者罗威（Rowe）和卡恩（Kahn）提出成功老年（successful aging）的概念。罗威和卡恩将“成功老年”概括为三方面：低死亡率和低残疾率、高认知与生理功能、高生活参与度。罗威和卡恩认为，成功老年不仅是没有疾病的，更重要的是功能的维持，而生活参与度则是二者的结合产物。“成功老年”的影响因素主要包括以下三方面。

（一）社会政策背景

社会环境和政策背景对成功老年有很大的影响。从个人层面上看，健康的生活方式是促进成功老龄化的积极因素，而社会环境和政策背景会推动或限制这些行为。如经济支持、医疗服务、住房水平和食品保障等基本需求成为不确定因素时，成功老年也会遭到阻碍。忽略这个因素，会阻碍正确理解成功老年化的意义，因此政府制定退休政策和医疗保障计划，利用税务以及其他刺激措施鼓励家人照顾老年人；建立自愿福利资助组织向穷人提供长期护理服务；我们要强化公民意识，把老龄化看作每一个正常人不可避免的生命过程，当老年群体退休之后，仍然需要有能够对社会继续做出贡献的社会空间和发展余地。据此，在政策制定中要能够反映不同群体的利益，赋予每个群体一定的社会空间和发展空间。

（二）家庭和社会关系

老年人身体和情感都面临巨大变化，家庭和社会的充分支持是确保老年人幸福的关键。中国有悠久的传统文化，家庭凝聚力和孝道观念根深蒂固，家庭是否和谐、子女是否表现出孝道与老年人的幸福感显著相关，家庭关系在帮助老年人实现成功老龄化方面发挥特别重要的作用。教育期延长和延迟结婚的老年人向子女提供资金支持，也成为社会保障制度的重要贡献者，同时越来越多的年轻父母选择在外工作，老年人在家里照顾孙子女，为家庭成员提供支持显著地促进了老年人的主观幸福感。

（三）最佳的身体和心理状态

毫无疑问身心疾患是成功老年的巨大挑战，一些慢性疾病如糖尿病、中风发病率越来越高，导致老年患者的生活依赖和护理等方面的负担沉重，必须对慢性疾病的危险因素及时干预和调整。强调生活方式包括合理健康饮食对老年人长期健康的重要性，定期体力活动与较高水平心肺耐力相适应，降低慢性疾病的风险、残疾和死亡率。

成功老年需要认识到不同器官系统功能相互关联。即使疾病没有发生，身体组成发生变化可导致躯体运动和认知功能障碍，如体重减轻，而不是体重增加，脂肪与肌肉量的比例是影响躯体功能的重要因素，而认知下降通常伴随身体功能的下降，所以针对促进维持体重的生活方式干预非常重要。

二、作业与成功老年

作业治疗在针对老年人群提供服务目标同成功老年的概念高度一致，作业治疗师以全局观的视角对老年人的身心状况和作业表现以及其身处的家庭、社区环境进行评估，以确定服务对象目前的功能水平，辨明情境中的危险因素。同时作业治疗在促进成功老年的服务中可通过预防、宣教、重建和维持技能、环境改造等途径在社区、长期照护机构、家庭等场所实施干预。

1. 宣教与预防 作业治疗师通过对患者和照顾者的宣教，使老年人掌握健康管理、情绪管理和药物管理的原则与技巧，学习日常生活中的省力和保护原则，使照顾者掌握正确有效的照顾老年人的技能，达到预防疾病和损伤发生，养成健康生活习惯以促进健康的目的。

2. 重建和维持技能 作业治疗师可组织老年人进行团体活动，如集体体育项目太极拳或小组手工活动等促进老年人的运动、认知、心肺和社会交往技能，也可通过进行简易家庭锻炼项目的干预以促进和维持老年人的功能。

3. 环境改造 作业治疗师通过对老年人的家庭、社区环境进行改造以促进其在日常生活活动、休闲与社交、休息与睡眠等各方面的作业表现，具体见本章第一节和第十一章。

参考文献

[1] Trump S M, Zahoransky M, Siebert C. Occupational therapy and hospice[J]. The American journal of occupational therapy: official publication of the American Occupational Therapy Association, 2005, 59(6): 671.

[2] The American Occupational Therapy Association. (2015). *The Role of Occupational Therapy in Palliative and Hospice Care*. Retrieved from: http://www.aota.org/~/media/Corporate/Files/AboutOT/Professionals/WhatIsOT/PA/Facts/FactSheet_PalliativeCare.pdf

[3] Rowe J W, Kahn R L. Successful aging[J]. The gerontologist, 1997, 37(4): 433-440.

第十一章　环境改造和辅助技术

第一节　环境改造

一、基本概念

环境改造(environmental modification)是通过对环境的适当调整,使环境能够适应残疾人的生活、学习和工作需要。环境改造是作业治疗的重要工作之一,也是患者能否真正回归家庭和社会的重要条件。作业治疗师会使用一系列的评估和测量来评估影响患者与环境之间关系的物理障碍,比如,安全障碍、可及性问题、设计障碍。所产生的数据可为环境改造提供建议,提供适应性器具和辅助技术的建议,并提出完成任务或活动的改良方式,以促进功能最佳化。

对环境的探索一般从患者和家属/照顾者面谈开始。如果患者的活动受限或残疾仅影响到单独的任务或活动,或可及性问题仅涉及有限的环境障碍,面谈可能就足以确定物理环境的障碍,并提供合适的建议和指导,改善患者的表现,解决可及性的问题了。如果患者存在诸多的活动受限或残疾,面谈可能是所有环境评估和数据收集策略的第一步。面谈可了解环境的整体特征(楼层数、台阶数、扶手等),确定患者之前遇到的所有问题,提醒作业治疗师潜在的安全障碍是什么,并确定进一步评估和测量的需要,以获取必要的信息。面谈的过程还可提供给作业治疗师机会,获取患者家人/照顾者的信息,包括对患者的态度、对患者回归既往环境的期望度、照顾的目标和能力、对康复团队成员的态度等,这些都可能会影响他们对环境改造建议的接受程度。环境改造对各种患者生活的场所有基本的要求,满足这些要求才能使患者的功能实现最大化。

二、各场所的基本要求

(一) 入口的通道

1. 如果住宅有不止一个入口,要选择一个最可及的(离路边最近、地面最平坦、楼梯最少、有扶手的)。

2. 理想上,路面必须平坦光滑,容易达到住宅。入口的地面要仔细地评估。开裂或者不平的地面要进行修补或者选择另外的途径。

3. 通往入口的道路要平坦,照明良好,并能在不良天气条件下提供足够的遮挡。在入口的地方放一个行李架,便于解放双手来开关门。

4. 楼梯的高度、数量和条件需要注意。理想上,台阶不能高于 18 cm,阶深不少于 28 cm。楼梯踏级的前缘,也叫“唇”,是台阶前面边缘的一条 1.3 cm 宽的突出部分。这些突出的部分往往会绊到患者的脚趾。所以如有可能,应尽量移除或者减少。或者在这些突出的部分下面安装一个小的木头楔块,这样就可以提供一个相对平滑的轮廓,可以减少突出的程度。这些台阶也应该尽可能有防滑的表面,改善摩擦力,可以用粗糙的防滑胶带实现。

NOTE

5. 如必要，应安装扶手。扶手高度通常需要测量。对台阶、斜坡和水平路面来说，扶手高度最低 86.5 cm，最高 96.5 cm。这个范围内的扶手高度可以进行改造，以适应不同身高的个体需求。台阶的底部和顶部最少有一边，扶手应延伸出去至少 30.5 cm。外部的扶手横截面直径最好在 3.2～5.1 cm之间。如果固定在墙上，扶手和墙之间的距离至少应有 3.8 cm。

6. 安装斜坡需要足够的空间。大的斜坡通常是木制的或者混凝土的，小斜坡可以用铝或纤维玻璃制作。对轮椅来说，斜坡等级（斜率）最少要 1∶12。室外会暴露在恶劣天气如冰雪天的斜坡需要更缓和的坡度，约 1∶20。斜坡应至少 91.5 cm 宽，表面要防滑。所有斜坡的总体高度不应超过 76 cm。斜坡应设有扶手，最低 86.5 cm，最高 96.5 cm，斜坡顶部和底部应该延长 30.5 cm。过路牙和小的台阶可购买小斜坡使用。

7. 如果没有足够的空间安装斜坡，可以考虑购买垂直升降平台和楼梯升降机。垂直升降平台可直上直下约 243.84 cm。开放式和封闭式均可。升降平台通常挨着楼梯安装，有一层楼高，尺码有很多种，长度 137.16 cm 至 152.4 cm 不等，宽度 86.36 cm 至 106.68 cm 不等。升降机可以把轮椅使用者从地面带到一楼，然后到达住宅的入口（这类升降梯也可以室内使用）。楼梯升降机可直接安装到室外楼梯上面，但比较常用的安装在室内。楼梯升降机固定在稍微比楼梯高一点的轨道上，有一些类型可以把平台靠墙收起来，这样可腾出足够的楼道方便他人进出。

（二）入口

1. 对使用轮椅的个体来说，入口应有足够大的平台休息和准备进入。如果使用斜坡的话，平台的面积就很重要。它可以提供患者从倾斜面到水平面的安全过渡。如果坐在轮椅上需要打开一个向外开的门，面积需要至少 153 cm×153 cm。如果门向内开，至少需要 91.5 cm 深，153 cm 宽。

2. 患者应该能够到门锁。锁的高度要考虑，还要考虑开锁需要的力的大小。对有些患者来说，可能要考虑换锁（比如声控或者用卡来激活的锁、远程遥控的锁、电子面板安全系统或者按键板锁）。还有一点要特别注意，要确保门锁上有足够的照明。

3. 门把手要容易旋转。圆形把手外加一层橡胶（提供良好的抓握）或者水平把手对握力有限的患者会比较容易使用（可以用螺钉把一个活动杆固定在球形门把手上，把它变成水平把手）。水平把手不需要传统球形把手那么大的力和活动范围。

4. 门的开关方向要对患者有利。可以用一条长的“门带”固定在门外面（或者在门把手附近）帮助轮椅使用者在离开时把门关上。长的比较结实的腰带可以用作门带。

5. 远程控制的自动门开关也可使用，来开、关和锁门。有些会配有“常开”功能，以满足患者在特定时间内进出门口。手持式远程控制或触摸板都可以用来激活这些装置。

6. 安装对讲系统可以让患者知道和（或）听到谁在门口。有些可以实现在屋内远程控制开门。

7. 如果门口有门槛，应该去除。如果不能去除，门槛不应该高于 1.3 cm，且应该有斜面；换句话说，应装一个门槛斜坡。若有需要，可加装挡风雨条。

8. 门口宽度需要测量。通常来说，81.5～86.5 cm 对多数轮椅来说都可以接受。肥胖患者的椅子需要更大的宽度。

9. 如果门是加重的，以帮助关闭，那么压力最好不要超过 3.6 kg，便于患者操作。

10. 如果患者经常使用轮椅或步行辅助设备进出门口，可在门下面加一个保护的金属板，距门底部约 30.5 cm。

（三）家具的布置和特征

1. 须有充足的空间操作轮椅或者使用辅助器具步行。第一步尽量把所有的家具靠墙放置，以增加足够的空间和稳定性。可在沙发腿和椅子腿上加装橡胶套。其他的物品如咖啡桌、脚凳、电话线和电线等都不应阻碍到达家具的道路。

2. 房间之间的通道须通畅。

3. 太软的沙发和椅子无法在坐站转移时提供足够的支持。客厅的椅子应该有两个扶手,一个牢固的座位支持面和一个直立的靠背。有时,会在家里其他地方找到这种合适的椅子,可以把它移到客厅用。也可改造现有家具,在坐垫下面、座椅背后垫一个合适的木板。若买新椅子,须把这些建议的特征告诉患者、家人或照顾者(比如:座椅的高度应允许脚平放在地面上,膝关节屈曲约90°,坐垫要牢固,要有牢固的靠垫提供直立位支持,两个扶手)。

4. 对多数患者来说,都不鼓励使用不稳定的家具,如摇椅。也尽量不要使用皮革类的家具,因为增加的摩擦力会阻碍运动。可以买到后背可机械抬高的椅子,但使用的时候要小心。因为对患者来说,当座椅升高时,稳定双脚会有困难,会导致双脚(和骨盆)向前滑而摔倒。

(四)电源开关

1. 电源开关和插座应可无限制地够及。可使用电插板增加插座的数量,增加可及性。插座需要位置稍高一些,墙壁开关要稍低一些。对使用轮椅的患者来说,可以使用拉绳来控制某些高的电源开关。

2. 可以把标准套索开关(比如过头拉绳)换成摇臂式开关,可能有利于某些精细运动功能差的患者操作。摇臂式开关有光亮的表面和运动感应器,能自动完成开和关。电源开关面板有很多种颜色,可以选择与墙面对比度大的,更容易看到。比如,亮色的墙面(白、米白、米黄)可选择深色的电源插座和电源开关面板。在潮湿的地方如浴室,应安装接地故障阻断器,预防电击。接地故障阻断器实际上是监控火线和零线之间电流平衡的装置,在出现情况的时候(比如,有问题的设备、电线破损或者设备浸水),及时阻断电路。

3. 对有些患者来说,可以使用高瓦数的灯泡、日光灯、全光谱灯、白炽灯或高强度卤素灯强化照明。使用寿命长的节能灯,可以减少更换灯泡的频率。

4. 可使用并不昂贵的程序化的电子计时器来规律性地控制电灯一天的开关。

5. 可在特定位置使用并不昂贵的具有运动感应功能的夜灯,提供额外的照明。

6. 可使用带小控制把手的触摸板调光开关激活电灯。调光器组件可插在墙壁面板上,灯接在组件上。灯泡可以通过触摸板"开""关"或调节明亮度。也可用声控调光器。

7. 可在家中所有房间使用并不昂贵的远程控制系统来控制电灯和小设备。这些远程控制单元的最简化设计通过有线(接收器插在插座上,设备插在接收器上,由远程手柄控制)发射信号;其他是无线的,使用音频信号。接收组件也可以直接连到住宅的电路系统中。有加大按钮和数字的远程控制板可用。

(五)地面

1. 地面应平坦防滑。所有的地面覆盖物都要牢牢固定在地面,防止使用轮椅的时候起皱痕。如果使用地毯,要使用厚重的、低绒(0.635~1.27 cm)的地毯,一般对轮椅或者步行辅助设备来说比较容易运动。工业型或"室内/室外"型地毯通常可以满足这些要求。高绒的地毯、地毯垫都会增加滚动时的阻力(比如,轮椅和带滚动轮的助行器);厚实牢固的地毯可以减少滚动阻力。颜色灰暗的混合色地毯会给人视觉困扰,影响对空间距离的判断。地毯下面尽量不要加垫子,如果要用,垫子应该很稳固才行。

2. 要检查地面不平坦的地方,尤其是很老的木地板,很容易出问题。木地板连接的地方应该浅平,不应超过0.635~1.27 cm宽。深的宽于1.9 cm的连接会导致轮椅脚轮打转、卡住,阻碍轮椅运动。最好能把有问题的区域修补或者换掉。如果不能修复,也可以选用以下方案。

NOTE

（1）重新选一条路，避免使用有问题的区域。

（2）放一个家具在不好的区域。

（3）放一个亮色的带子在破坏区域的边缘，提醒患者尽量避免这个有危险的区域。

3. 分散的小地毯要撤除；大面积的地毯可换成好的地毯，安全固定好。建议使用防滑蜡。

4. 若要换地板，建议使用无光粗糙层以减少反光。有视力障碍的患者，建议在房间周边使用对比鲜明的板，帮助患者识别房间的边缘。可以使用宽的、明亮的胶带。

（六）门

1. 去除高起的门槛，地面要平坦。如果难以去除，可安装简易门槛斜板。

2. 门口要拓宽（至少 81.5 cm），以便轮椅和辅助设备有足够廓清空间。门应可移动、双开（比如，向外开便于出去，尤其是在紧急情况下），或者可以用折叠门代替。或选择以下方式来增加门的廓清。

（1）安装口袋门，不用的时候可以滑到邻近的墙体中；有些滑动门可以装在门框和墙外面，这样就可以减少结构上的改变。

（2）移除门框内的木条，将增加 1.9~2.54 cm 的廓清空间。

（3）使用偏置铰链（也叫合页折弯铰链），可以把开着的门摆离门框，可提供大约 5.1 cm 的额外空间。

（4）移除门，安装帘子（使用并不昂贵的弹簧门帘杆和纤维或塑料的浴帘）；但用在浴室门上，就不太合适，因为私密性不好。

3. 同室外的门一样，也要检查屋内的把手。可考虑用橡胶裹住球形把手或者使用水平类型的把手。对有视力障碍的患者，可以在室内使用有凸边的粗糙的门把手，以提供触觉线索，提醒患者门口外面是有障碍的区域，要注意安全。一般来说，地面上亮色的粗糙区域也提示有潜在危险；比如火车或地铁站台的边缘。

（七）窗

1. 为减少反光，可以装窗户膜。磨砂窗户膜可有效分散灯光而不会减少周围的光亮。

2. 也可使用厚重的布料，可增加对背景噪声的吸收，改善听力和对话。

3. 也可使用远程遥控系统控制窗帘的开、关或半开、半关。

4. 窗扉尽管在老建筑内并不常见，但它可为轮椅使用者或者上肢功能受限的患者提供很多重要功能。窗扉使用的是曲柄风格的手柄，可使用窗底部单杠杆锁定机制锁定。也可以在这些窗户上安装自动开关。

（八）楼梯

1. 所有的室内楼梯都应有扶手，且要有良好的照明条件。扶手最好在楼梯的顶部和底部都延长出至少 30.5 cm，确保安全性。如不能提供电子照明，可使用电池控制的触摸式开关照明灯。

2. 楼梯不要堆积杂物。

3. 对视力减退和年老所致的视力改变，可在楼梯的顶部和底部使用自粘性的反光触摸警示带，提供质地对比，提醒患者楼梯的尽头快要到了。

4. 许多有视力障碍的患者，如使用明亮的对比鲜明的彩带贴在每个台阶的边缘，可使他们从中获益。暖色（红色、橙色、黄色）通常比冷色（蓝色、绿色和紫色）更容易看到。

5. 如果患者要到住宅的第二层楼，却无法爬楼梯，可以使用自动楼梯升降机。

（九）热力单元

1. 所有的散热器、热风口以及热水管都要有安全管套覆盖，防止烫伤。

2. 热源要远离可燃物,不要堆放杂物。不鼓励使用空间加热器。

3. 家中要安装烟雾报警器和一氧化碳探测器,并且要定期按测试按钮检查。

(十) 卧室

1. 床要固定,并且放置在可提供足够转移空间的地方。

2. 床面的高度要便于转移。

3. 床垫应仔细检查。床面要牢固舒适。

4. 床边最好有一张床头柜(或小桌子),放置电灯、电话(最好是无线的,带有常用号码和应急电话号码记忆功能的;手机也可以,还可以随身携带)、必要的药物、警铃(如果需要照顾者照顾的话)。

5. 壁橱内的衣架杆能降低,便于轮椅使用者够及。

(十一) 浴室

1. 如果门口过窄阻碍轮椅通行,患者可以在门口转移到带轮子的椅子上,然后再过。如前所述,也可以采用其他方法来解决门口狭窄的问题。

2. 可以使用加高的坐便器促进转移。有些坐便器高度可根据需要调整,而有的则是提供固定高度的升降。通常也带有扶手。电子升降伴扶手的坐便器可帮助患者完成站立(从座椅后部升起)。

3. 固定在加固墙上的扶手既可以辅助从马桶转移,又可以帮助从浴缸进行转移。扶手横截面直径至少 3.2 cm,最多 5.1 cm,而且要有凸起的边。若用于马桶边转移,扶手水平固定在离地面 84~91.5 cm之间。侧面墙扶手的长度在 106.5~137 cm 之间,后方墙面 61~91.5 cm 之间。比较理想的是,浴缸转移时,后方墙面最好有两个平行固定的扶手。一个距离浴缸底部 84~91.5 cm,另一个在浴缸上缘 23 cm。扶手也可以水平固定在浴缸尾部墙面(长度建议距离浴缸尾部边缘 61 cm)和头部的墙面(建立距离浴缸前方边缘 30.5 cm)。一般扶手都要使用凸起的表面,便于抓握,防止打滑。

4. 洗澡时可建议使用浴缸转移凳。

5. 为节省空间,有些可以把厕所和浴缸凳结合到一个座椅。

6. 淋浴间可以安装一个墙面永久式的折叠座椅。不用的时候,就靠墙收起来,以方便淋浴。有些新的淋浴设计,会融入内置式的永久座椅。

7. 防滑自粘带可以粘在浴缸的地面或者淋浴区内。

8. 其他浴室内的考虑还可能包括手置式的花洒设备或淋浴龙头、防烫伤阀门(防止水温超过预设值)、水量控制机制(防止水突然溢出,导致温度变化)、浴缸或水池加大的龙头柄(最好是水平式龙头,便于使用)、动作感应的龙头、水池中安装花洒(可以不用进浴缸或淋浴间洗头)、毛巾架和小的架子(放卫生用品)以及比较容易够到的警铃。

9. 水池下面应有足够的廓清空间,并且所有暴露的热水管子都要包裹起来,防止烫伤。

(十二) 厨房

1. 工作台的高度要合适。若使用轮椅,扶手应该可以放入工作台下方。工作台面理想高度距离地面不应超过 79.4 cm,同时下方应有 70.5~76.9 cm 的膝部廓清空间。工作台深度至少 61.5 cm。所有的台面都应光滑,以便滑动转移重的物品。可以滑出的台面空间很有用,可以提供一个膝关节上方的工作台面。可移除一部分底柜来提供坐位下的工作台空间。

2. 带有大的刀片型把手或单一杠杆型龙头的水池、防烫伤阀门或者电动感应器(解放患者双手,自动开关水龙头)可以改善患者的功能,提高安全性。

3. 带轮子的小车可能比较实用,可减轻使用者从冰箱到操作台转移物品的困难。

NOTE

4. 台面的高度也需要检查,桌面可能不得不加高或降低。

5. 设备和食物储存区也应经过选择,要有最佳能量保存的观念。所有常使用的物品应放在最容易够到的地方,不必要的物品要拿走。额外的储存空间可以通过安装开放的架子或者使用钉板来放锅和盆来实现。

6. 电炉通常比明火燃气炉要好。安全起见,控制按钮最好在炉子的前面或侧面,避免跨过火焰去够。左右并排的炉子比前后并排的要安全。炉子旁边用隔热防火材料的灶台,一旦东西烧好后,可以促进热的物品的转移。光滑的陶瓷灶台也可以减少做饭时需要提起的重量。如果灶台下提供膝关节廓清空间,那么暴露的或者潜在的接触面也必须要包裹起来。也可以用没有火焰的电磁炉加热食物。

7. 视觉障碍的患者可使用字码较大的设备或贴上大码的文字,来表明控制键和面板(比如恒温器、微波炉、电炉和烤箱的开/关和温度指示器)。计时器、墙表、电话也都可以使用带大码数字的。

8. 对一些患者来说,台面上的微波炉是准备食物所必需的用具。

9. 洗盘器应抬高 22.86 cm,前方承重,可以将架子拉出来,控制板在前方。抬高的(22.86 cm)并排的洗衣机和烘干机也应该前方承重,控制板装在前方。

10. 可以通过使用横排的(冷藏-冷冻)冰箱来增加可及性。

11. 应该有标准的或遥控的烟雾和一氧化碳探测器以及 1~2 个容易够及的便携的灭火器可用。一般建议灭火器放在一眼能看到的、离出口近、离厨具远的地方。有听力障碍的患者,烟雾探测器可连接到一个既可激活声音又可激活闪光灯的信号系统,从视觉途径提示有危险。

第二节　辅助技术

一、基本概念

工具发明后,人们已在不断设计、使用和享受科技带来的影响。当科技能辅助残疾个体增加功能表现时,就将其称为辅助技术(assistive technology, AT)。AT 的定义既包括设备或装置本身,也包括相应的服务;若设备和其相应的服务脱节,设备本身应达到的效果就会大打折扣,就会出现设备滥用。2004 年美国辅助技术法案将 AT 的设备定义为"是通过购买所得、改良过的或者个性化定制的,用于增加、维持或改善残疾个体功能状态的任何物品、设备或者产品";AT 的服务是指"直接辅助残疾个体在选择、获取或使用 AT 设备中的所有服务"。它是一个多学科团队合作的过程,OT 是其中很重要的一员。尽管理论上说 AT 的作用是为了改善残疾个体的功能,但有很多原因使得现实中需要 AT 的个体无法享受到这一服务,比如缺乏资金、抗拒使用辅具、缺乏 AT 使用的意识,还有一些人口学的因素比如年龄、性别、教育水平和地理位置等都会影响 AT 的使用。

影响 AT 使用的因素有:① 患者的特点和需求。② 技术的特征。③ 社会因素,比如立法和法规影响,包括健康政策和保险授权情况等。④ 很多专业人员可能因为缺乏为患者提供 AT 的知识和自信心。本章主要目的就是帮助作业治疗实践者认识到 AT 是我们专业"工具箱"中的一部分,本章会介绍作业治疗中使用 AT 的理论模式和相关知识。如果仔细地斟酌 AT 定义的话,多数实践者会发现我们在工作中已在使用 AT,因为用于增加患者独立性的任何物品、设备或产品都是 AT。

AT 在日常生活中无处不在,因此我们能够为患者提供有意义的作业活动的可能性也越来越大。比如，目前越来越多的老年人开始学习如何使用手机和平板，来维持与家人和朋友的联系；同样，教育机构内的 AT 为学生带来的方便和重要影响也不可忽略。本章简单介绍 OT 如何具备关于 AT 和环境干预技术（Technology and Environmental Intervention，TEI）的系统性的思维方式和实践。

二、分类

AT 包括可以用于提供作业治疗服务的促进残疾个体改善、维持或增加功能的所有设备（AOTA，2014）。这一定义与作业治疗的目标相一致，都是为了使患者更多地参与有意义的作业活动（AOTA，2014）。AT 分类有很多种，在此按照由低科技到高科技来分（表 11－1）。当考虑或给患者提供 AT 支持的时候，要考虑到所有可能的技术，不能只注重高科技的辅助工具。

表 11－1　AT 分类

如果学生有如下问题时，可以考虑使用以下设备：		
任务（Tasks）	**需求（Needs）**	**环境（Environments）**
读 写 拼 交流 写作业 数学 画图 记笔记 组织/计划 学外语	快速工作 合法的可理解的工作 阅读理解 普通工作 改良的短时的平行工作 视觉/图形/听觉的讲座 独立工作 精细工作 分享知识 修改语法/拼写	教室 资源/学习大厅 治疗室 家 社区
低科技工具	**中等科技工具**	**高科技工具**
特殊的笔 特殊的橡皮、修正带、线条凸起的纸、方格纸、彩色纸 高亮带、彩色码 可粘贴的便签条、箭头 无碳复写纸 读写指引 防滑条 白板、标记、蜡笔 磁条 放大器 橡胶图章 特殊的测量和裁剪工具	磁带录音机 电子录音机 计算器 拼写检查工具、字典、百科全书 精细文字处理工具 电子书 音乐 电子橡皮擦 订书机 迷你书灯 开关操控的玩具和装置	文字处理工具 文字预测工具 作图工具 拼写检查工具 语法检查工具 文本阅读工具 电脑计算器 交流设备/软件 互联网 电脑辅助的指导 环境控制设备

低科技工具简单成本低，如裹在门把手上的橡胶带，便于抓握。便签贴、改良进食用具、尼龙搭扣等都属于此类。表 11－1 中左下方的栏目内列出了学生可能会使用的一些辅助工具也属此类，比如特殊的笔和橡皮、写字的指引线、方格本或者放大器等。另一栏是中等科技工具，是稍复杂的机械产品，可能需电池或电源驱动，如计算器、录音笔和麦克风等。最后一栏是高科技工具，是一些最高端的比较复杂精密的电子或电脑设备，如文字处理器、声控激活的电脑软件、平板电脑等。机器人和高级假肢属于高科技工具。一般从低科技工具开始选择，逐步向高科技选择，通常低科技工具往往是最有效也最容易被患者接受的选择。

还有一些其他的分类系统，比如 ISO9999 等，此处不再赘述。提供有效的 AT 干预不仅仅是简单地提供给患者一个设备，还包括相应的服务。作业治疗工作者必须进行详细的评估，以便为患者提供合适的与其功能相匹配的辅助工具，并且必须指导患者如何使用。如果没有这些关键的步骤，患者很有可能不接受辅助工具。

三、立法和法规

目前，我们国家已出台相应的立法法规，促进 AT 在康复中的使用。国发〔2016〕60 号文件《国务院关于加快发展康复辅助器具产业的若干意见》中提到康复辅助器具是改善、补偿、替代人体功能和实施辅助性治疗以及预防残疾的产品。康复辅助器具产业是包括产品制造、配置服务、研发设计等业态门类的新兴产业。

我国是世界上康复辅助器具需求人数最多、市场潜力最大的国家。近年来，我国康复辅助器具产业规模持续扩大，产品种类日益丰富，供给能力不断增强，服务质量稳步提升，但仍存在产业体系不健全、自主创新能力不够强、市场秩序不规范等问题。当前，我国经济发展进入新常态，全球新一轮科技革命与产业变革日益加快，给提升康复辅助器具产业核心竞争力带来新的机遇与挑战。发展康复辅助器具产业有利于引导激发新消费、培育壮大新动能、加快发展新经济，推动经济转型升级；有利于积极应对人口老龄化，满足残疾人康复服务需求，推进健康中国建设，增进人民福祉。

为加快康复辅助器具产业发展，现提出的意见中包含完善消费支持措施。鼓励有条件的地方研究将基本的治疗性康复辅助器具逐步纳入基本医疗保险支付范围。完善康复辅助器具工伤保险支付制度，合理确定支付范围。支持商业保险公司创新产品设计，将康复辅助器具配置纳入保险支付范围。鼓励金融机构创新消费信贷产品，支持康复辅助器具消费。有条件的地方可以对城乡贫困残疾人、重度残疾人基本型康复辅助器具配置给予补贴。

中华人民共和国人力资源和社会保障部、中华人民共和国民政部令中华人民共和国国家卫生和计划生育委员会第 27 号《工伤保险辅助器具配置管理办法》已经在人力资源和社会保障部部务会、民政部部务会、国家卫生和计划生育委员会委主任会议讨论通过，自 2016 年 4 月 1 日起施行。

四、AT 服务

AT 服务包括以下活动。

1. 评估患者对 AT/设备的需求。
2. 调查 AT/设备的采购或租赁信息。
3. 设计和制作设备。
4. 协调服务。
5. 提供给使用者相应的培训或技术支持。
6. 提供给与使用者一起的人员比如教师或者雇主相应的培训或技术职称。

五、指导架构和实践模式

提供任何作业治疗干预都要考虑众多因素，选择指导架构有助于提供系统的方法来考量这众多因素，包括立法和资金、实践机构、团队成员以及人和科技干预之间的匹配。

（一）人-科技阶梯（The Human-Tech Ladder）

如作业治疗实践架构一样，文森特（Vicente）的人-科技阶梯（2004）可为我们提供一个构架来思考当构建一个成功的 AT 干预时所需要着重考虑的因素。人-科技阶梯（图 11-1）不是一个作业治疗临床实践模式，而是一个指导架构，提供一个思考的结构。

图 11-1 中身体因素在最底层，表示个体的身体特性必须与科技特征相匹配。作业治疗分析是鉴定身体功能和结构特征并将之与成功参与作业所需的干预策略相匹配的过程，如患者的力量、

NOTE

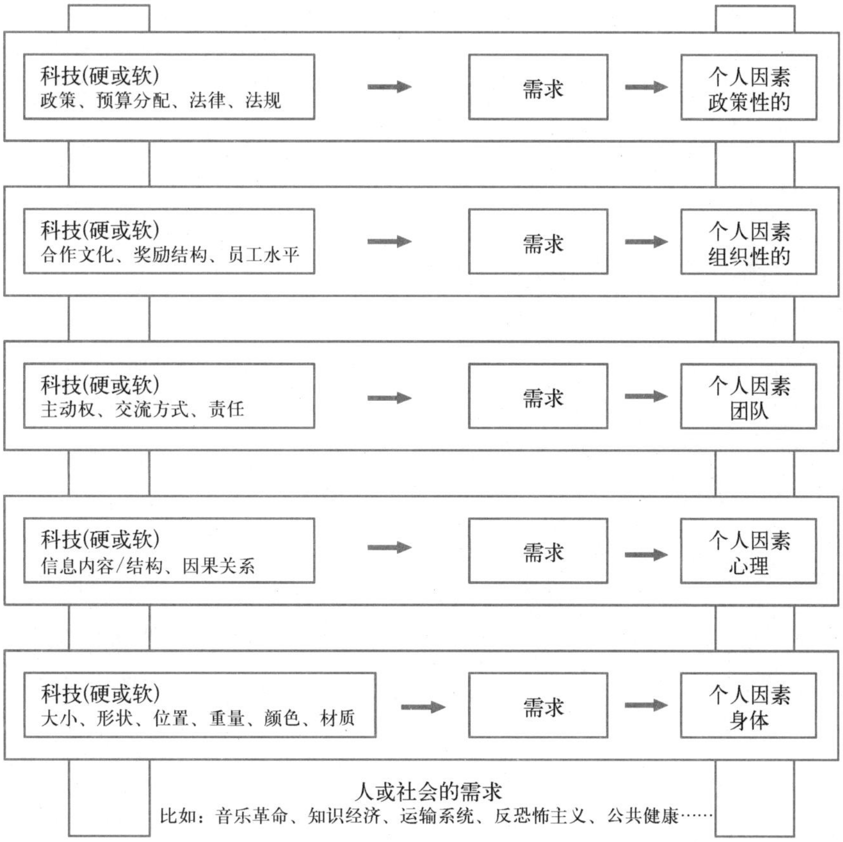

图 11-1　人-科技阶梯

视敏度。比如，如果斜坡过于陡峭，手动轮椅使用者必须具备很好的上身力量才能成功通过。

尽管个人的身体技能和所提供的科技之间的匹配非常重要，但这仅是成功将人与科技匹配的其中一个考量。阶梯的另外一个层面是心理的因素。即在这个层面，考虑的是认知需求和辅助科技心理的适配，也就是使用者需要用多少认知负荷才能成功使用该科技。这种匹配非常重要，否则再尖端的科技都是浪费。比如，送老年人 iPad 当生日礼物，送礼物的人本以为可以让老人用这个工具交流，但老年人对 iPad 并无兴趣，因为需要太多的认知能力来匹配这个礼物。另外，如果 TEI 的使用会很明显地让大家知道使用者需要帮助才能完成某些任务，那么就可能会让使用者感觉到侮辱的成分。服务对象必须愿意接受 AT 或 TEI 的外观，才能遵从使用。所以低科技的 AT 更容易被接受，因为相对于正常人来说，看上去差别更小。

下一个阶梯水平是团队。AT 是一个多学科领域以服务对象为中心的工作。OT 只是其中的一员，还有很多其他专业人员、患者和照顾者。作为一个多学科团队的一员非常有挑战性，并不是所有专业人员都能在这种情况下很好地工作。若要提供高质量的 AT 服务，需要团队共同努力，但如果患者不是团队的一分子，干预就有可能出现滥用的情况。

再下一个阶梯是组织性因素。多数实践者都有自己的组织，每个实践者必须理解如何在与自己的组织使命一致的情况下，提供 AT 服务。比如，医院内的服务规定和学校或工作场所的服务规定有所不同。实践者必须了解这些不同，以便在不同的机构内提供相关的干预措施。

阶梯最高层的因素是政策性水平。实践者必须熟知相应的法律法规，才能提供更好的服务。科技的进步使得日常生活的参与潜能大大增加，但相关的立法和法规却让大家困惑。实践者必须知道这其中的细微差别。

（二）概念性的实践模式

该模式可为临床工作人员提供系统性的临床推理过程，以确定是否需要 AT 和 TEI。首先，评估患者，收集数据，建立患者的作业背景（occupational profile），收集患者有关强势和弱势因素以及对 AT 和 TEI 需求的数据；然后完成作业表现分析，详细正式地对患者的身体或认知功能进行评估，确定干预的目标；最后实践者再提供干预，评估干预结果。

另外一个指导实践者干预的模型是人与科技匹配模型（matching person and technology model，MPTM）（图 11－2）。这个以使用者为中心的模型强调将患者考虑到 AT/TEI 过程中的重要性，首先要明确患者的参与目标。如其他概念性模型一样，MPTM 会考虑患者的能力、特点和需求、环境因素和科技。

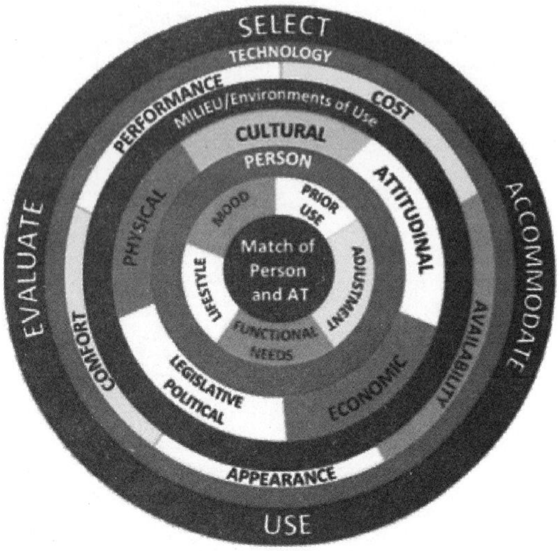

图 11－2　人与科技匹配模型

（引自 Matching Person and Technology. M. Scheter，2005. http：//www.matchingpersonandtechnology.com/mptdesc.html）

MPTM 反映了如何将人与环境匹配的过程。图表的最外圈是服务的流程，包括评估、选择、适配和使用。模型的中心是个人特点，包括功能需求、心情、首要用途、调配和患者的生活方式。这些因素与作业、个人因素、表现技巧和表现模式相对应。接下来一层是环境，包括文化的、态度的、立法的、政策的、物理的和经济的因素。再下一层包含很多科技的特征，比如外观、可用性、价格、表现和舒适度。

临床工作也可以使用这个概念性模型下的评估工具（引自 http：//matchingpersonandtechnology.com）。这些评估工具都可以用于结果的测量，并且这些工具的实用性、信效度都有文献证实。

ICF 并不是一个概念性模式，而是一个分类系统。之所以再次提及，是因为它对康复的重点从医疗模式到社会模式的转变产生重要影响，并且它可以被不同专业人员所理解，能够国际通用。AT 也是一个多学科的工作，所以如果能够使用 ICF 的术语来描述，就可以更好地促进团队和不同专业之间的沟通和合作以及 AT 的研发。

参考文献

[1] American National Standards Institute：American National Standard：Accessible and Usable Buildings and Facilities（ICC A117.1－2009）. International Code Council，Inc，Falls Church，VA，2009.

[2] Department of Justice（DOJ）：2010 ADA Standards for Accessible Design. US DOJ，Washington，DC，20301. Retrieved April 14，2012，from www.ada.gov/regs2010/2010ADAStandards/2010ADAStandards.pdf.

[3] The American Occupational Therapy Association. Occupational therapy practice framework：Domain & process 3rd edition[J]. The American journal of occupational therapy，68（Suppl），S1－S51.

[4] Scherer，M.（n.d）. *Matching person and technology*（*MPT*）*assessment process*. Retrieved from http：//www.matchingpersonandtechnology.com/mptdesc.html.

第三部分　应用篇

第十二章　脑卒中脑外伤的作业治疗

脑卒中(cerebral stroke)又称“中风”“脑血管意外”(cerebral vascular accident, CVA),是一种急性脑血管疾病,是由于脑部血管突然破裂或因血管阻塞导致血液不能流入大脑而引起脑组织损伤的一组疾病。WHO关于脑卒中的定义是:一种源于血管的急性神经性障碍,其症状和体征与脑部受损部位相吻合。脑卒中是神经系统常见病和多发病,具有发病率高、死亡率高和致残率高等特点。数据显示,脑卒中现在已成为我国第一位死因,也是导致残疾的主要原因,脑卒中幸存者中有3/4伴有不同程度的功能残疾。导致脑卒中发病的危险因素主要有高血压、心房颤动、高血脂、糖尿病、吸烟、酗酒、吸毒、缺乏体力活动、肥胖和饮食不健康等。另外,年龄、性别和遗传等也是影响发病的因素。

脑外伤(traumatic brain injury, TBI)指由于外部因素造成的脑部损伤,通常可能会引起严重的后果。近年来,我国每年新增颅脑损伤患者约60万人,占全身各部位创伤发病率第二位,死亡率、致残率居首位。造成颅脑损伤的外部因素包括跌倒、车祸或是暴力外伤等。此外,即使颅骨没有穿透,头部的突然加速或减速,与暴力击打头部一样也会造成脑组织的损伤。严重的脑外伤会牵拉、扭曲或撕裂脑内的神经、血管及其他组织。引起出血、水肿,颅内压力升高,脑组织进一步遭到破坏,甚至形成脑疝。颅脑损伤可能会导致不同程度的运动功能障碍、认知功能障碍、感觉功能障碍、言语功能障碍、社会交往、情感和行为等方面的障碍。脑外伤后的患者,有些可以完全康复,大部分会遗留一些不同程度的永久性功能障碍,严重者可能会导致死亡。

第一节　临床表现及功能障碍

一、脑卒中临床表现及功能障碍

(一)临床表现

脑卒中患者一般有肢体麻木或无力、头痛、头晕、恶心、言语困难、呛咳、癫痫发作等表现,重症患者可出现颅内压增高、脑疝、意识改变、呼吸困难等。或是口眼歪斜、半身不遂;神志迷茫、交流困难;单眼或双眼视物困难;行走困难、失去平衡或协调能力等。

（二）主要功能障碍

由于脑卒中时脑损害部位、大小和性质等的不同，会有不同的临床表现，其主要的功能障碍可包括以下类型。

1. 运动功能障碍　根据脑卒中发病部位的不同，会出现偏瘫（大脑中动脉分布区）、单瘫（脑叶）、交叉瘫（中脑、脑桥）、四肢瘫（脑干）和颅神经麻痹（面神经麻痹、舌下神经麻痹、动眼神经麻痹、展神经麻痹、舌咽神经麻痹等）。根据神经传导系统病损部位，可分上运动神经元瘫痪和下运动神经元瘫痪。根据病程可分迟缓性瘫痪和痉挛性瘫痪。此外，运动功能障碍还有强握、共济失调、震颤麻痹、手足徐动、肌张力降低、运动失用等。

其中最常见的表现是偏瘫，依病程和病情发展通常可分为急性期（相当于 Brunnstrom 分期 1～2 期）、亚急性期或恢复早期（相当于 Brunnstrom 分期 2～3 期）、恢复中后期（相当于 Brunnstrom 分期 4～6 期）和后遗症期。

（1）异常运动模式　联合反应和共同运动是最常见的表现形式。

1）联合反应　联合反应在偏瘫的早期明显，但在恢复的中、后期逐渐减弱，并以固定的模式出现。联合反应造成患者上、下肢痉挛加重，肢体被强制在固定的肢位上难以完成功能需要的动作；如果上肢经常处于屈曲位，会导致关节挛缩（特别是肘关节和手指），影响上肢功能的改善；联合反应的出现可加重挛缩，影响运动功能的改善。

2）共同运动　共同运动是指偏瘫患者渴望完成某项活动时引发的一种随意活动，是由意志诱发而又不随意志改变的一种固定的运动模式。大部分脑卒中患者表现为上肢以屈肌共同运动为主，下肢以伸肌共同运动为主（表 12－1）。这种运动模式的存在，严重妨碍了肢体功能活动的完成。

表 12－1　异常的运动模式

上肢	异常的运动模式	下肢	异常的运动模式
肩胛骨	后缩、上提	髋关节	伸展、内收、内旋
肩关节	外展、外旋	膝关节	伸展
肘关节	屈曲	踝关节	足跖屈、内翻
前臂	旋后	足趾	跖屈
腕关节	屈曲		
手关节	屈曲		
拇指	屈曲、内收		

（2）肌痉挛模式　偏瘫患者常见的痉挛模式是上肢屈肌亢进和下肢伸肌亢进，痉挛的典型表现形式见表 12－2。肌痉挛的严重程度取决于脑卒中的部位，常在病后的 1～3 周内出现，有些患者表现不明显，且很快恢复，而有些将终身存在。患者在肌痉挛期间，如果治疗中不注意控制痉挛，并采用过强的刺激，则会使肌痉挛加重。

表 12－2　典型的痉挛模式

部　位	表　现　模　式
头部	旋转并向患侧屈曲，面向健侧
上肢	患侧肩胛骨回缩，肩带下降，肩关节内收、内旋 患侧肘关节屈曲伴前臂旋后（可有旋前） 患侧腕关节屈曲并向尺侧偏斜 患侧手指屈曲内收

续表

部　位	表　现　模　式
躯干	向患侧屈并后旋
下肢	患侧骨盆旋后上提，髋关节屈曲、内收、内旋 膝关节伸展 患侧踝跖屈、足内翻，足趾屈、内收

（3）紧张性反射活动的再现　脑卒中后高级与低级中枢之间的相互调节、制约功能受到破坏。损伤平面以下的各级中枢失去了上一级中枢的控制，使正常的反射活动丧失，而原始的、异常的反射活动，如紧张性迷路反射、对称性紧张性颈反射、非对称性紧张性颈反射、阳性支持反射、交叉性伸展反射、抓握反射却被释放、夸张地表现出来，引起反射性肌张力异常，表现为平衡反射、调整反射能力减弱，出现病理反射、脊髓反射、肌紧张反射（姿势反射）亢进，造成肢体协调、控制、平衡功能的异常，影响了正常功能活动的进行。

（4）运动协调控制障碍　脑卒中后由于高级中枢对低级中枢控制异常，肢体各肌群之间失去了相互协调控制，正常的精细、协调、分离运动被粗大的共同运动模式或痉挛模式所取代。尽管偏瘫侧肢体有肌肉收缩活动，像出现用力屈肘、握拳等动作，但这些动作是由屈肌共同运动中伴随着痉挛而产生的，不能随意地控制，且无法随意恢复到原先的伸展位，更无手部精细的协调功能。

（5）平衡功能异常　脑卒中的脑功能损害，加上各种反射活动异常、本体感觉障碍、视野缺损及肢体间协调控制能力的异常，平衡功能受到影响，表现出坐、立位不稳，步行困难，影响患者日常功能活动的进行，致使一些患者长期卧床，不能坐立，妨碍进一步康复。

2. 感知觉功能障碍　脑卒中患者根据病变的性质、部位和范围，可伴有不同程度的感知觉障碍。其中感觉障碍，以偏身的感觉障碍最常见，包括一般感觉障碍，如浅感觉的痛、温、触觉，深感觉的关节位置觉、振动觉、运动觉，以及复合感觉（如实体觉、定位觉、两点辨别觉）等感觉障碍。知觉障碍包括偏侧忽略、失认症、失用症等。

3. 言语功能障碍　言语功能障碍多发生在优势半球，主要表现有失语症和构音障碍等。

（1）失语症　其功能障碍因卒中部位不同而异，主要表现为听、说、读、写四大方面功能障碍。

1）口语表达障碍

流利性：即流利程度，连续用词的能力。根据患者的表述情况，可分为流利性失语和非流利性失语。

语音障碍：发音及发音器官运动虽无障碍，但说出的声音与想说的话不完全一样，可以有音位错误与韵律障碍。

呼名障碍或找词困难：是失语症患者的核心症状，多数失语症患者均有不同程度的障碍。

复述困难：患者不能完整无误地复述检查者所说的内容。

错语、新语、无意义语音或语义错误的替代词：新语是用无意义的词或新创造的词代替说不出的词，无意义的语音或语义是指患者说的是一串意义完全不明的音或字词的堆砌。

语法障碍：即组成正确句型困难的状态，表现为失语法症或语法错乱，前者为表述的句子缺乏助词，后者为助词错用或词语位置顺序不合乎语法规则。

2）听理解障碍　指患者可听到声音，但对语义的理解不能或不完全。其中，有些患者可以分为语音认知障碍和语义理解障碍。

NOTE

3）阅读障碍　包括读音障碍和阅读理解障碍。前者指患者不能正确朗读字词及句子，后者指患者不能理解所看到的字词和句子。读音障碍和阅读理解障碍可同时存在。

4）书写障碍　指大脑损伤所致非瘫痪性的书写能力受损或丧失。失语性书写障碍主要表现为构字障碍、语义及语法障碍；非失语性书写障碍常常由于视空间障碍所致。

（2）*构音障碍*　构音障碍是指脑损害所引起的言语运动控制障碍。

4. 吞咽障碍　急性期的吞咽障碍发生率为30%～50%。正常的吞咽运动过程可分为三阶段：即口腔期、咽喉期、食管期。当卒中发生时，主要影响前两期。出现流口水、构音障碍、进食呛咳、反复肺部感染、体重下降、口腔失用等障碍。

5. 认知障碍　最常见的有定向障碍、注意力不集中、记忆力下降、学习和逻辑思维能力下降、复杂作业操作能力下降等。

6. 心理障碍　最常见的是抑郁症，有的伴有焦虑。

二、脑外伤临床表现与功能障碍

（一）临床表现

1. 脑震荡综合征　脑震荡后出现短暂意识丧失，一般30分钟内恢复。醒后对受伤当时情景和伤前片刻情况不能回忆。可伴有头痛、呕吐、眩晕、易激惹、情绪不稳、注意力涣散、皮肤苍白、冷汗、血压下降、脉搏缓慢、呼吸浅慢等。

2. 脑外伤所致昏迷　脑外伤后会发生持续时间长度不一的昏迷，昏迷至恢复清醒过程中间可有昏睡、谵妄等。

3. 脑外伤所致谵妄　常表现为抵抗，吵闹，不合作，另外有些患者可能具有攻击性，有恐怖性幻视等，严重的患者可有混乱性兴奋，甚至强烈冲动性暴力行为。

4. 脑外伤所致遗忘综合征　其最显著的特点是遗忘基础上的虚构，患者常易激惹。其持续时间比酒精中毒性遗忘综合征要短。

5. 脑外伤所致硬膜下血肿　可在受伤后很快发生，常见头痛、嗜睡、迟钝、记忆减退，严重者出现全面性痴呆症状。

（二）主要功能障碍

1. 意识障碍　脑外伤患者常伴有不同程度的意识障碍，根据严重程度，可以分为嗜睡、昏睡、浅昏迷和深昏迷。意识障碍的严重程度也预示着损伤的轻重程度。

2. 运动功能障碍　运动功能障碍是颅脑损伤的主要功能障碍，主要包括偏瘫、肌力减弱、肌肉痉挛、平衡障碍、共济失调、不自主运动等。

3. 认知功能障碍　表现为定向障碍，注意力不集中，记忆、计算、学习等能力的下降，复杂作业操作能力下降等。

4. 感觉功能障碍　包括痛觉、温度觉、触觉、本体觉、运动觉、平衡觉等感觉的减弱或缺失。感觉的减弱或缺失同时也会影响运动功能的恢复。

5. 情绪、行为障碍　表现为患者情绪控制不能，易激惹，具有攻击性，或是表情淡漠，行为不当等。

6. 言语障碍　表现为患者不能进行正常交流，听理解障碍、表达困难、阅读和书写障碍。

7. 吞咽障碍　表现为进食困难，饮水或进食时有呛咳，吞咽障碍会影响患者的营养摄入，从而对患者体力和功能的恢复造成影响，必要时须经鼻胃管喂养。

NOTE

第二节　检查与评估

一、脑卒中的检查与评估

（一）脑卒中检查

1. 脑血管造影　显示不同部位脑动脉狭窄、闭塞或扭曲。颈动脉起始段狭窄时，造影摄片时应将颈部包含在内。

2. 头颈部磁共振血管造影（MRA）或高分辨磁共振成像（HRMRI）　HRMRI 可以显示颈动脉全程，HRMRI 更有助于对粥样斑块病理成分的分析。

3. 颈动脉 B 型超声检查和经颅多普勒超声探测　为无创检查，可作为诊断颈内动脉起始段和颅内动脉狭窄、闭塞的筛选手段。

（二）脑卒中的评估

针对脑卒中患者的作业治疗评估，应当先选择适宜的作业治疗模型和模式，在模型和模式的指导下，选择合适的评估量表和工具。评估内容应该包括患者的基本信息（包括角色、任务，他认为很重要的活动等）采集，分析患者的作业表现。在评估中，不但要考虑患者在日常生活、工作及社会交往中会遇到的困难、障碍，还要考虑患者的家庭、工作环境，社会角色，兴趣和文化背景等因素。脑卒中患者的作业评定，主要包括日常生活活动能力、运动功能、感知觉、认知功能、心理状态等方面。

1. 日常生活活动能力（ADL）评定　日常生活活动能力是指人们为独立生活而每天必须反复进行的、最基本的活动，即进行穿衣、进食、出行、个人卫生、梳妆、家务活动等的基本动作和技巧。常用的日常生活活动能力评定量表有 Barthel 指数、功能独立性评定（FIM）等。

（1）*Barthel 指数*　Barthel 指数由 10 项日常生活活动组成，包括进食、穿衣、修饰、用厕、洗澡、小便、大便、床椅转移、上楼梯和步行。详细内容见第七章。

（2）*功能独立性评定（FIM）*　FIM 包括了 13 个运动功能项目评估和 5 个认知功能评估，涵盖了自理能力、括约肌控制、转移、行走、交流和社会认知六方面的内容。根据患者独立程度，使用 1~7 分打分：1 分为完全依赖，7 分为完全独立。FIM 最高分为 126 分（运动功能评分 91 分，认知功能评分 35 分），最低分为 18 分：① 126 分：完全独立。② 108~125 分：基本独立。③ 90~107 分：有条件独立。④ 72~89 分：轻度依赖。⑤ 54~71 分：中度依赖。⑥ 36~53 分：重度依赖。⑦ 19~35 分：极重度依赖。⑧ 18 分：完全依赖。

2. 运动功能评定

（1）*关节活动度*　主要观察患者是否存在由于长期制动肌肉粘连而导致的被动活动受限。

（2）*肌肉力量*　使用徒手肌力检查法（Manual Muscle Test，MMT）评定肌肉力量：① 0 分：无肌肉收缩。② 1 分：有肌肉收缩，但不能引起关节活动。③ 2 分：在非抗重力的情况下可以完成关节活动。④ 3 分：在抗重力的情况下可以完成关节活动。⑤ 4 分：能抗重力及一定的阻力完成关节活动。⑥ 5 分：能抗重力及较大的阻力完成关节活动。

（3）*评估患者肌张力的程度*　分为 0~4 级等 6 个等级的程度：① 0 级：无肌张力增加。② 1 级：轻微增加，表现为关节活动度最后部分有小阻力。③ 1^{+}级：轻度增加，表现为活动度一半以上有轻度阻力增加。④ 2 级：在大部分活动度中有较大阻力增加，但肢体被动活动尚容易。⑤ 3 级：

NOTE

肌张力明显增加,被动运动困难。⑥ 4 级:肢体强直,难以活动。

(4) 上肢功能 Brunstrom 运动功能恢复分期和 Fugl-Meyer 运动功能评定可以用来评估患者上肢的功能情况。另外,由于肩部周围肌肉力量的微弱,许多中风患者极易出现肩关节半脱位的症状。肩关节半脱位的存在会导致疼痛,限制上肢的运动功能。因此,在上肢运动功能的评估中,肩关节半脱位的检查也是必要的。

(5) 平衡能力 Berg 平衡量表(Berg balance scale, BBS)可以用来评估中风患者平衡能力,它包括坐站转移、独立站立、独立坐、床椅转移、闭眼站立、单腿站立等 14 个不同动作的平衡能力。最低分为 0 分,最高分为 56 分。详细内容见第八章。

(6) 协调能力 九孔柱测试(9-hole peg test)、普渡手精细运动评定(Purdue peg board dexterity test)、明尼苏达手灵巧度评定(Minnesota manual dexterity test)等可以用来评估患者的手眼协调功能、手的灵巧度等。

3. 感知觉功能评定 中风患者可能会伴有感知觉功能障碍,如,温度觉、触觉降低或消失,实体觉消失,失认症、失用症、偏侧忽略等。这些功能障碍可能会给患者带来安全方面的隐患、日常生活能力的影响等,因此需要对此进行评估。详细评估见第九章。

4. 认知功能 脑卒中患者可能会伴有定向力、记忆力、注意力、计算力、执行能力等功能的障碍,常用简易精神状态检查量表(MMSE)、蒙特利尔认知评估基础量表(MoCA)、韦氏成人智力量表中国修订版(WAIS-RC)等进行认知功能的评估。详细内容见第九章。

5. 心理功能 脑卒中患者由于疾病的原因,常会有抑郁、焦虑的情绪存在,可以使用汉密尔顿焦虑量表、汉密尔顿抑郁量表等评估患者的心理状态。

6. 其他 其他包括生存质量量表(QOL)评估患者生活质量,加拿大作业表现量表(COPM)评估患者作业活动需求、作业表现和满意度等。

二、脑外伤的评估与检查

(一) 脑外伤检查

1. X 线平片 判断是否存在骨折、颅缝分离、颅内积气、颅内异物等。

2. 腰椎穿刺 可以测定颅内压和化验脑脊液。颅脑损伤伴有蛛网膜下腔出血时可以通过腰穿释放血性脑脊液,同时又是一种重要的治疗手段。

3. CT 扫描 CT 扫描是十分重要的手段,可以显示血肿、挫伤、水肿的存在及范围,也可看到骨折、积气等,必要时可多次动态扫描,以追踪病情变化。但后颅窝部位常有伪影干扰,显像欠佳。

4. 脑血管造影 已较少用于颅脑损伤诊断,但当怀疑有血管病变时应及时应用该检查。无 CT 机时可根据血管形态确定血肿存在。

5. MRI 虽然在急性期极少使用,但如后颅窝病变在 CT 显示不佳时要考虑应用。对颅内软组织结构显像优于 CT,可用在病情稳定后判断受伤范围和估计预后。

(二) 脑外伤的评估

1. 损伤严重程度评估 格拉斯哥昏迷量表(Glasgow Coma Scale, GCS)是临床常用的昏迷程度评定量表,能够可靠地反映颅脑损伤的严重程度。该量表从睁眼反应、言语反应和肢体运动反应三方面评估患者的昏迷程度:① 最高分为 15 分,表示意识清楚。② 12~14 分为轻度意识障碍。③ 9~11 分为中度意识障碍。④ 8 分以下为昏迷。⑤ 分数越低则意识障碍越重。选评判时的最好反应计分。注意运动评分左侧右侧可能不同,用较高的分数进行评分。

NOTE

2. 认知障碍评估 针对颅脑损伤患者,临床上常用 Rancho Los Amigos(RLA)认知功能水平分级，评定其认知障碍的严重程度。包括没有反应、一般反应、局部反应、烦躁反应、错乱反应、适当反应、自主反应、有目的反应，共八个等级。认知障碍的轻重是判断颅脑损伤严重程度的重要指标。

3. 情绪障碍评定　常用汉密尔顿焦虑量表（Hamilton anxiety scale, HAMA），汉密尔顿抑郁量表（Hamilton depression scale，HAMD），激越行为评估量表（agitated behavior scale, ABS）等。

4. 其他　运动功能障碍、言语功能障碍、感知觉功能障碍、吞咽功能障碍、日常生活活动能力等评定可参照脑卒中后的评定。

第三节　脑卒中作业治疗方案与实施

脑卒中的作业治疗宜结合临床的其他治疗，首先训练患者令其最大限度地恢复功能，再加强对患者日常生活活动的功能训练以及提高社会活动参与能力的活动训练，适当改造家庭生活环境、社区环境，以帮助患者最大程度地恢复其独立性。在治疗方案设计方面，作业治疗师应具备全局观的意识和临床推理思维，思考人-作业-环境的关系，根据患者的目标和意愿设计难度适中、能够引起患者兴趣的活动，让患者在参与活动过程中重建技能，必要时治疗师提供辅助器具帮助其代偿以达到功能的最大化。

一、急性期作业治疗

急性期一般指发病后的1～4周。脑卒中的治疗原则为早期介入，一般在患者生命体征稳定、原发疾病不再发展48小时后，即可开始康复介入。作业治疗的早期介入可以改善患者受损功能，减轻残疾程度，提高日常生活能力，还可以防止各种并发症的发生，提升生活质量。

1. 保持正确肢体位置　由于脑卒中患者卧位或坐位时间相对较长，尤其在发病早期，多以卧位为主，正确的卧位、坐姿和肢体位置能够有效地预防或对抗痉挛姿势的出现和发展，所以早期必须确保患者保持正确的肢体位置。

（1）保持正确卧姿

1）仰卧位　枕头高度适中，头颈轻微前屈，躯干放直，患侧上肢包括肩胛骨下垫一个枕头或毛巾，使肩胛骨前伸，肩微前屈、外展、外旋，肘伸展，前臂旋后，腕关节中立位或背伸，手掌打开。患侧臀部和大腿下放置枕头支撑，使骨盆前伸，足底切勿放置任何东西。

2）健侧卧位　头颈中立位，躯干自然放直，患侧上肢向前伸展置于枕头上，肘伸直，前臂、腕关节中立位，手掌打开。

3）患侧卧位　头颈中立位，躯干自然放直稍向后旋，后背用枕头支撑。患侧上肢前伸外旋，肘伸直，前臂旋后，腕关节中立位，手掌打开。患侧下肢膝关节屈曲，健侧下肢膝关节屈曲，并在下方垫枕头支撑。

（2）保持正确坐姿　正确的坐姿应当是骨盆有稳定的支持，躯干保持直立位，身体两侧对称。

1）床上长坐位　大枕垫于身后以保持患者躯干端正，背部伸展，髋关节屈曲90°，双上肢对称置于身前的小桌上，可在膝关节下垫一小垫防止膝关节过伸。

2）轮椅坐位　选择适合患者身材的轮椅，保持躯干伸展，上肢对称地放置于轮椅板上，髋、膝、踝关节保持90°膝屈曲。

3）普通椅子坐位　骨盆中立位，髋、膝、踝关节保持90°膝屈曲，小腿垂直下垂、双足底着地，保持身体两侧对称，躯干伸展。患侧手可以放在大腿上。

2. 维持和改善关节活动度　脑卒中后的长期制动，会导致关节僵硬、挛缩，皮肤、肌肉、肌腱、韧带等的短缩。关节的挛缩不但会使患者感到疼痛，同时也会限制其功能的恢复。早期的被动运动或自主辅助运动可以改善肢体的血液循环，预防关节僵硬和挛缩，保持肌肉、肌腱、韧带等软组织的生理长度和张力。

（1）被动运动　当患者不能主动完成运动时，需进行被动运动。以肩部被动活动为例，患者取仰卧位，作业治疗师将一手放在患者腋下，将患肩上托；另一只手固定患侧上肢，缓慢地进行肩关节前屈、内收、外展、内旋及外旋等活动。注意不要用力牵拉以避免关节疼痛及损伤。

（2）主动辅助运动　患者可以利用自己的健肢带动患肢活动。由于是健侧肢体主动帮助患侧肢体进行活动，故名主动辅助运动。患者双手十指交叉，患侧手指在上，双手相握，用健侧上肢带动患侧上肢前伸，克服患肢的屈曲，在胸前伸肘上举，然后屈肘，双手返回置于胸前。

1）肩胛骨运动训练

A. 肩胛胸廓关节的被动运动训练　患者取坐位，治疗师一手扶持患侧上肢近端，一手托住肩胛骨下角，辅助患者完成肩胛骨上举→外展→下降→内收，完成逆时针方向运动。然后根据患者情况进行相反方向的运动。随着患者主动运动的出现，逐渐由被动运动过渡到辅助主动运动、主动运动。

B. 肩胛骨前伸训练　患者健侧手搭在患肩上，嘱患者完成肩关节向自己鼻子的方向运动，使肩胛骨前伸，矫正肩胛后撤的异常姿势。

2）上肢分离运动与控制能力训练　① 仰卧位，支撑患侧上肢于前屈90°位置上，让患者上抬肩部使手伸向天花板或让患者的手随作业治疗师在一定范围内活动。② 让患者用手触摸自己的前额、嘴等。或者患肩外展呈90°，作业治疗师以最小的辅助完成屈肘动作，嘱患者用手触嘴，然后再缓慢地返回至肘伸展位。

3）滚筒运动　① 患者在治疗台前取坐位，台面上放置滚筒，患者双手交叉，患侧拇指在健侧拇指上方，双侧腕关节置于滚筒之上。② 作业治疗师站在患侧，嘱患者利用健侧上肢完成以下动作：肩关节屈曲→肘关节伸展→前臂旋后→腕关节背伸。将滚筒推向前方。③ 在健侧上肢的协助下，完成以下动作：将肩关节伸展→肘关节屈曲→前臂旋前→腕关节背伸。将滚筒退回原位。

4）上肢肌肉控制训练　① 患者取坐位，双手握体操棒，双手间距离与肩同宽，双肩屈曲，肘伸展，肘关节支撑在作业治疗师的腿上，作业治疗师协助患者握棒，同时维持腕关节背伸。② 作业治疗师用手置于患者下腹部，诱导患者脊柱屈曲。③ 在保持上肢及患手正确姿势下，作业治疗师的手指与脊柱诱导躯干伸展。④ 痉挛被抑制后，前臂旋前，单手持棒，保持体操棒呈水平状态。然后在作业治疗师的指示下完成前臂旋前、旋后控制运动。

3. 健康教育　在脑卒中早期，需要向患者及其家属进行相关知识的宣传教育，使其正确认识疾病，了解其发生的原因，可能造成的功能障碍，以及预后情况。并鼓励患者和家属与作业治疗师一起制订有意义的作业治疗目标。另外，对患者、家属以及照顾者进行相关健康教育，可以有效地预防并发症的发生。

（1）预防跌倒　跌倒，是脑卒中患者常见的导致外伤的原因。增加跌倒风险的因素包括高龄，意识混乱，运动功能障碍，平衡、协调能力降低，视力障碍，单侧忽略等，而脑卒中后言语功能障碍也会导致患者无法及时获得他人的帮助。降低跌倒的风险可以通过发现并去除环境中的危险因素，运动控制训练，推荐合适的辅助器具等方法来实现。详细内容可参考第十章。

（2）皮肤护理　据统计，约21%脑卒中患者会出现压疮，而那些昏迷、营养不良、二便失禁、糖尿病、感觉异常、严重瘫痪或是肌肉痉挛的患者出现压疮的风险更高。我们可以对患者、家属及其照顾者进行相关宣教，以保持皮肤的健康。

1）使用适当的转移技术，以避免皮肤的过度摩擦。

2）保持正确的肢体位置，避免某一部分过度受压。

3）选择合适的轮椅和坐垫。

4）定期翻身，每两个小时需要变换一次体位，防止某一部分皮肤长时间受压。

二、恢复期作业治疗

脑卒中发病后1个月左右进入恢复期，恢复期是康复治疗和功能恢复的最佳时期，这一时期的作业治疗主要注重于尽可能恢复失去的功能，包括运动功能、认知功能、感知觉功能等。并适时地教授患者使用代偿性手段，利用现有的能力完成各项作业活动。这一阶段应当结合日常生活活动，进行实用功能的训练，提高日常生活活动能力。

1. 运动功能训练

（1）姿势调整（postural adaptation）　姿势调整的能力，包括姿势控制和维持平衡的能力，是能够完成作业活动的先决条件。例如，有些患者需要能够稳定地坐在床边吃完一顿饭，有些患者需要能够在扫地的时候保持动态平衡。作业治疗师应该教导患者最安全、最有效的“准备”姿势，以及适应身体不同体位变化的策略。可以通过以下方法来训练患者。

1）向患者提供反馈，让其感受正确的姿势和不正确的姿势之间的差异，可以让患者看着镜子中的自己，或是让其模仿作业治疗师的动作或姿势。

2）在做作业活动的时候，让患者尝试多种姿势，并将转移的动作融入作业活动中。例如，站着梳头而不是坐着梳头；坐着的时候拿起地上的物品，然后站起来放置在架子上。

3）在做够物活动（reaching activities）的时候，尽量引出躯干的运动和重心转移。例如，在做穿衣活动的时候，将衣服放在需要躯干前屈或旋转才能够到的地方。

4）做一些双手都要用到的活动，以此训练在没有手支撑情况下的坐位或站立平衡。例如，叠衣服、拧毛巾等。

（2）上肢和手的运动功能　继续维持正常的关节活动度，肌肉的生理长度和正常的肌张力，方法与急性期类似。加强训练上肢和手的肌力，精细功能和协调能力，详细方法参见第八章。尽量鼓励患者在完成作业活动时，让两侧上肢都参与到活动中来。

2. 感知觉功能训练　据统计，约60%的脑卒中患者都伴有不同类型、不同程度的感觉障碍。患侧肢体的感觉障碍，会导致安全的问题，同时也会使患手抓握功能和操纵功能（manipulation）受到影响，从而影响日常生活活动能力。此外，感觉障碍也会削弱患者使用患侧肢体的主观意愿。感觉功能的训练包括触觉、温度觉、本体觉、运动觉等的刺激或再教育，具体方法参见第九章。

有些脑卒中后患者，会伴随偏侧忽略、失认症、失用症等知觉障碍，极大地影响了患者安全和日常生活活动能力，详细的训练方法参见第九章。

3. 认知功能训练　具体的认知功能训练方法可以参考第九章。脑卒中后的认知功能训练包括对特定技能的再学习，代偿或替代技术的教授，以及环境的改造。例如，可以通过教授使用记事贴、笔记本等来替代记忆功能的障碍；降低环境的复杂性，以利于注意力障碍患者适应等。

4. 日常生活活动能力训练　治疗中应鼓励患者主动完成日常生活活动，包括进食、穿脱衣、转移、修饰、洗澡、如厕、购物、家务活动等。训练方法详见第七章。

三、后遗症期作业治疗

后遗症期，多指发病后1年以上，这一阶段，各种治疗对脑损伤导致的功能障碍在相当长的时间内没有很明显的改善。这一阶段的治疗目标除了继续维持现有的功能外(如,正常关节活动度、肌肉生理长度、正常的肌肉张力、日常生活活动能力等),还要考虑如何适应今后的生活。

带着功能障碍继续生活下去,是大部分脑卒中患者需要面对的课题,他们需要不断寻求可以改善神经系统功能障碍带来的不便的方法。作业治疗师需要帮助患者和家属做好回归家庭和社会的准备,并从专业的角度帮助他们寻找合适的代偿或替代方法,从而帮助他们能够更好地适应家庭和社会。主要通过以下几方面来实现。

1. 健康宣教 健康宣教的受众应当是患者、家属及照顾者,内容应涵盖每天需要完成的训练,正确的转移方式,降低跌倒风险的方法,根据患者的特点安排适合的日常起居内容及顺序,常见的问题以及应对方法等。另外,需要对患者、家属及照顾者进行心理支持,使其在心理上和能力上都做好回归家庭和社会的准备。

2. 生活重整 虽然大部分患者恢复了许多功能,如行走、自理能力等,但是不代表所有人都具有可以回归社会的能力,或是恢复到发病前的功能水平。许多患者无法回到原来的工作岗位,无法进行先前热爱的休闲活动和兴趣爱好。所以,作业治疗师需要帮助那些仍然希望工作的患者,学习相应的工作技能。帮助患者寻求新的、适合他们能力的兴趣爱好与休闲娱乐,并训练相关技能。

3. 环境改造和辅助技术 脑卒中患者具有行动不便、认知功能障碍、视知觉功能缺损、需要使用轮椅等特点,因而需要进行相应的环境改造,使其能更好地适应患者生活、学习和工作需要,增强其独立功能。环境改造包括加装扶手、拓宽过道、去除门槛等,具体方法详见第十一章。

通常,脑卒中患者的许多功能无法完全地恢复,辅助器具的使用可以增加或替代相应功能,为患者更多地参与有意义的作业活动提供便利。例如,使用笔记本提醒记忆功能障碍患者需要完成的事项;使用装有搭扣的餐具为抓握功能低下的患者提供独立进食的便利;使用交流板让言语功能障碍的患者可以正常交流等。详细内容见第十一章。

第四节 脑外伤作业治疗方案与实施

一、损伤早期

1. 促醒治疗 颅脑损伤患者会出现不同程度的意识障碍,综合促醒治疗是早期作业治疗的一项重要内容。通过听觉、视觉、触觉、运动觉等多样的刺激,促进患者苏醒。家属应当积极配合,观察患者对刺激的反应、面部表情、脉搏、呼吸、睁眼等的变化。

(1)听觉刺激 用录音机、平板电脑、手机等设备播放患者受伤前喜爱、熟悉的音乐、节目等;家属经常呼唤患者的姓名;时常在患者耳边说话、讲述患者感兴趣的话题。

(2)视觉刺激 使用不同变换的灯光照射患者头面部;在患者病情稳定的情况下,将床摇起,使患者可以看到病房里来往的人员;让患者注视亲人、朋友的相片,或是熟悉的物品。

(3)触觉刺激 嘱家属经常抚摸患者头面部、体表,或梳头、洗脸、擦身,可同时结合语言抚慰。也可以将患者熟悉的物品带来,让患者抚摸。

(4)运动觉刺激 作业治疗师、家属每天被动活动患者四肢关节。

2. 正确肢体摆放位置 正确的肢体摆放位置与脑卒中的摆放位置类似,为了预防患者长期卧床导致压疮产生,可以使用气垫床、充气垫圈等。

3. 被动活动 为了维持和改善正常的关节活动度,保持肌肉的生理长度,防止关节僵硬挛缩,应当尽早开始活动，帮助被动或辅助活动各个关节，牵伸易于短缩的肌群和软组织，必要时，使用矫形器将关节固定在功能位。

4. 激惹管理（Management of Agitation） 当患者处于烦躁反应期，会表现为躁动不安，有攻击性，尖叫，大笑，还会做出一些危险动作，如试图拔管等。这一阶段可以通过以下方法来控制激惹行为、减少伤害。

（1）嘱家属将患者熟悉的物品带来，并放置在其视线范围内，安抚患者的情绪。

（2）保持环境安静，避免太多的干扰噪声。

（3）每次治疗前，向患者介绍自己，告诉患者他现在处于哪里，简述今天的治疗内容，并尽量保持每天的治疗内容和顺序相同。

（4）使用束缚带，限制患者在安全的范围内活动，防止患者拔管。

（5）当患者出现激越行为时，及时暂停治疗，休息一会儿，并安抚患者的情绪。

5. 家庭教育和心理支持 电视剧中昏迷者苏醒后没有出现任何功能障碍会对患者家属造成极大的误导，使他们对患者恢复到原有功能水平抱有过大的信心，然而事实未必如此，因而需要对患者家属进行教育，使其对疾病有清楚的认知以避免造成家属过大的心理落差。必须让患者和家属了解到，再恢复到受伤前一模一样的功能水平是希望甚微的。只能够尽可能增加各项能力，降低功能障碍。此外，家属往往会认为患者处于昏迷时，无法听到、看到、感知到外部信息，而不与患者交流，应当鼓励家属多与患者交流。

二、功能恢复期

1. 日常生活能力训练 包括床上翻身、转移、进食、穿脱衣、洗浴、如厕、修饰等活动的训练。

2. 运动功能训练 包括健侧带动患侧主动辅助运动；上肢分离运动；滚筒运动；上肢肌肉控制训练等，方法如前述。

3. 认知功能训练 包括对特定能力的训练如定向力、计算力、记忆力、注意力、问题解决能力、执行能力等方面的训练，还包括学习代偿、替代的方法。详细内容见第九章。

4. 感知觉训练 包括单侧忽略、失认症、失用症的训练，详细内容见第九章。

5. 情绪、行为障碍训练 颅脑损伤可能会导致患者无法控制自己的情绪，或出现不当的行为。可以通过以下方法，帮助患者控制情绪和行为。

（1）*调整环境* 尽量让患者处于一个安静的环境，减少环境中会导致患者焦躁的不良因素，降低环境的复杂性。

（2）*调整任务难度* 尽量不要让患者产生失败的沮丧感。

（3）*情感宣泄* 允许患者有一定程度的情感宣泄。

（4）*表扬与批评* 当患者出现恰当的行为时，给予表扬奖励；当患者出现不恰当的行为时，予以批评惩罚。

三、后遗症期

大部分的颅脑损伤患者都无法完全恢复到伤前的功能水平，同脑卒中患者一样，需要带着一定的功能障碍继续生活下去，我们同样也可以通过健康宣教、生活重整、环境改造和辅助器具的使用，来帮助颅脑损伤的患者融入家庭、社会，适应今后的生活，学习和工作。具体方法详见相应章节。

第十三章 脊髓损伤的作业治疗

脊髓损伤(spinal cord injury, SCI)是各种致伤因素引起脊髓结构、功能损害,导致损伤平面以下运动、感觉功能障碍,以及自主神经功能障碍。外伤性脊柱骨折、脱位是SCI最常见的原因,患者功能障碍多、并发症多,常导致严重残疾,并可延续终身。康复治疗应从受伤现场急救开始,需要多学科医务工作者的共同努力,患者及其亲属和心理、教育、职业、社会工作者的全面介入。作业治疗的目的是充分发挥患者的残存功能,防治各种并发症,增加患者社会适应行为,帮助他们重新获得有尊严、有价值的人生。

第一节 临床表现及功能障碍

脊髓损伤导致损伤平面以下脊神经功能障碍,主要包括脊髓休克、运动障碍、感觉障碍、膀胱/直肠功能紊乱、呼吸障碍、自主神经功能障碍、压疮、疼痛、痉挛、性功能障碍及心理障碍等并发症。

一、脊髓休克

脊髓严重损伤后受损水平以下脊髓神经功能完全抑制,感觉、运动与反射均丧失,以肌张力低下的迟缓性瘫痪为特征。全身性反应主要有低血压或心排出量降低,心动过缓,体温降低,呼吸功能障碍及排尿排便功能丧失等。脊髓休克在伤后立即发生,可持续数小时至数周。出现球海绵体反射和肛门反射是脊髓休克结束的最早表现。休克期结束,如果损伤平面以下仍然无运动和感觉,即为完全性脊髓损伤。

二、运动障碍

SCI平面以下脊神经所支配肌肉的功能可部分或全部丧失,表现为随意运动消失或肌力下降。急性期表现为弛缓性瘫痪,可持续数周,进入痉挛期。颈段脊髓受损,导致上肢、躯干及下肢运动感觉的损害或丧失者为四肢瘫。脊髓胸、腰或骶段受损,导致下肢及躯干运动感觉功能的损害或丧失者为截瘫。

三、感觉障碍

完全性损伤,损伤平面以上可有感觉过敏,而损伤平面以下所有的感觉均丧失。不完全性损伤,因受损程度不同而保留部分感觉。

1. 脊髓损伤半侧 损伤同侧肢体本体感觉和运动丧失,而对侧温觉、痛觉丧失。

2. 脊髓前部损伤 损伤平面及以下运动功能、温觉和痛觉丧失,而本体感觉存在。

3. 脊髓后部损伤 损伤平面以下本体感觉丧失,运动和温觉、痛觉存在。

4. 骶段圆锥损伤 会阴部皮肤鞍状感觉缺失、大小便不能控制、性功能障碍,下肢感觉和运动仍保持正常。

四、膀胱功能障碍

脊髓是控制逼尿肌和尿道内、外括约肌功能活动的初级排尿中枢所在,也是将膀胱尿道的感觉冲动传导至高级排尿中枢的上行神经纤维和将高级排尿中枢的冲动传导至脊髓初级排尿中枢的下行神经纤维的共同通路。SCI 后的排尿功能障碍属于神经源性膀胱尿道功能障碍的一种,急性期多为膀胱可以储存尿液,但不能排空,表现为尿潴留;休克期过后骶髓平面以上的损伤可形成自动反射膀胱,但不能随意排尿。

五、直肠功能障碍

脊髓休克期过后,肛门括约肌张力增高,肠蠕动减慢,排便障碍主要为便秘,可出现慢性腹胀、腹痛,排便时伴头痛、出汗等。

六、呼吸功能障碍

损伤平面越高对呼吸功能的影响越严重。颈髓损伤,因呼吸肌瘫痪、呼吸肌力量和耐力减弱,导致肺通气不足,咳嗽、排痰无力,气道内分泌物不能被有效清除,常易继发呼吸道及肺部感染。

七、自主神经反射亢进

T_6及以上损伤,患者如果突然感到双颞侧有跳动性猛击样的头痛,损伤水平以上大汗、皮肤潮红、焦虑不安,体检发现心动过缓,或心动过速、血压升高,应立即按此症处理。膀胱充盈、直肠刺激(检查时)、便秘、感染、痉挛、器械操作等为主要诱因。

八、体温调节障碍

颈髓完全性损伤,体温调节中枢失去对体温的调控作用,即体温受环境温度的影响而变化。环境温度降低时患者可出现畏寒,甚至寒战,之后体温升高;环境温度升高时患者可出现发热。颈脊髓损伤后,常易产生高热,可达 40℃ 以上,应注意与呼吸道、泌尿系、褥疮等感染所引起的发热相鉴别。

九、并发症

SCI 可导致机体多系统、多器官功能紊乱,出现各种并发症,如压疮、关节挛缩畸形、呼吸道感染、泌尿系感染、体位性低血压、痉挛、疼痛、骨质疏松、异位骨化、下肢深静脉血栓、性功能障碍等,多数患者伴有严重心理障碍。防治并发症是作业治疗的重要组成部分。

第二节 检查与评估

实施作业治疗之前,治疗师应通过查阅病历、面谈、观察、身体功能检查、专业评定等,详细收集临床医学及其他相关专业的资料,综合作业信息,分析作业障碍,确定作业目标,制订作业治疗计划和实施方案。

一、收集相关信息

（一）身体一般状况

1. 临床医疗情况 通过查阅病历、察看患者了解一般病史，收集相关的临床诊断、现病史及治疗情况。了解脊髓损伤的原因、种类、部位、程度及功能障碍情况，熟悉临床医疗基本情况，例如有无手术、固定方法、脊柱稳定性，有无体位性低血压、呼吸障碍、肺部感染、泌尿系感染、压疮、疼痛等并发症，以上并发症是否已得到较好控制，如有疑问可选择性进行相关的检查。

2. 作业治疗相关情况 颈髓损伤应重点关注呼吸功能、排痰方法，注意观察体温、血压变化等。作业治疗前应注意以下七方面。

（1）患者的体力、耐力 如坐位保持时间、营养状态、心肺功能等。

（2）皮肤 特别是骨关节突出部位有无压疮。

（3）痉挛 痉挛程度、容易引起痉挛的诱因等。

（4）疼痛 包括部位、性质、程度、加重或缓解因素。

（5）排尿排便情况和处理方式

（6）个人精神情绪、所期望的康复目标

（7）家庭及环境因素

（二）身体功能检查

1. 肌力 检查残存肌力，采用0~5级徒手肌力分级法（MMT）。对脊柱不稳的患者进行徒手肌力检查时要小心。

2. 肌张力 肌张力分级、改良 Ashworth 量表。

3. 感觉 有无疼痛、麻木等浅深感觉检查，可选择性检查位置觉和深压觉或深痛觉，检查时建议用缺失、障碍和正常来分级。

4. 关节活动 重点检查四肢关节活动受限情况和挛缩程度，在无痛范围内和不影响脊柱稳定性的情况下进行。

5. 心、肺功能 以上功能评定、检查，可参见《康复评定学》相关章节。

二、脊髓损伤神经功能评定

（一）神经平面

神经平面是指身体两侧有正常的感觉和运动功能的最低脊髓节段。脊髓损伤平面，是通过检查身体两侧各自关键感觉点、关键肌来确定的，可采用 ASIA 运动、感觉评分法，数字总分反映脊髓损伤所致的神经损害程度。详见《康复评定学》。

（二）ASIA 残损分级

目前国际上广泛应用的标准是美国脊柱损伤协会（American spinal injury association，ASIA）制订的脊髓损伤神经学分类国际标准。损伤平面以下最低位的骶段保留部分运动和（或）感觉功能，为不完全性损伤；若功能完全丧失，则为完全性损伤。骶部感觉功能包括肛门黏膜皮肤交界处及肛门深部感觉，骶部运动功能是通过肛门指检检查肛门外括约肌有无自主收缩。详见《康复评定学》。

三、作业能力评定

（一）日常生活活动（ADL）能力评定

NOTE

1. 截瘫患者 ADL 能力评定 采用功能独立性测量（functional independence measurement，

FIM)，可充分反映 SCI 对患者的影响，评估治疗效果。

2. 四肢瘫患者 ADL 能力评定　可用四肢瘫功能指数(quadriplegic index of function, QIF)评定量表，QIF 评测项目包括转移、梳洗、洗澡、进食、穿衣、坐轮椅、床上活动、直肠功能、膀胱功能和护理知识测试十大内容。

3. 脊髓独立性评定量表(spinal cord independence measure, SCIM)　主要用于评价四肢瘫或截瘫患者的日常生活功能，内容包括自理、呼吸和括约肌管理、活动(房间和厕所)、活动(户内和户外)4 个领域。

(二) 生存质量及劳动能力评估

1. 生存质量评估　由于缺乏评价 SCI 患者生存质量的特异性工具，目前推荐的评估方式分为客观和主观 2 种量表。常用主观评定表是，生活满意度指数 A (LSIA)；客观评定量表包括，世界卫生组织生活质量测定简表(WHOQOL－BREF)中文版、SF－36 简明健康调查量表、奎格角色伤残评估 (CHART)等。

2. 劳动能力评估　美国的定向和工作评定测量的精简版微塔法(Micro-Tower)。

第三节　方案与实施

伤后 1~2 个月，是早期康复、防治各种继发障碍的关键时间。大多数 SCI 患者需经过急症处理或外科治疗，康复科应与临床科室密切合作，根据残存功能及患者的年龄、体质、各期特征、有无并发症等，确定目标，制订实施方案。

一、急性期的作业治疗

急性期是以临床医学为主的卧床阶段，以床旁训练为主，为下一阶段的康复训练创造条件。作业治疗的主要目的是防治并发症，对患者进行心理支持，调节全身状态。

(一) 保持良肢位

保持各受损肢体处于功能位，预防压疮、关节挛缩变形等卧床并发症的发生。

1. 仰卧位　四肢瘫者，头下放置薄枕、两侧固定，肩下垫枕预防肩后缩，双上肢放在身体两侧的枕头上，肘关节伸展；髋关节伸展，两腿之间放一枕头以保持髋关节轻度外展，膝关节下垫毛巾卷以保持微屈，踝背屈。

2. 侧卧位　四肢瘫者，头、颈尽量保持正常对线，双肩均向前伸呈屈曲位，下方肩胛骨着床、肘伸展、前臂旋后，上方上肢自然放置于胸前的枕头上；下方下肢髋膝关节自然伸展、踝关节自然背屈，上方下肢稍屈髋、屈膝放置于枕头上，踝关节放置枕上防止跖屈内翻。

3. 支具、矫形器　手部夹板是颈髓损伤者必需使用的支具，应在入院后 48 小时内提供，保持腕关节背伸 45°；手掌内放一毛巾卷，维持手指自然屈曲的位置。或使用手、腕手、踝足等静态矫形器，以保持各关节功能位。

(二) 体位变换

卧床期间，一般每 2 小时定时翻身一次。急性期脊柱不稳定或刚刚稳定时，变换体位必须注意维持脊柱的稳定，保持身体纵轴的一致性，轴向翻身时需 2~3 人共同进行，避免扭曲、旋转和拖动。坐位训练可在伤后/术后 1 周左右开始，将患者床头抬高，从 30°开始，根据适应情况每天增加，逐步由平卧位向半卧位、坐位过渡，直至 90°且无不适感为止。每日 2 次，视患者耐受情况而定，逐渐增加坐位时间。

（三）呼吸及咳嗽排痰训练

颈髓损伤、呼吸肌麻痹患者应进行呼吸训练，方法有深呼吸锻炼、大声唱歌及大声说话等，可采用胸背部轻叩击和体位引流的方法促进排痰，提倡腹式呼吸。每天训练2~3次以上。

（四）被动关节活动、维持残存肌力训练

生命体征稳定后，在脊柱外固定或不影响脊柱稳定的条件下，作业治疗师可在床旁对瘫痪肢体进行被动关节活动训练。原则是缓慢、柔和、有节奏，达到关节的最大活动范围但不能超过。对下胸段和腰椎骨折的患者进行屈膝、屈髋运动训练时，要注意控制在无痛的范围内，防止腰椎活动；禁止同时屈曲腕关节和指关节，防止拉伤伸肌肌腱。对于仍有神经支配的肌肉，在入院第1天就应该开始助力运动，逐步过渡到患者主动运动。此外，上肢的功能性运动应尽早开始。

（五）直立适应性训练

宜在伤后/术后第3周以后开始。损伤脊柱的稳定性良好、病情稳定、无直立性低血压等，即可考虑起立训练。电动斜板床，从倾斜20°~30°开始，视患者的适应情况逐渐增加角度，一般每日增加5°，直至90°且无不适感为止。患者在训练时可同时佩戴颈托或腰围，下肢缠弹性绷带固定膝关节。训练可每天进行2次，每次约30分钟。如有头晕、视物模糊、面色苍白、出汗等症状，应立即降低起立床的高度。斜床站立训练，能减轻臀部压力、拉长肌纤维、控制痉挛、防止骨质疏松、促进排泄，以及树立患者信心等。

（六）膀胱功能训练

间歇导尿是SCI早期膀胱训练的一种。膀胱间歇性充盈与排空，有助于膀胱反射的恢复，应尽早开始。间歇导尿期间，指导患者定时定量饮水利尿，推荐进水量1500~2000 mL/24 h。具备手功能的患者应尽早学会间断清洁导尿术，自行导尿。

（七）直肠功能训练

指导患者按照既往习惯选择排便时机，以养成每天定时排便习惯，建立排便规律。如病情允许，应鼓励患者借助马桶等坐便器具在坐位下进行排便，有利于降低排便阻力，增加腹压。

（八）心理支持及康复教育

几乎所有SCI患者在伤后均有严重心理障碍，包括极度压抑或忧郁、焦虑、烦躁、孤独无助感，甚至产生自杀心理。作业治疗师必须对患者及其家属进行耐心细致的心理指导，对于患者的问题给予鼓励性的回答，明确康复训练的价值、意义，帮助患者重新建立信心。最大限度地调动患者参与的积极性，获得家属的合作、支持是作业治疗的一部分。教育、指导患者及家属，学习和掌握在残疾状态下的生活技能，学习有关SCI的基本问题及自己解决问题的方法，了解如何在自己现实的家庭和社区的条件下进行康复训练，更有利于患者长期保持独立生活能力和回归社会。

二、恢复期的作业治疗

SCI引起的病理生理改变相对稳定，临床治疗基本结束后，在强化急性期训练的基础上，本阶段应以各种功能性训练为主。作业治疗目的：加强残存功能，掌握相关的技术，最大限度地获得各种能力，将各种障碍抑制在最低限度。

（一）自理动作训练

C_7损伤患者能基本自理，C_7以上只能部分自理或不能自理；C_7以下可完全自理，实现在轮椅上的独立。参见“不同损伤水平的作业治疗”。

（二）膀胱功能训练

指导患者掌握排尿管理方法，学会自己处理排尿问题。最终目的是，不用导尿管，尽早学会建立随意的或虽不随意但能有规律地排尿，没有或仅有少量残余尿。

1. 反射排尿训练 指导患者通过有效的外界刺激，引起排尿反射，诱发方法：① 刺激大腿内侧皮肤、会阴部或轻扯阴毛，寻找引起排尿动作的部位。② 在耻骨上方有节奏地轻叩腹壁，每 2~3 小时可叩击下腹部，诱发反射排尿。一旦发现患者对上述刺激中的某一种反应最好，患者就可以专门应用这种排空膀胱方法，改善排尿障碍。

2. 自主排尿训练

（1）定时排尿 教育患者应定时定量喝水，以便合理选择排尿时间，重视建立定时排尿规律、制度。

（2）排尿意识训练 让患者注意膀胱充盈的先兆（如膀胱区、肛门内的胀、麻感等），每次排尿时让患者先按正常排尿动作排尿，以利排尿反射的康复。

（3）排尿体位 如有可能男性患者尽量取站立位排尿，以减少残余尿。

（三）轮椅使用训练

伤后 2~3 个月，患者脊柱稳定性良好，可独立坐 15 分钟，即可开始进行轮椅操作技巧训练、转移训练。其目的是，操纵轮椅完成到各生活空间的转移。对于 L_3 以上完全性 SCI 及不具备实用步行的患者，轮椅是终身的代步工具，大部分患者可以利用轮椅安全、有效地进行转移、参与远距离活动，熟练操纵轮椅是其真正回归社会所必须掌握的技术。即使是四肢瘫患者，只要有适当的技术，通过训练，电动轮椅、无障碍轮椅等高科技技术可以让患者无障碍地走向任何一个地方。为了预防压疮，作业治疗师应对患者进行轮椅减压动作训练。一般每坐 30 分钟，必须用上肢撑起躯干或侧倾躯干，使臀部离开椅面以减轻压力，保持约 15 秒钟，放松还原。

（四）增强肌力、身体耐力训练

配合文体治疗，重点训练三角肌、胸大肌、肱三头肌、肱二头肌及背阔肌等，以增强体力、耐力，提高生活能力；指导患者利用自己的上肢活动下肢做 ROM 活动。

（五）不同损伤水平的作业治疗

1. C_4 完全性损伤（完全不能自理） 残存功能特点是，有自主呼吸（膈肌运动保存），除头部自主运动外，四肢、躯干均不能活动。作业治疗要点如下。

（1）强化颈部周围肌群的肌力 利用口棒或头棒进行操纵的活动训练，如电脑键盘的操作、书写、翻书页，或触动一些仪器的键来操纵仪器等。

（2）坐位耐力训练 使用可调节高靠背轮椅，训练坐位平衡保持，提高坐位耐久能力。

（3）使用自动化控制装置 学习应用下颌控、嘴控、头控等动作，无需通过手臂，也能自己操纵电动轮椅、自动化环境控制系统等。

（4）矫形器的应用 使用静态腕手矫形器保持腕手功能位，也可以在一些需要腕关节固定的动作中使用。例如，当瘫痪的腕关节固定时，患者更容易完成对电动轮椅的操纵。

2. C_5 完全性损伤（基本不能自理） 残存功能特点是：膈肌功能存在，因肋间肌瘫痪肺活量小，体力、耐力差；三角肌、肱二头肌尚有功能，肩关节可上提、肘关节可屈曲；无伸肘，前臂、腕及手的所有功能均缺乏。作业治疗要点如下。

（1）生活自理动作训练 万能生活袖带配备对掌矫形器、背侧伸腕矫形器等，在 ADL 套中插入匙、叉，利用屈肘动作可将食物送入口中；教会患者通过双手把持动作，把持水杯、牙刷等物体，进行独立饮水、刷牙等训练。

NOTE

（2）手控电动轮椅训练　利用手的粗大移动，拨动固定在轮椅扶手上的杆式开关，驱动电动轮椅；用高靠背轮椅训练坐位耐久力，指导患者学习使用固定于轮椅靠背柱子上的套索进行前倾式臀部减压。

（3）矫形器的应用　平衡式前臂矫形器、腕活动式腕手矫形器及肘矫形器等，可以帮助患者实现对上肢和前臂的控制，使得手向口、头方向的移动变得容易，有可能完成进食、刷牙、梳头、打电话等动作，以及键盘操作、书写等。

3. C_6完全性损伤（部分自理）　残存功能特点是：肩胛骨固定能力有明显改善，肘关节可屈曲但不能伸展，腕关节可主动背伸、缺乏屈腕能力，不能屈指和握；肋间肌受累，呼吸储备下降。作业治疗要点如下。

（1）手抓握功能训练

1）利用腱效应完成对物体的抓握　注意手的管理，尽量保持手指关节不出现挛缩，维持腕关节背屈功能，加强伸腕肌的力量，使自然的肌腱固定功能最大化，手的功能性抓握、伸展得以充分发挥。

2）矫形器的应用　常用腕驱动抓握矫形器，利用伸腕力量驱动这种支具作抓捏动作，以补偿抓捏功能。训练从简单动作开始，可抓物、写字和完成一些 ADL 动作。

（2）生活自理动作训练　配合各种辅助器具，可使日常生活动作的独立性有很大提高。

1）自己穿简单、改制过的衣服　衣服宜宽松、尼龙搭扣，袜子、拉锁等部位安装环扣，裤子等使用松紧带，可以完成更衣动作。

2）指导患者制作或购买万能 C 形夹等自助具　插勺、牙刷、梳子、笔等，就可独立完成进食、刷牙、梳洗、写字、打字等动作。

（3）移动训练

1）利用屈肘功能的翻身、坐起　患者借助于床栏能进行床上翻身，或利用吊环、床脚的绳梯等装置完成起坐、移动动作。

2）上肢支撑转移训练　患者利用肘关节过伸动作的支撑来完成床上、床与轮椅间移动，学习利用滑板做各种转移动作，完成同一平面上的独立转移。

（4）驱动轮椅训练　鼓励患者尽早开始驱动轮椅训练。因手不能抓握，患者应使用加大手轮圈摩擦力（表面缠绕胶皮带等）的轮椅，佩戴防滑保护手套，利用掌根部推动轮椅圈，能独立完成驱动轮椅的动作。此外，患者还应练习单侧交替地给臀部减压。

4. C_7完全性损伤（基本自理）　残存功能特点是：手指功能仍较差，手抓握、释放和灵巧度有一定障碍，不能捏；躯干控制无力，呼吸储备不足，轮椅上可以完全自立。作业治疗要点如下。

（1）手功能训练　鼓励患者积极进行手指抓握能力及灵巧性训练，指导其尽量独立完成个人卫生等自理动作；抓握力弱者可使用腕驱动抓握支具、手部矫形器等，并进行耐力训练。患者应利用自身上肢进行下肢 ROM 活动。

（2）转移训练　利用撑起动作、滑板的转移训练。床与轮椅间的转移训练，轮椅与床平行，架上滑板，用一系列撑起动作将臀部移至滑板上、轮椅上，再利用撑起动作将臀从轮椅移到滑板上、床上。其他转移类似。

（3）轮椅操作技巧训练　上肢力量及耐力是轮椅良好操纵的前提，轮椅平衡和控制技巧训练，各种环境和条件下操控轮椅的能力等。

5. 截瘫　适当的下肢矫形器为很多截瘫患者的站立、步行所必需，患者应学会穿脱下肢矫形器。下胸髓水平损伤须用带骨盆托的髋膝踝矫形器（HKAFO），腰髓平面损伤者可用膝踝足矫形器

(KAFO)。KAFO与HKAFO的踝关节宜固定在背屈的位置,使站立时下肢稍前倾,以便利用髋过伸姿位保持髋部稳定及平衡。长久户外活动时为了减少体力消耗和户外活动方便,仍应使用轮椅。

三、回归家庭、社会准备期的作业治疗

此时期作业治疗师对患者进行家庭康复指导、家居环境改造指导和社会适应训练的目的是:指导患者应用各种技能适应家庭、社会,过有意义的生活。

(一)家庭康复指导

家庭中应持续运用所学的运动方式,积极进行肌力及耐力训练和家务劳动训练,患者可以学会一些运动技巧、残存肌力的代偿,来完成身体的移动、自理生活,以适应周围环境。作业治疗师应指导其家庭成员,为患者提供良好的帮助和支持,帮助他们重塑自身的生活目标并在生活中找到自己应有的位置。

(二)家庭环境改造

根据患者功能恢复情况,提供适当的家庭环境改造和无障碍环境支持,为患者在家能顺利地完成日常生活动作提供最大的便利。

(三)职业能力训练

颈髓损伤患者经过系统康复治疗,具备了相应的生活自理能力,如果有机会接受适合他们身体条件的职业或职业技能培训,完全有能力承担力所能及的工作。国际残疾人职业技能竞赛是最高水平的世界性残疾人职业技能赛事,又称特殊职业奥林匹克、国际残疾人展能节,至今已举办过多届。

四、文体治疗

文体治疗是应用体育运动和娱乐活动等方法进行治疗。患者在进行单纯的肌力、关节活动等训练时,多是被迫、无奈地进行,往往没有太大的兴趣、积极性,而体育运动和娱乐活动在提高身体功能、能力的同时,可充分调动伤员的主观能动性、改善不良的心理状态,在参与社会活动、提高生活质量、体现自身价值等方面均起着重要作用,是SCI康复治疗的重要补充和延伸。例如,吹口哨、吹乒乓球、大声唱歌等可改善呼吸能力,徒手体操、传接球可以练习坐位平衡,轮椅篮球、轮椅竞速等能强化残存运动功能。国际伤残人奥林匹克运动会,就是专为残疾人举行的世界大型综合性运动会。

五、并发症的作业治疗

作业治疗可防治各种可能的并发症,应在急性期开始,贯穿康复治疗的始终。

(一)压疮

人体局部所受压力和受压时间超过一定限度后造成的皮肤、皮下组织坏死和溃疡。最常发生部位为骶尾部、坐骨结节区、股骨大粗隆和足跟等处。防治措施如下。

1. 减压　减缓局部压力是防治压疮最重要的措施,包括保持良肢位、定时变换体位和做减压动作等。

2. 保持皮肤健康　营养不良是发生压疮的内在因素,应保持皮肤清洁、干燥、通气。

3. 防止摩擦力和剪切力　加强对患者及家属的宣教和指导,在移动或搬动时防止摩擦损伤皮肤。

（二）疼痛

疼痛是SCI常见并发症之一，常表现为损伤平面以下呈扩散性的感觉异常性疼痛，如烧灼痛、针刺痛、麻木或跳动痛等，一般为自发性，多与情绪改变有关，或因感染、痉挛、膀胱或肠道问题、极度体温变化等因素诱发。预防及缓解疼痛的方法有排除诱因，指导患者学会放松技巧，摩擦或拍打疼痛部位，适当的关节被动和主动活动，保持正确的体位，以及心理调节等，均有助于避免疼痛发生或缓解疼痛。药物、康复训练及心理支持治疗的综合应用才能取得较好效果。

（三）自主神经反射亢进

1. 监测血压　一旦出现，立即指导患者抬高床头或先让患者坐起（或直立位），解开衣物。

2. 尽快找出、消除诱因　尿潴留和便秘是常见的主要诱因，应首先查看膀胱是否充盈、导尿管是否通畅、直肠内有无过量粪便充填，有无嵌甲、痉挛及局部有无感染等刺激来源。

3. 立即就医　如经上述方法仍无效果，应遵医嘱服用降血压药物控制，必要时应立即就医。

（四）肌痉挛

肢体不自主抽动或阵挛，一般在损伤后3～6周开始发生，6～12个月达到高峰。SCI后大脑皮质对脊髓中枢的控制作用降低或丧失，脊髓中枢兴奋性提高，导致肌痉挛。最常波及的是前臂屈肌或下肢股四头肌。

1. 消除诱发因素　应明确诱发或加重痉挛的危险因素，预防伤害性刺激。疼痛感、气温急剧变化的寒冷刺激，精神不安或过度紧张等情绪变化，过紧的衣服或鞋子，便秘、尿路感染等。

2. 良姿位摆放　早期采取床上或轮椅上适当的体位，是预防、控制痉挛的一个重要措施。

3. 持续牵张训练　借助站立柜或直立床的站立训练，对髋、膝及踝关节等具有良好的静态持续牵伸作用，每天应进行2次以上，持续30~45分钟。

4. 关节活动训练　是处理痉挛的最基本方法，包括主动和被动训练，应每日进行，关节活动需缓慢、稳定而达全范围，持续20~30分钟。应培养患者自主训练的习惯。

（五）温度调节障碍

1. 监测体温　注意观察体温变化，及时排除引起体温过高或过低的诱发因素。

2. 维持正常体温　可利用空调维持室温，并及时、适当地增减衣服和被褥等。

3. 物理降温　高热时可用冰敷、酒精擦浴等。

4. 健康宣教　向患者及家属讲解引起体温异常变化的原因及防治策略。正确处理，体温可很快恢复正常。如出现体温持续升高不降，应考虑感染的可能性，及时就医。

NOTE

第十四章　帕金森病的作业治疗

帕金森病(Parkinson's Disease, PD)是一种慢性退行性中枢神经系统疾病。由英国医生詹姆士·帕金森(James Parkinson)于1817年首先报道,称之为“震颤麻痹”,随着对本病的逐渐认识,后被法国著名神经学家夏科特(Charcot)提出将本病命名为“帕金森病”。目前认为其特征性病理改变为黑质多巴胺能神经元大量变性或丢失,残存的神经元胞浆中路易小体形成。临床上以静止性震颤、运动迟缓、肌强直和姿势异常为主要特征。本病好发于中老年人,男性稍高于女性。中医对帕金森病的描述多见于“颤证”“内风”“痉病”等,关于其病因病机,多以“风”“火”“痰”“瘀”“虚”“七情”等立论,病位在脑、肝、脾、肾,累及肢体经络。

第一节　临床表现及功能障碍

本病多于60岁以后发病,偶有30岁以下发病者。起病隐匿,进展缓慢。典型的帕金森病患者表现为一侧肢体症状,即非对称性表现,症状常始于一侧上肢,逐渐波及同侧下肢,再波及对侧上肢及下肢。根据帕金森病患者的表现,一般可分为两大类,一类以静止性震颤为主要表现;另一类则以肌强直和运动迟缓为主要表现,少有或没有静止性震颤。其他症状和体征可能同时存在。

一、静止性震颤(static tremor)

常为首发症状,多始自一侧上肢远端,静止时出现或明显,随意运动时减轻或停止,劳累或紧张时加重,入睡后消失。其典型表现为拇指与示指呈“搓丸样”(pill-rolling)动作,频率为4~6 Hz。

二、肌强直(rigidity)

肢体被动活动时肌张力增高,特点为被动活动时,全关节范围内张力大小一致,且基本不受被动运动的速度和力量的影响,类似弯曲铅管的感觉,故称为“铅管样强直”(lead-pipe rigidity);在有静止性震颤的患者中可感到均匀增加的肌张力中出现断续停顿,如同转动齿轮,故称为“齿轮样强直”(cogwheel rigidity)。并且当对侧肢体随意活动时肌张力增加。

三、运动迟缓(bradykinesia)

随意运动减少,运动缓慢、笨拙、易疲劳。可见面容呆板、双眼凝视、瞬目减少,呈现“面具脸”(masked face);口、咽、腭肌运动障碍,吞咽活动减少,语速减慢,语调低;书写时,字越写越小,呈“写字过小征”(micrographia)。

四、姿势异常

平衡功能减退,姿势反射消失进而引起姿势不稳、易跌倒、步态异常,是病情进展的重要标志。患者

NOTE

有跌向一侧或向后跌倒的倾向，自坐位、卧位起立困难。行走时，上臂摆动幅度减少或消失，步幅减小，启动、转弯或跨越障碍时步态障碍尤为明显。在迈步后，身体向前冲，以极小的步伐越走越快，不能及时止步，称为“慌张步态”（festinating gait）；有时在行走中全身僵住，不能动弹，被称为“冻结（freezing）”现象。

五、其他

患者常伴有便秘、出汗异常、溢脂性皮炎（脂颜）、体位性低血压、性功能减退等自主神经功能障碍的症状。吞咽活动减少时可出现口水过多、流涎。逼尿肌反射亢进引起尿频、尿急、夜尿增多。此外，约半数帕金森病患者存在抑郁和睡眠障碍、约 2/3 的患者在疾病的进程中都会出现疼痛症状，10%～30%的患者在疾病晚期并发痴呆。常见的功能障碍如下。

1. 运动

2. 静止性震颤

（1）肌强直

（2）动作迟缓

（3）动作启动及执行障碍

（4）步态异常

3. 感觉/疼痛

4. 自主神经功能紊乱

（1）便秘

（2）脂颜

（3）排汗异常

（4）体位性低血压

5. 认知

（1）信息处理能力障碍

（2）痴呆

6. 精神及心理

（1）抑郁

（2）焦虑

（3）睡眠障碍

（4）幻觉等精神症状

7. 胃肠功能

（1）吞咽困难

（2）便秘

8. 性功能障碍

第二节　检查与评估

全面了解帕金森病患者的功能障碍才能更好地为患者提供有效的治疗，目前尚缺乏能详细地描述患者的功能状态的专用量表，因此，作业治疗师需要根据患者的需要和治疗的侧重点选择适宜的评估方法对患者进行评定，比如可选用 Ashworth 评定量表评定患者的肌张力，用 Berg 平衡量表

NOTE

评定患者的平衡功能，用 Hoffer 步行能力分级、TUG 计时起立行走、10 米步行测试等对患者的步行能力进行评价，用肉眼观察或者三维步态分析方法对步态进行评定。本节主要介绍几个评价帕金森病患者常见功能障碍的临床常用量表。

一、常用量表

（一）统一帕金森评定量表（unified Parkinson's disease rating scale，UPDRS）

UPDRS 是目前临床和帕金森病的研究中应用最广泛的量表（见附录），该量表从精神和行为、日常生活、运动检查、并发症四方面进行评价，共计 42 项，分数 0～199 分，得分越高，病情越重。UPDRS 既可以反映患者整体的功能情况，也可以根据单项评定得分评价患者某一方面的功能情况。UPDRS 一般需要进行两次，一次在停药至少 12 小时，患者觉得情况最糟糕时（即“开”的阶段）评定，另一次在患者服药后感觉状况最佳时（即“关”的阶段）评定。

2008 年，国际运动障碍协会（Movement Disorder Society，MDS）公布了修订版的最新诊断标准-国际运动障碍协会-统一帕金森病评估量表（MDS－UPDRS 量表）。与 UPDRS 相比，该量表增加了非运动症状在诊断中的作用，并且对诊断的确定性进行了分类（确诊 PD 和很可能 PD）。

（二）Hoehn-Yahr 分期

Hoehn-Yahr 分期是对帕金森病严重程度的评估方法（表 14－1），改良 Hoehn-Yahr 分期（表 14－2）在 Hoehn-Yahr 分期基础上增加了 1.5 期和 2.5 期两个亚型。神经影像学研究显示 Hoehn-Yahr 分期级别的增加与多巴胺能神经元的缺失相关，并且与标准的运动功能障碍量表、残疾量表和生活质量量表有高度的相关性。

表 14－1　Hoehn-Yahr 分期

分　期	症　　状
0 期	无症状
1 期	单侧疾病
2 期	双侧疾病但无平衡障碍
3 期	轻至中度双侧肢体症状，平衡障碍，保留独立能力
4 期	严重障碍，在无协助的情况下仍能行走或站立
5 期	患者限制在轮椅或床上，需人照料

表 14－2　改良 Hoehn-Yahr 分期

分　期	症　　状
0 期	无症状
1 期	单侧疾病
1.5 期	单侧疾病合并中轴性症状
2 期	双侧疾病但无平衡障碍
2.5 期	轻度双侧疾病，能从拉动测试中恢复
3 期	轻至中度双侧肢体症状，平衡障碍，保留独立能力
4 期	严重障碍，在无协助的情况下仍能行走或站立
5 期	患者限制在轮椅或床上，需人照料

（三）Webster 量表

Webster 量表从十方面对患者的功能进行评价，每一项分 4 个等级，临床上可用 10 项所得分数相加的总和来判断患者病情的轻重，最低分 10 分，最高分 30 分，分数越高，疾病的严重程度即致残情况越重。Webster 量表操作简便，易于掌握，但是涵盖面较小，对 PD 的非运动症状几乎没有涉及。

NOTE

（四）Schwab-England 日常生活活动能力量表

Schwab-England 日常生活活动能力量表（表 14－3）主要用来评价帕金森病患者日常生活活动的速度和独立程度，有很高的信度和效度。该量表用百分比进行打分，100%代表患者日常生活完全独立，0%代表患者卧床，并有自主神经功能障碍。

表 14－3 Schwab-England 日常生活活动能力量表

百分比	日常生活活动能力
100%	完全独立，能做各种家务，速度不慢，毫无困难，或受损
90%	完全独立，能做各种家务，速度稍慢，有一定的困难或受损，可能需要双倍时间
80%	能独立完成大部分家务，但需双倍时间，感到吃力，速度缓慢
70%	不能完全独立，做某些家务较困难，需 3~4 倍的时间，做家务需用一天的大部分时间
60%	某种程度独立，能做大部分家务，但极为缓慢和费力，出错误，某些家务不能做
50%	更多地依赖他人，半数需要帮助，做任何事情均感到有困难
40%	极需依赖他人，在帮助下做各种家务，但很少独立完成
30%	费力，有时一些家务可独立做开头，需要更多帮助
20%	生活不能自理，对一些家务能帮少量的忙，严重残疾
10%	完全依赖他人，不能自理，完全残疾
0%	自主神经功能障碍如吞咽困难，大小便失禁，卧床

二、其他临床常用量表

（一）帕金森病筛查量表（Parkinson's disease symptom inventory，PDSI）

该量表提供了帕金森病患者常见的 51 种症状，每种症状都会对左右两侧进行同样的评估。

（二）非运动症状评价量表（Non-Motor symptoms scale，NMSS）

该量表包含九方面：心血管、睡眠/疲劳、情绪/认知、感知障碍、注意力/记忆、胃肠道症状、泌尿系症状、性功能及混合症状。根据帕金森病患者近一个月以来自身的情况进行评分，可以对评价帕金森病患者非运动症状的严重程度及其对治疗的反应提供帮助。

（三）帕金森病调查问卷（Parkinson's disease questionnaire，PDQ）

该问卷是针对帕金森病患者主观健康状况的调查问卷，为自评量表。包括 39 项帕金森病调查问卷（PDQ39）和 8 项帕金森病调查问卷（PDQ8）。作为评价帕金森病患者生活质量的工具，其信度、效度和敏感性较高，且简便易实施，有很好的实用性和可行性。

（四）其他

帕金森病患者有复杂的躯体、心理和社会等方面的功能性障碍，在评定过程中还应该充分考虑环境因素、社会因素、家庭背景因素和个人相关因素对其功能的影响。对帕金森病患者的活动参与和作业表现的分析还可以使用运动和处理能力评价量表（assessment of motor and process skills，AMPS）和加拿大作业表现测试量表（Canadian occupational performance measure，COPM）等量表。

第三节 方案与实施

一、治疗方案的制订

帕金森病患者病程缓慢，躯体障碍情况复杂，并且同时伴有心理和社会交往等各方面的问题，因此作业治疗服务必须围绕“以患者为核心”的宗旨开展，确保将患者关注的障碍问题都纳入作业治疗范围之中。由于每位患者所处的疾病分期不同，导致的采集的评估数据不同，个体的差异性将导致设定的康复目标不同，故在治疗方案的设计上，将呈现差异化、个性化的特征。

（一）治疗目标与重点

1. 疾病早期　这一时期，患者仅有一侧肢体障碍或两侧肢体都有障碍但平衡功能无障碍，治疗目标主要是尽量地维持患者在家庭、工作、社会活动中的活动。此时的治疗重点如下。

（1）*活动习惯的养成*　因为肢体障碍逐渐出现，患者主观上不愿意活动或因障碍而被迫减少活动量，这时家人应当鼓励并协助患者养成参与外出活动的习惯，每日维持一定的活动量和社交生活。

（2）*继续康复计划*　为患者制订每日的训练计划，维持关节全范围的活动、躯干控制训练、放松技巧，轻中度有氧活动、养身功法等都是很好的选择；

（3）*改造工作环境*　患者可应用工作简化的技巧及工具改良的方法来应对平时的工作内容，以减少潜在的危险，增加安全。

（4）*患者宣教*　教会患者代偿的方法，比如加粗带把柄的用具以减少震颤的影响，使用有扶手的座椅以方便站起，重新布置居家安全环境以减少跌倒的危险等。

（5）*家属宣教*　做好患者宣教的同时，也需做好家属的帕金森病宣教，不仅有助于康复治疗目标的制订，在长期的疾病管理中家属起着至关重要的辅助角色。

2. 疾病中期　随着病情加重，患者开始出现姿势控制的障碍，日常生活活动能力逐渐受限，此期应以提高患者日常生活活动的独立能力和安全防护为主要目标。治疗的重点如下。

（1）*继续每日训练计划*　以维持患者的关节活动度、动作的协调、姿势控制，改善姿势步态的异常。

（2）*补偿技术*　利用提示技术、省力原则等补偿技术来完成日常活动任务，增进患者生活的独立和活动的速度与顺序性。

（3）*辅助技术*　使用辅助器具（如抗震颤汤匙）来代偿手功能的受限，利用有视觉提示技术的辅具来补偿因认知功能的减退而造成的活动受限，增加患者日常生活活动的独立性，进而提升生活品质。

（4）*患者宣教*　指导患者处理“冻结”现象，比如避免去拥挤的场合、提高注意力，一次专心只做一件事，指导患者在药物有效时间内从事重要活动。

（5）*居家安全改造*　评估患者的家庭环境，并根据评估结果进行改造，增加照明、使用安全扶手、加高马桶座椅、选取恰当助行器、适配合适轮椅等，增加患者在家庭活动中的安全度。

3. 疾病晚期　在这一时期，患者病情全面发展，功能障碍严重，日常生活需完全依赖，此期作业治疗师应最大限度地维持其原有的功能和活动能力，使用代偿的方式减轻患者运动功能的障碍。

在治疗过程中应定期对患者做再次评估，及时修改治疗方案，使治疗方法更符合患者目前的需要和目标。

（二）干预措施

帕金森病作业治疗的干预措施应包括使用合适的评价工具来评价和测量患者的功能情况；宣教患者利用视觉、听觉、认知和本体感觉的提示技术改善运动作业功能；进行有挑战性的活动前，鼓励患者进行内心演练，为活动做好准备；提供提示，比如提示卡片，或一个相关的特定地点或感觉，促进患者回想和使用特定的作业活动；为患者仔细挑选辅助器具和装备，详细介绍适应性策略和技术来提高患者的活动的独立性。

二、治疗策略

（一）提示技术

使用提示的方法对帕金森病患者运动功能障碍的改善非常有效，根据呈现方式，提示技术可分为内在提示和外在提示。

1. 内在提示 在疾病的早期和中期，内在提示较常用，并且方法很多，对晚期的患者，内在提示时应尽量做到简化，避免因认知功能减退而无法执行复杂提示。在使用内在提示时，应注意引导患者集中注意力。

（1）树立积极的态度和情绪 由于基底核与边缘系统有着非常密切的联系，而边缘系统与情感有关，如果在动作的一开始就能保持一个积极的态度，可以更好地促进功能的改善。

（2）内心演练和内心对话 在活动开始之前，使用内心演练方法，尽可能详细地想象动作的细节可以让帕金森病患者对将要进行的活动提前做好准备。在活动的过程中，患者自己用简短的指导语默念要做的动作，会有效地改善其功能。也可以让患者对自己大声说出指导语，这样既使用了内在认知机制，也调用了听觉通路。

2. 外在提示 对帕金森病患者而言，使用外在的感觉刺激是改善运动技巧的有效方法，甚至可以通过外在的提示帮助患者改善交流能力，在使用外在提示的时候，适时地集中注意力也是至关重要的。

（1）视觉提示 为了改善患者的功能可用简单的指导语做成提示卡（图 14－1），将提示卡放在患者需要进行活动的地方，可以促进将学习的运动策略转移到日常生活中。根据患者的习惯和需求，指导语可以是标准化的文字，也可以使用个体化的文字。关键词必须严格排序，并且适合于需要进行的活动。

坐－站提示卡
1
2
3
站起来

图 14－1 提示卡

（2）听觉提示 常用的听觉提示如下。

1）自我听觉提示 通过帕金森病患者自己发出的声音，来启动一个活动任务或运动程序。

2）口头指令 根据患者的情况，治疗时或陪护人员说出简明的指令可用来提示、启动和维持患者的运动。指令要清晰、简短和固定，不应太轻柔或以谈话的语气呈现。

3）音乐和节奏 音乐和节奏可以激发随意运动和维持运动的流畅性，因此在治疗中可以利用这一优势来对患者进行治疗，对有启动困难和“冻结”的患者，还可以训练患者用节拍器来启动动作。

三、治疗方法

（一）上肢功能的训练

由于疾病的影响，帕金森病患者常常存在够取、抓握和操作物体能力的障碍，进行与日常生活活动相关的上肢功能训练对改善患者的生活质量有非常重要的作用。根据患者的情况，制订个体化的功能性作业治疗，可以使患者上肢的活动能力处于最佳的水平。

可以进行的作业活动有扣扣子，用不同大小和形状的扣子练习；穿脱衣物；用不同大小、形状和重量的杯子进行够取、抓握和喝水练习；将水从一个杯子倒入另一个杯子；用拇指和示指捏取小物品（比如把螺丝和螺母组合好后再分解开、捏牙签、捏豆子等）；拨打家人、朋友和同事的电话号码；

书写练习；上肢交互运动训练；捏橡皮泥、陶土制作、用针线做手工缝纫、编竹筐、操作电脑键盘、演奏乐器等治疗性作业活动。

为了更好地适应生活环境，每一种练习应当做出多种变化，用不同的物体、不同的大小、不同的形状、不同的质地和重量，并用不同的运动速度和距离进行练习。也可以根据患者需要，设计一些增加肌肉力量的作业活动。

（二）书写练习

帕金森病患者由于臂、腕肌肉强直，逐渐出现写字困难，笔迹弯曲，越写越小，称之为小写症。临床研究显示，外在提示可以增加字体的大小和清晰程度，改善患者的书写能力。

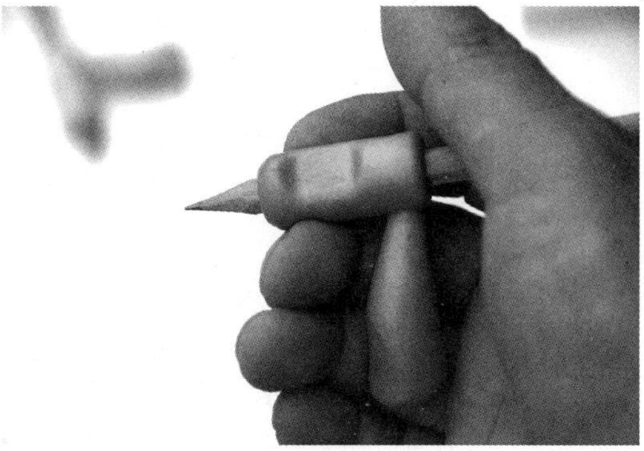
图 14－2　握笔器

技巧和策略：使用“出水”流畅的笔；握笔器可以使患者更加舒适和放松地握住笔（图14－2）；使用有线条或有格子的纸张，让患者沿着横线（格子）书写，并注意比较字体的大小；书写的时候集中注意力，并且不能急躁，避免背景音乐或者嘈杂环境的干扰；书写时提醒自己：“写大点”“写慢点”“稳一点”；书写过程中可以停下来做一些牵伸：双臂打开，两手掌对压，然后继续书写。

（三）进食

帕金森病患者进食速度减慢，但只要患者能够完成，都应鼓励其自己进食。

进食的步骤包括：拿起杯子/食物→将水杯送至口边/将食物放进嘴里→饮水/咀嚼→吞咽。

技巧和策略：在进食前先指导患者对动作程序进行内心演练，进食过程通过语言对活动的关键成分进行提示，或者在患者进食的地方放置提示卡，促进进食过程顺利地完成。帕金森病患者常常伴有吞咽障碍，以口腔期最常见，可以对患者进行吞咽训练和采取相应的代偿措施，调整食物的性状，改善患者的吞咽功能。调整餐具，必要时为患者配备进食辅具。

（四）穿衣

帕金森病患者每天经常要花很长的时间穿脱衣物，而且很容易感到疲劳，指导患者选择安全、省力、舒适的体位和技巧完成穿脱衣物有重要意义。具体技巧和策略如下。

1. 体位选择　站着穿脱衣物很容易引起疲劳，而且还会引起平衡问题，因此，一般选择坐位进行。

2. 衣物选择　选择易穿脱、重量轻、保暖舒适的衣服，选择穿脱方便、舒适、支撑好、有弹性、摩擦力大的鞋。

3. 穿衣前准备　将所有要穿的衣服放在一起，并按照一定的顺序放好，然后运用内在提示方法，想象自己穿衣服的动作。

4. 穿衣时　边穿边默念（或大声念出）关键的动作，如：“将右手伸进衣袖，然后向上拉”或“捏住纽扣，找到孔，将纽扣推入孔中，然后拉出来”，在确保有良好的平衡功能的情况下，可以站起来将裤子提起。

5. 衣物整理　坐下来将所有的扣子和带子系紧。

在穿脱衣服的过程中，指导患者集中注意力，恰当地运用提示技术。

（五）移动和转移

1. 移动　从床上翻身到坐起是一个复杂的序列性运动。

(1) 移动流程　掀开被子→将骨盆移到床的中央→旋转头和颈部→将腿放置于床沿外→将手臂伸向要翻身的方向，支撑坐起→移动躯干到直立坐位→调整身体平衡，保持直立坐位（图14－3）。

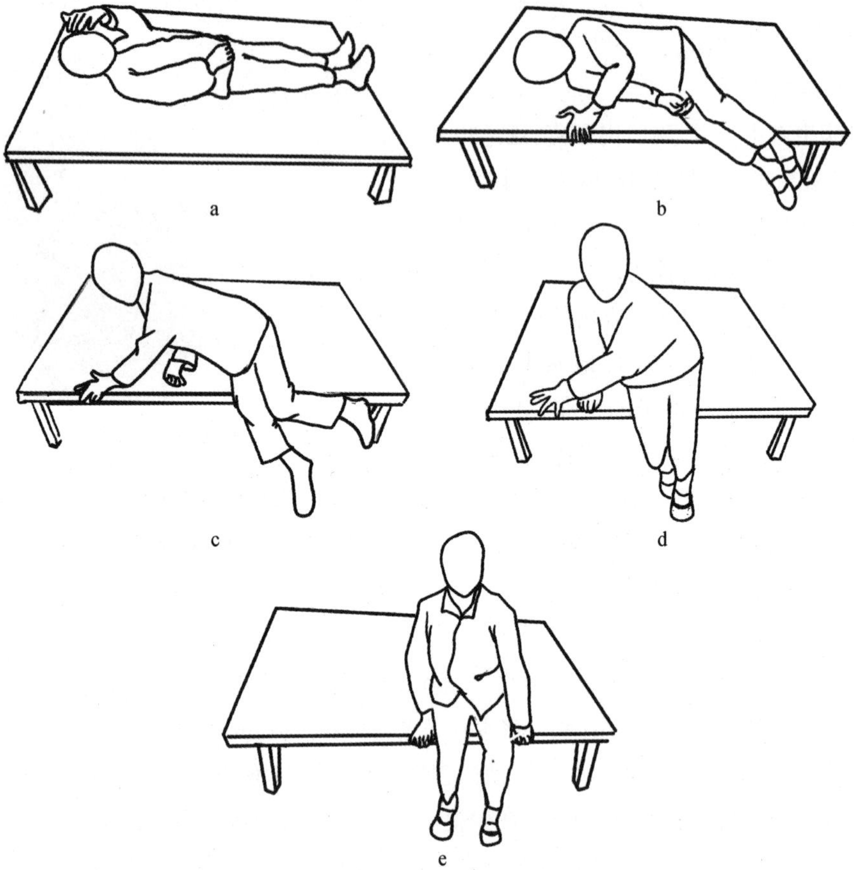

图14－3　帕金森病患者从床上翻身坐起

a. 将骨盆移到床的中央；b. 旋转头和颈部，将腿放置于床沿外；c. 将手臂伸向要翻身的方向，支撑坐起；d. 支撑坐起，移动躯干到直立坐位；e. 调整身体平衡，保持直立坐位

(2) 技巧和策略　在此作业活动中，无论是患者本人、照顾者还是环境，都与完成这一活动息息相关，所以我们应当将以上三方面都考虑在内。

1）床的高度、硬度要适中，不影响体位的变换。

2）有条件的患者可在床边安装扶手来帮助患者翻身和坐起，扶手位置应与肩同高便于患者抓握。

3）在翻身和坐起之前，先在内心对整个过程进行演练。

4）利用桥氏运动（仰卧位，屈膝，将臀部抬离床面）由床中间向床边移动。

5）翻身之前先转头，对侧手跨过身体用力抓住床沿，协助骨盆的转动，完成翻身。

6）坐起时，同侧肘关节用力支撑身体，对侧手抓住床沿保持身体稳定。

7）可以通过视觉和听觉提示，按顺序激发患者的每一个运动成分。

8）提示患者有意识地将注意力集中到每一个动作中。

9）有条件的患者可以抬高床头或在床上方系一根绳子，辅助患者更轻松地完成。

由于帕金森病对自主神经的影响，同时患者括约肌控制能力减退，通常在夜间需要进行翻身和坐起，而此时多巴胺的浓度比较低，因此，建议患者晚上服用长效的多巴胺药物，可以促进患者在床上的活动。

2. 坐-站转移　帕金森病患者在进行坐位到站立位的转移时通常会出现顺序错误，从而导致站起困难。因此首先应当让患者明确正确的步骤。

（1）站起步骤　臀部移至椅子的前缘→双足分开，踝关节置于膝关节的后方→身体前移，使鼻尖超过足尖→双手支撑，向下推压扶手，快速站起（如图14－4）。

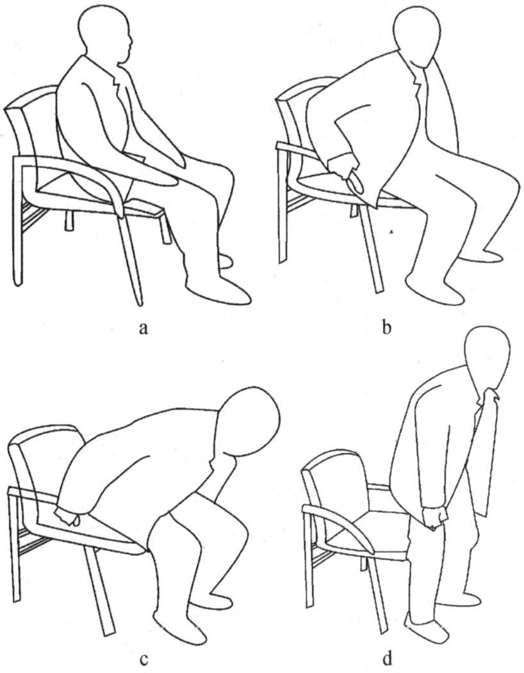

14－4　帕金森病患者坐-站转移

a. 臀部移至椅子的前缘；b. 双足分开，踝关节置于膝关节的后方，身体前移，使鼻尖超过足尖；c. 双手支撑，向下推压扶手，快速站起；d. 稳定平衡，保持站位

（2）技巧和策略　同样的，作业治疗师仍需将患者本人、照顾者还是环境三者都考虑在内。

1）椅子的高度不宜太低、底座要牢固、扶手高度要适中。对于站起功能较差的患者应适当地增加椅子的高度。在训练过程中，可以通过降低椅子的高度和减少扶手，逐渐增加训练的难度。

2）站起来时，指导患者将身体重心充分前移，减少髋和膝的力矩。

3）运用内部提示和外部提示策略可以促进患者完成坐-站转移。

4）对于运动不能的患者，可以使用本体感觉提示，站起来时做轻微向后和向前摆动身体的动作，使患者更容易站起来。

5）对于转移困难的患者，家属或照料者可以抬高椅子的后腿辅助患者站起，因此，作业治疗师应当教会家属及照料者正确的辅助方法和注意事项，避免患者跌倒和损伤。

由于翻正反射和平衡反应的失调，患者在改变姿势和转体时容易出现姿势调节障碍，在进行移动和转移训练时，可根据障碍程度选择伴有转体动作的游戏，患者出现姿势障碍时，要注意纠正姿势。

（六）如厕

如厕是一项必不可少的序列性日常生活活动，其包括从床或椅子转移至厕所→脱下裤子→坐在坐便器上→局部清洁并站起→整理衣物→转移出厕。

技巧和策略：由于帕金森病患者常伴有便秘，应嘱患者多喝水。在厕所安装固定的扶手，卫生纸和冲水开关应置于患者易够取的地方。厕所地面应保持干燥或放置防滑垫，避免患者跌倒。另外还可以对患者的衣服进行改造，便于在厕所内穿脱。

（七）洗澡

洗澡是一项复杂的 ADL 活动，首先应评价患者在洗澡过程中的安全性。其活动成分包括准备更换的衣服→转移至浴室→准备水→入浴、洗澡→整理衣物→转移出浴室。

技巧和策略：浴室地板应铺防滑垫，墙上应安装扶手来帮助患者进出浴室。淋浴应选用合适的浴椅。使用浴缸时，可以使用浴板进出浴缸，步骤如下：将浴板放在浴缸上，站起，背对浴板坐下→双腿分别抬移至浴缸内→滑到浴缸中央，面对水龙头坐在浴板上→洗澡时可用长柄刷、带圈的毛巾进行清洗。

（八）传统功法训练

太极拳、八段锦、五禽戏等传统功法训练是动静结合、刚柔相济、意气相随、身心并重的锻炼方法。帕金森病患者以肢体功能障碍为主要特点，动功着重于改善患者的运动障碍，静功则以调整大脑整体功能为主，动静结合，要求患者呼吸缓慢而有节奏、动作柔和而有力量、注意力集中而精神放松，可以改善其运动障碍程度、提高姿势控制和平衡功能，对患者的整体有良好的调整作用，也体现了中医既病防变，病后防复的“治未病”作用。

（九）环境的改造

帕金森病患者对复杂的视觉刺激非常敏感，环境的布局会对帕金森病患者动作的流畅性产生极大的影响，对患者家庭和工作环境进行改造，可以减少视觉对患者活动产生干扰。

常用的环境改造方法如下。

1. 栏杆和扶手 过道和楼梯两侧安装栏杆，并且固定所有的栏杆和卫生间的扶手。

2. 家具归置 将患者家中的家具摆放至一侧，减少视觉的混乱同时增加患者步行区域的宽度。

3. 避免“冻结” 避免铺设有图案或不同颜色的地板，以免患者出现“冻结”现象；在有图案的地板上交错铺设覆盖物，覆盖物要跨越房间的门槛，避免患者在门槛处引起“冻结”；在患者经常发生冻结的地方放置提示卡。

4. 地板标记 在患者经常行走的过道上平行地贴上有颜色的条带（条带的颜色必须与过道颜色形成对比，间距与患者的步长匹配），可以增加步长，同时可以有效地防止“冻结”现象的发生；在房间或走廊的拐角处可以沿转角贴一个扇形，提示患者转弯。

5. 照明 走道、楼梯处有充足的灯光照明，并且灯的开关位于患者容易触摸的位置。

（十）其他问题的处理

1. 启动困难 对于启动困难的患者，可让其在内心演练该动作的步骤，并且在内心演练过程中让更多的感觉参与进来，这样能更清晰地指导接下来的动作。也可以调用对该动作的回忆策略，促进动作的启动。利用视觉或听觉来启动，比如在启动步行时，作业治疗师或陪护人员可以将脚放置在患者脚的前方，让其以跨越障碍物的方式启动步行，也可以施加听觉刺激“跨过我的脚”（图 14-5）。还可以训练患者利用节奏来启动动作，比如“1，2，3，站起来！”，节拍可以在患者心中默念，也可以念出来。

2. 跌倒的预防 帕金森病患者由于姿势控制能力减退、步态异常、冻结等原因，很容易发生跌倒，降低其跌倒风险的方法有：① 在走道、台阶和卫生间安装扶手并固定。② 缓慢地由卧位和坐位站起，预防直立性低血压。③ 转弯时，先转脚。④ 行走时注意脚下，如果手中持有物品，应将物品放入背包中携带。⑤ 建议患者随身携带报警器，以便随时可以呼救。

NOTE

3. 姿势控制 帕金森病患者的典型异常模式为弯腰驼背模式，长期的不良姿势影响了正确的

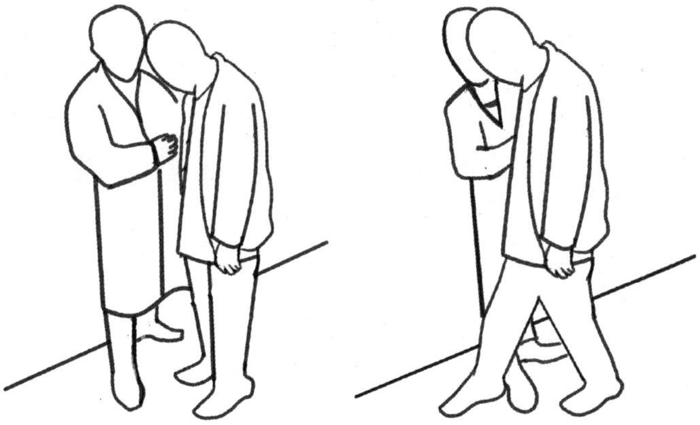

14－5　步行启动方法

本体感觉的传入，患者很容易发生跌倒。在日常生活活动能力的训练中，治疗时应教会患者如何保持良好的姿势：① 有规律地进行松弛和牵伸训练。② 让患者面对镜子进行坐位和站立位的训练，经常检查患者的姿势并及时纠正。③ 背靠墙练习：患者足跟尽量靠近墙壁站直，用背部和头贴墙面，维持姿势一定时间。④ 为患者选择合适的座椅。

帕金森病患者的作业治疗是多样化的，在实践中，要根据患者的具体情况和需要制订适合的方案，定期对其功能进行评定，及时更改治疗计划，才可以保证治疗的效果。

参考文献

[1] Aragon A, Kings J. Occupational Therapy for People with Parkinson's Disease: Best Practice Guidelines[M]. College of Occupational Therapists, 2010.

[2] 黄建平.帕金森病诊疗与康复[M].北京：人民军医出版社,2015.

NOTE

第十五章 骨性关节炎的作业治疗

第一节 概 述

骨性关节炎(osteoarthritis, OA)是一种以关节软骨变性、破坏及骨质增生为特征的慢性关节病,又称骨关节病(osteoarthrosis)。该病好发于中年以后人群,临床上一般认为与衰老、创伤、炎症、肥胖、代谢障碍和遗传等因素有关,并呈现关节疼痛、增生、变形、活动受限等特点,因此又称为退行性关节炎(degenerative arthritis)、肥大性关节炎或增生性关节炎(hypertrophic arthritis)。

骨性关节炎是中老年人的常见病,其发病率和患病率较高,最终致残率达53%,是引起中老年人关节疼痛的最常见原因,导致中老年人出现各种功能障碍,严重影响患者的生活质量,给患者和社会带来沉重的负担。骨性关节炎的流行病学分布特点与年龄、性别、职业、生活方式等因素有关,通常其发病率和患病率随着年龄增长显著增高,一般女性发病率高于男性,尤其是绝经后妇女多见。骨性关节炎主要累及负重大、活动多的髋、膝、脊柱和手部关节,通常髋关节较膝关节患病少,但其症状较为严重。另外,职业、生活方式、肥胖等因素对关节造成高负荷的人群为患病高发人群。

骨性关节炎按病因可分为原发性和继发性,原发性是指没有明确病因,完全由于人体关节长期处于应力不均匀状态而发生的关节退行性变,一般发生在中年以后,是老年关节退行性改变的一种类型;继发性骨性关节炎是指有明确的病因如创伤、先天性发育不良、代谢性疾病或内分泌疾病等所致的关节软骨损害,是由于原有疾病的处理不当而继发,临床多见于中青年。骨性关节炎按累及部位可分为局部性和全身性,累及3个或以上关节而发生骨性关节炎病理学改变的为全身性骨性关节炎,否则为局部性。按是否有临床症状可分为无症状性和症状性,临床工作中遇到的骨性关节炎大多是症状性骨性关节炎。

本章所描述的骨性关节炎的作业治疗主要以膝骨性关节炎为例针对作业评估和治疗展开阐述。

第二节 骨性关节炎的临床表现及功能障碍

一、发病特点

骨性关节炎起病缓慢,早期常无明显主观症状,当病情发展到一定阶段时出现关节疼痛、僵硬、肿胀、膨大,活动摩擦音及活动障碍等表现。也有部分骨性关节炎无明显主观症状,但影像学检查显示关节软骨病变。骨性关节炎常累及单个或少数几个关节发病,表现为非对称性关节的病变,偶有对称性关节的病变或合并软组织肿胀和渗出液等。

二、症状

1. 疼痛　疼痛常为患者的首发症状和最重要主诉，通常局限于受累关节，多为定位不明确的深部疼痛，呈钝性、弥漫性疼痛或关节酸胀感，过度活动和劳累后疼痛、强直加重，休息后好转。临床发现骨性关节炎疼痛可因寒冷、潮湿天气或大气压的变化而加剧，也与环境的改变及情绪有关。初期为轻中度间断性隐痛，伴沉重、酸胀瘀滞感。随着病情进展，可出现持续性疼痛、静息痛和夜间痛。

2. 僵硬　僵硬是一种关节和周围组织发紧的感觉，并仅能缓慢活动，多发生于晨起或关节较长时间处于静息状态后，程度一般较轻，持续不到30分钟，可在逐渐活动15~30分钟后缓解。

3. 活动受限　具体表现为活动疼痛、无力、僵硬所致的活动障碍，或由于骨摩擦所致的活动不畅。

三、体征

1. 压痛　关节及关节边缘的压痛或触痛是典型症状，关节周围结构也可因肌肉痉挛、周围滑囊炎或肌腱炎而发生触痛。

2. 肿胀　可由滑膜炎、渗出液以及骨赘形成的骨性隆起等所致。渗出液一般为无菌性炎症所致，发红发热少见。膝骨性关节炎积液者，可出现浮髌试验阳性。

3. 骨摩擦音　骨摩擦音是在主动或被动关节活动中出现的粗糙关节面的摩擦音和摩擦感，多见于膝关节。

4. 活动障碍　关节主动和（或）被动活动障碍，活动范围减小或活动畸形。严重程度与受累关节的功能、数量，病变持续时间有关。在髋、膝关节上可表现为步态改变及上下楼梯障碍等。

5. 畸形　关节可因骨性结构的改变、周围软组织的受累以及长期不良姿势出现屈曲挛缩、对线不良、半脱位、关节膨大、关节结节等畸形。膝骨性关节炎严重者可出现膝的内、外翻等畸形。

6. 其他　肌肉萎缩、肌无力甚至并发骨质疏松等。

四、常见功能障碍

除躯体功能障碍外，还会影响到患者活动和参与层面的能力，疼痛和病程长者可导致患者社会心理功能障碍，生活质量下降。骨性关节炎患者躯体功能障碍主要表现为受累肢体疼痛和运动功能障碍，认知和感觉功能一般不受影响；活动和参与受限一般表现为生活自理能力障碍，工作能力障碍，社区、社会活动参与障碍。

1. 运动功能障碍　根据受累部位和关节受累程度的不同可表现为关节活动障碍、肌力下降、易疲劳、平衡协调障碍、步行障碍、手功能障碍等。疼痛是造成骨性关节炎运动功能障碍的最直接原因，造成以上障碍的可能原因还有晨僵、肿胀、关节磨损、关节畸形、长期制动等。

2. 生活自理能力障碍　髋部和膝部骨性关节炎患者典型表现为步行、上下楼梯、如厕（特别是蹲式马桶）等自理能力障碍；手部骨性关节炎患者常表现为进食、穿衣、如厕的清洁、洗澡、个人卫生等自理能力障碍；其他部位的骨性关节炎也会表现以上相应自理能力障碍。造成以上障碍的主要原因为疼痛、肿胀等造成的运动功能障碍，甚至是关节畸形以及长期制动导致的关节挛缩、关节僵硬等。

3. 社会心理功能障碍　患者可由于长期病痛折磨，睡眠不佳，甚至由于关节畸形影响形象等而表现烦躁、焦虑、抑郁、性格改变等情绪和心理障碍，从而影响患者与家人、朋友以及同事间的关系，

NOTE

家人等的态度与支持也会反过来对患者的情绪心理产生影响。

4. 工作能力障碍 骨性关节炎是导致中老年人丧失劳动力的主要原因之一，在美国50岁以上的男性中，骨性关节炎是仅次于心血管疾病导致工作能力丧失的第二位原因。表现为工作能力下降，甚至完全不能参加工作，尤其是体力工作者。主要原因为疼痛、运动功能障碍、心理障碍等。

5. 其他社会参与障碍 由于疼痛、运动功能障碍、社会心理功能障碍等原因，导致患者没有能力或不愿意参与到社区活动、娱乐活动及其他社会活动中，也有可能是在参与过程中没有得到家人或其他参与者的理解、支持和帮助，从而丧失兴趣和信心。

第三节 检查与评估

一、临床检查与诊断

骨性关节炎的诊断主要根据患者的病史、临床表现，结合生理学检查和影像学等辅助检查。目前国内多采用美国风湿病学会（American College of Rheumatology，ACR）1995年修订的诊断和分类标准。该标准按不同躯体部位的骨性关节炎分别制订了相应部位的诊断标准，如手骨性关节炎的诊断标准、髋骨性关节炎诊断标准、膝骨性关节炎诊断标准等，本章主要阐述ACR膝骨性关节炎的诊断标准。

（一）临床标准

1. 近1个月大多数时间有膝关节疼痛
2. 膝关节活动时有骨摩擦音
3. 晨僵≤30分钟
4. 年龄≥38岁
5. 膝关节有骨性膨大

满足1+2+3+4条或1+2+5条或1+4+5条者，可诊断为膝骨性关节炎。

（二）临床及放射学标准

1. 近1个月大多数时间有膝关节疼痛
2. X线片显示膝关节有骨赘形成
3. 关节液检查符合骨性关节炎
4. 年龄≥40岁
5. 晨僵≤30分钟
6. 有骨摩擦音

满足1+2条或1+3+5+6条或1+4+5+6条者，可诊断为膝骨性关节炎。

X线检查是骨性关节炎的常规影像学检查，其典型表现为受累关节间隙狭窄，软骨下骨硬化和（或）囊性变，关节边缘的骨质增生和骨赘形成或伴有不同程度的关节积液，可见关节内游离体，严重者可见关节变形及半脱位。CT常能显示X线检查不能显示的一些关节重叠结构。MRI可显示早期软骨病变，半月板、韧带等关节结构的异常，有利于骨性关节炎的早期诊断。血常规等实验室检查常用于鉴别检查。

二、作业治疗评估思路

NOTE

骨性关节炎病程持续缓慢发展，患者常有肢体疼痛、肿胀，肌肉无力，关节挛缩、不稳、活动受限甚至畸形等躯体功能障碍，并由此影响患者的日常生活、工作和娱乐等活动和社会参与层面的作业活动。因此，膝骨性关节炎患者的作业评估和治疗应以国际功能、残疾和健康分类（international classification of functioning disability and health，ICF）理论模式为依据，以作业治疗实践模式（如CMOP、PEO、MOHO等）为指导，强调以作业为本、以患者为中心的作业治疗理念，对患者躯体功能、活动、参与、个人及环境因素等开展评估和治疗。为帮助患者缓解症状，减少作业需求与作业能力之间的差距，作业治疗师需要了解患者的作业需求以及相应的作业表现，专业地评估和分析作业能力与患者作业表现的关系，评估和分析个人、环境等因素如何对患者的作业表现产生阻碍或促进作用。

三、作业治疗评估内容与方法

（一）病史信息

作业治疗师可通过临床病例查阅，与患者或家属面谈等方式了解患者的基本信息、发病时间、发病过程、主诉、诊断、疼痛史及治疗史等病史信息，尤其通过面谈熟悉患者的主诉、受累部位、疼痛激惹和缓解因素以及患者的心理状况，注意有无其他基础疾病对患者病情的发展、治疗开展及患者日常生活活动产生影响。

（二）作业活动概况

了解患者的作业活动概况（occupational profile）是评估作业表现以及帮助患者解决作业需求的基础，为确定治疗方向，制订治疗计划提供依据。作业治疗师可通过面谈和（或）结合评估量表（如COPM）等方式了解患者的作业角色以及日常的作业活动，并了解骨性关节炎是如何对患者的自理、工作、休闲娱乐等日常生活和社会参与产生影响，患者又是如何应对这些影响的。这些概况常包括但不限于疼痛、疲劳、活动受限等如何影响患者的生活常规、工作常规等，患者是否在这些活动习惯、时间规划甚至环境因素上进行调整。最后让患者充分表达其现阶段和未来最想做、最需要做但由于骨性关节炎而做不到或有障碍的活动，即患者的作业需求（occupational demands）。让患者描述自己常规一天的生活是有效获取患者作业活动概况的方式之一。

（三）作业表现评估

确定了作业需求后，作业治疗师需要评估患者在执行这些活动时的作业表现（occupational performance）及潜在的功能状态。患者的作业需求可涵盖自理、家务等日常生活，学习、工作等生产性活动，游戏、娱乐等休闲活动，作业治疗师应根据实际情况选择恰当的评估方式，如通过进一步的询问或直接观察的方式直观地了解，并可结合评估量表（如改良Barthel指数，FIM等）对作业表现进行量化评分，尤其要观察和分析患者执行这些活动的独立程度，心理、躯体功能的发挥情况，对照顾者、辅具等的依赖程度，如何依赖，代偿技巧的应用，特殊环境、情景等条件的应用等。

（四）作业能力评估

作业治疗师根据作业表现评估的观察和分析，推理性地选择影响作业表现的潜在躯体功能、社会心理功能等具体的作业能力进行评估。对于膝骨性关节炎的患者来说，常可能有疼痛、关节活动度受限、关节稳定度下降、肌力和肌耐力减退等躯体功能问题，即作业能力障碍，并由此而影响行走、上下楼梯、下蹲等活动的作业表现。

1. 疼痛　确定疼痛的关节及数量，如左侧膝关节还是右侧膝关节抑或是双侧。评估疼痛的性质、程度及激惹和缓解的因素。临床上常用视觉模拟评分（visual analogue scale，VAS）、数字评分法（numeric rating scale，NRS）等对疼痛程度进行主观量化评估。

2. 关节活动度　临床常用角度尺对受累关节及相邻关节进行主动关节活动度和被动关节活动

NOTE

度的测量,以了解关节活动受限情况。表 15－1 列出膝关节及相邻的髋关节和踝关节的正常关节活动度参考范围,表 15－2 列出髋、膝、踝关节不严重影响日常生活活动的最低活动度范围。

表 15－1 髋、膝、踝关节的正常关节活动度参考范围

关 节	运 动	参 考 范 围
髋关节	屈	0~125°
	伸	0~30°
	内收、外展	各 0~45°
	内旋、外旋	各 0~45°
膝关节	屈	0~150°
	伸	0°
踝关节	背屈	0~20°
	趾屈	0~45°

表 15－2 髋、膝、踝关节不严重影响日常生活活动的最低活动度范围

关 节	运 动	参 考 范 围
髋关节	屈	0~30°
	伸	0~15°
膝关节	屈	0~60°
踝关节	背屈	0~5°
	趾屈	0~15°

3. 关节稳定度及关节畸形 分别在静止和运动的状态下观察关节的稳定性及是否存在膝内、外翻等畸形,活动过程有无响声等。

4. 肌力和肌耐力 临床常用徒手肌力评定法(manual muscle testing, MMT)评估膝关节屈、伸肌群及邻近髋关节、踝关节的生理运动肌群的肌力。肌耐力的评估方式可通过整个评估过程的观察和患者自身的陈述而来,特别注意行走、坐、站和移位等活动的耐力。

5. 肢体围度 观察肌肉有无萎缩,肢体有无肿胀并可用软尺测量和记录。

6. 皮肤情况 包括颜色、温度等,急性期膝部可有温热感。

7. 社会心理功能的评估 长期患骨性关节炎病痛的患者可能会在心理状态、情绪控制和人际互动等问题上受到消极的影响,作业治疗师在与患者访谈和评估等过程中应留意患者心理、情绪方面的积极或消极因素在日常生活中的影响,需要时使用评估量表进行量化评估或转介到心理治疗部门。

8. 膝关节功能评估 常使用 HSS 膝关节评定标准,该标准是 1976 年美国特种外科医院(Hospital for Special Surgery, HSS)的英索(Insall)和拉纳瓦特(Ranawat)等提出,其评价总分为 100 分,分 7 项进行考评,其中 6 项为得分项目,包括疼痛、功能、关节活动、肌力、屈膝畸形和关节稳定性。另外一项为减分项目,包括需要辅具的类型(单手杖、单拐杖、双拐杖)、内外翻畸形和伸直受限。HSS 膝关节评分标准包括以下七方面。

(1) 疼痛(30 分)

任何时候均无疼痛 30 分

行走时无疼痛 15 分

行走时轻度疼痛 10 分

行走时中度疼痛　5分
行走时严重疼痛　0分
休息时无疼痛　15分
休息时轻度疼痛　10分
休息时中度疼痛　5分
休息时重度疼痛　0分
(2) 功能(22分)
行走、站立无限制　12分
行走2500~5000 m　10分
行走500~2500 m　8分
行走少于500 m　4分
不能行走　0分
能上楼梯　5分
能上楼梯,但需支具　2分
屋内行走,无需支具　5分
屋内行走,需要支具　2分
(3) 活动度(18分)
每活动8°得1分,最高18分
(4) 肌力(10分)
优:完全能对抗阻力　10分
良:部分对抗阻力　8分
中:能带动关节活动　4分
差:不能带动关节活动　0分
(5) 固定畸形(10分)
无畸形　10分
小于5°　8分
5°~10°　5分
大于10°　0分
(6) 稳定性(10分)
正常　10分
轻微不稳0~5°　8分
中度不稳5°~15°　5分
严重不稳>15°　0分
(7) 减分项目
单手杖　-1分
单拐杖　-2分
双拐杖　-3分
伸直受限5°　-2分
伸直受限10°　-3分
伸直受限15°　-5分

NOTE

每5°外翻扣1分 -1分

每5°内翻扣1分 -1分

（五）环境与社会因素评估

作业治疗师注重考量环境与社会因素对骨性关节炎患者日常生活、社会参与等的积极和消极影响。这些因素包括居家环境、工作环境甚至公共设施等物理环境；家庭和社会的支持与态度等社会环境；人文风俗、习惯等文化环境；医保政策等制度环境。如对膝骨性关节炎患者房间、卫生间、楼梯等家居环境的评估以分析其对患者移动性的影响。

第四节 方案与实施

一、作业治疗目标

骨性关节炎多为退行性变，其治疗的根本目的不在于根治疾病本身，而是缓解症状，保护关节，保存功能。康复治疗和作业治疗的目标皆为缓解疼痛，阻止和延缓疾病的发展；保护关节，预防和矫正畸形，尽可能恢复关节功能，改善关节活动度、增强肌力和全身耐力；改善步态和步行能力；改善日常生活活动能力和社会参与能力，提高生活质量。

二、作业治疗方法与实施

膝骨性关节炎常用的作业治疗方法有健康教育、合理休息、关节保护技巧、节能技巧、功能性作业活动训练、环境改造与辅助器具的应用等。作业治疗师根据作业治疗评定中确定的问题结合患者的需求和康复目标，选取合适的作业治疗方法进行介入和指导。

（一）健康教育

膝骨性关节炎病程较长，针对患者和家属开展科学的健康教育是作业治疗介入的重要内容。健康教育的目的在于让患者正确地认识疾病的发展和对功能的影响，学会对疾病及其影响的积极管理，加强患者治疗的主动配合性，消除不必要的心理负担。健康教育的内容主要包括以下几方面。

1. 对疾病及治疗的正确认识 作业治疗师通过宣教向患者及家属提供正确的疾病知识，让其科学地认识骨性关节炎的发病和发展过程、常见的临床表现及对患者产生的影响，并让其清楚了解该病的常规治疗方法和目标，引导患者树立积极参与治疗、积极保护关节、积极处理疼痛的观念和态度。

2. 合理休息、适当活动、关节保护技巧、节能技巧 指导患者及家属通过合理休息和关节保护技巧保护关节、缓解疼痛，通过适当活动维持和改善关节功能，通过节能技巧有规划地管理体力，并帮助患者建立自主意识和完成作业治疗的执行。指导患者减少徒步行走楼梯和斜度过大的斜坡，可结伴开展轻松缓和的有氧运动，避免剧烈的或屈膝过大等的活动。详见本节第（二）至（五）点内容。

3. 辅助器具的应用 指导患者和家属熟悉辅具的正确使用和保养方法。参考本节第（六）点内容。

4. 家居运动指导 参考本节第（五）点内容。

（二）合理休息

合理的休息是缓解骨性关节炎疼痛和保护关节的重要介入方法之一，尤其是急性期以及关节负荷过大或滑膜组织并发炎症改变时。休息可为身体和受累关节提供足够的时间缓解压力和疼痛，并舒缓患者的心情。休息分为全身性休息和局部性休息。全身性休息是指保证患者夜晚有充足的睡眠，必要时日间有合理的卧床小憩休息，适用于全身有多处关节发炎、发热或身体疲劳的患者，是急性发作期的关键治疗手段之一。局部性休息是通过穿戴支具、调整活动、摆位等方法，使受累关节解除压力，休息不动。急性关节炎发作时，无论是局部性休息还是全身性休息，均可减轻炎症和缓解疼痛。休息并不意味着长期卧床或者长期制动，而是根据患者自身休息常规和病情决定休息时间。长期卧床或长期制动必然会导致肌肉萎缩，关节挛缩，甚至心肺功能下降、褥疮等后遗症的产生。患者更不能因为害怕疼痛、劳累或者寒冷而放弃适量的活动，合理的活动锻炼不仅不会产生疼痛，反而会提高肢体和关节功能。

（三）关节保护技巧

关节保护是指骨性关节炎患者在日常生活中或者在进行运动、功能性作业活动训练的过程中遵循一定的活动原则以避免不良姿势，避免关节负荷过大、过久，避免疼痛和关节受损的方法。通常关节保护技巧要与辅助器具、环境改造等其他介入方法结合才能达到更佳效果。关节保护除了遵循合理的休息和合理的活动外，还应遵循以下原则和方法。

1. 减轻体重　肥胖增加膝关节的负重，是膝骨性关节炎的危险因素之一，体重指数（BMI）为 25～29.9 kg/m^2的超重者和 BMI≥30 kg/m^2的肥胖者膝骨性关节炎发病率明显增加，应通过控制饮食、合理运动来减轻体重，减少关节过多负重。

2. 重视疼痛　疼痛是关节炎重要的警讯，可能源自关节滑膜、关节囊、骨、韧带、滑液囊、肌肉或肌腱。当疼痛出现于急性期时，宜减轻、调整或停止活动，以避免疼痛加剧；当疼痛出现于慢性期，宜避免不当的姿势或急促的活动，且适度调适活动；当疼痛出现于活动后且持续 1～2 小时以上，表示必须调整活动。

3. 在最稳定的解剖面或功能面使用关节　最稳定的平面是指肌肉而非骨骼或韧带提供动力（或阻力）的平面。例如往过高于头顶地方晾衣服或搬东西时，上肢需要重复往高处抬，肩关节重复处于非稳定平面，负荷大，磨损大，建议借助晾衣竿或者其他辅具的帮忙。

4. 避免容易导致畸形的体位和姿势　该原则与第 3 点原则相似，但更强调避免畸形的产生。例如使用小键盘打字时双手腕关节常处于尺偏位执行打字动作，容易出现尺偏畸形（图 15－1a），建议使用符合人体工效学的键盘，使打字时手腕处于中立位（图 15－1b）；膝骨性关节炎患者由于疼痛常长期保持屈髋屈膝卧位休息，容易导致关节屈曲挛缩，建议长时间卧床患者定期变更体位，定期伸直下肢保持中立位。在日常生活中，可借助省力开瓶器、增粗手柄的餐具等辅具避免关节受损。

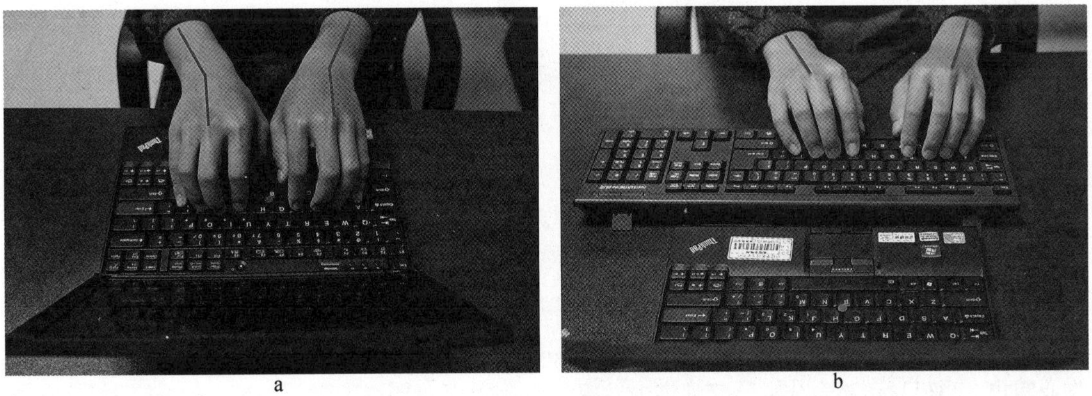

a　　b

图 15－1　使用键盘打字时避免畸形姿势

a. 容易导致腕手部畸形的敲键盘姿势；b. 正确的敲键盘姿势

5. 使用大关节，有力关节执行动作　执行阻力活动时，应避免小关节承受过度负荷。例如手部的钩状抓握提袋会增加指间关节负荷，容易导致畸形（图 15－2a），建议使用肘部、肩部等大关节，也可将手提袋换为双肩包，拖行的行李箱、购物车等（图 15－2b）。

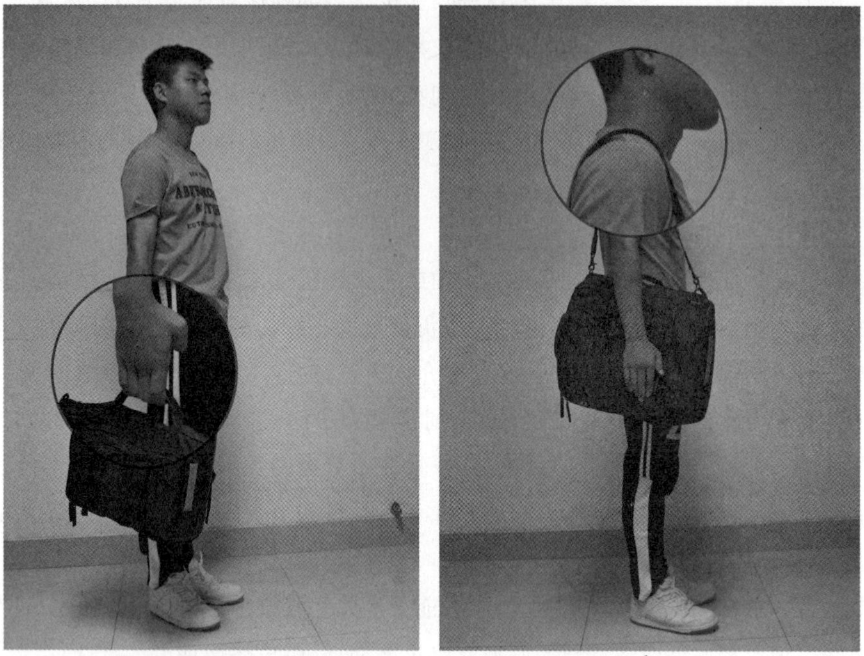

a　　　　　　　　　　b

图 15－2　不建议以手指抓握提袋，建议用肩等大关节提袋

a. 手指钩状抓握提袋易导致手指关节畸形；b. 建议大关节提袋

（四）节能技巧

节能是指骨性关节炎患者在日常生活中或者在进行治疗性运动、功能性作业活动训练的过程中遵循一定的活动原则以管理耐力和避免疲劳的方法。主要遵循以下原则和方法。

1. 有组织地规划日常生活　按月、周、日事先规划日常生活，可将日常生活以必要性、重要性、时间性、难易性、趣味性等特征依序排列，将不同特征的活动均衡分布于每一天或每一天的不同时间，劳逸结合，提高效率。

2. 有计划地简化工作　分析每日活动及方式的必要性，尽量用节能的方式取代劳累的工作方式，以减轻疼痛与疲劳。例如日常生活中用洗衣机代替手洗，用吸尘器等代替人工打扫等；工作中分多次搬运物品，智能化代替人工化等。

3. 有计划地放松心情　焦虑和紧张容易引起疲劳，急躁容易导致事倍功半，因此应有计划放松心情，以避免引起疲劳。建议定时间抽离压力事件或情景休息，或选择另外一些令自己放松的活动，例如闭目休息、冥想愉快的事情、听音乐等。

4. 规整居家环境和工作环境　井然有序的环境可以减轻许多诸如往返动作、寻找物品、过度动作等不必要的能量消耗。

（五）功能性作业活动

患者的作业需求、作业表现和作业独立程度是作业治疗师的介入重点，作业治疗师根据患者的作业需求、康复目标，结合作业治疗评定中发现的作业能力和环境因素等问题，为患者设计和选择有针对性的功能性作业活动进行训练，以改善关节活动度、提高肌力等作业能力的同时，改善患者在活动和参与层面的作业表现。急性期，常表现出疼痛明显、容易疲劳的全身性症状，患者不宜过

NOTE

多活动，应充分休息，尤其是膝骨性关节炎患者，活动过程膝关节受力大，容易加重症状；若是少数关节疼痛的局部症状，则受累关节局部休息，其他非受累关节维持适当关节活动。亚急性期和慢性期，疼痛逐渐缓解，可循序渐进开展功能性作业活动训练。

功能性作业活动涵盖日常生活自理、学校学习、工作、娱乐休闲等范畴，包括日常生活、职业活动、手工艺活动、艺术活动、园艺活动、体育活动、治疗性游戏等训练，同时可以通过辅助器具的应用、环境的调整等方式给予支持，以下举日常生活活动和体育活动为例进行阐述。

1. 改善基本日常生活活动能力的功能性作业活动　体位转移训练，使用助行器、手杖支持下的步行和上下楼梯训练；洗澡、出入浴盆、上厕所等。要注意的是，上下楼梯或上下坡训练虽可以改善下肢功能，但即使是平地行走，膝关节在负荷瞬间承受着 3 倍以上的机体重量，上下楼梯和上下坡的过程负荷更大，尤其是下楼梯或下坡，所以膝骨性关节炎患者应减少使用楼梯和斜度较大的坡面，在坡面上应缓慢小步行走，忌跨大步上下阶梯或坡面（图 15－3a），上下高层楼房时应借助电梯。需要徒步上下楼梯时应借助楼梯扶手或合适的助行器减轻承重负荷，一级一级地走，并注意中途间隔休息（图 15－3b）。

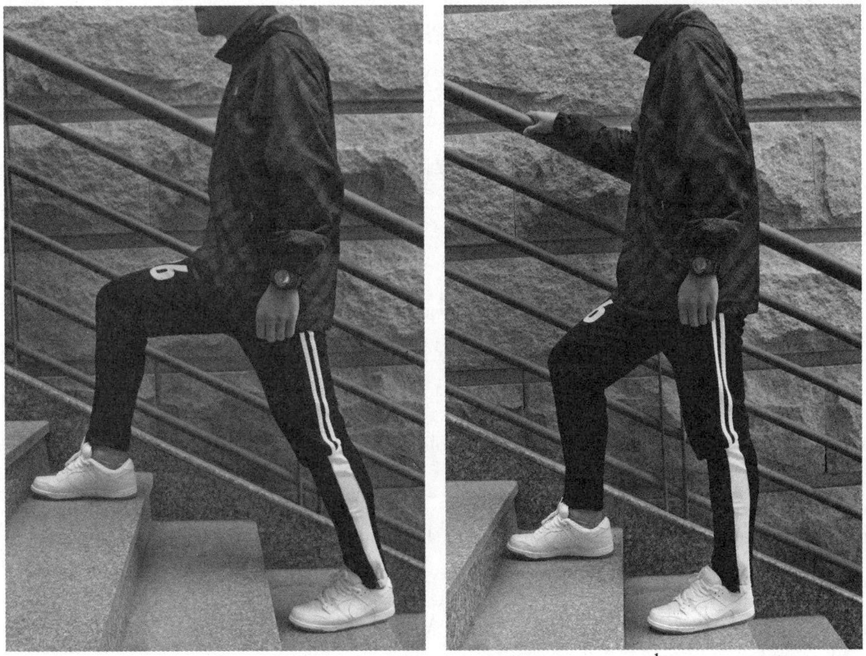

a　　　　　　　　　　　　b

图 15－3　建议逐级走楼梯

a. 忌跨大步走楼梯；b. 建议逐级走楼梯

2. 改善工具性日常生活活动能力的功能性作业活动　家务活动，如烹饪、洗衣和打扫卫生等训练；社会生活技巧，如购物、使用交通工具等训练，指导患者开展时间较长的活动时定期间隔休息。

3. 体育活动　适合膝骨性关节炎的体育活动有散步、游泳、打太极、骑自行车、骑功率自行车、康复体操等相对轻松缓和的有氧运动，但应注意间隔休息，避免劳累，最好结伴活动。避免需要屈膝大于 90°的活动以及剧烈的运动，如爬山、快速跑、跳跃等。

在训练的过程中，通过调节强度、频率、时间这三大元素以及辅助量来调适作业活动训练的难度等级。通过功能性作业活动训练，达到改善关节活动范围、增强肌力和耐力、调节身心等提高作业能力的目标，实现提高 ADL 能力、提升职业技能，满足作业需求，促进重返家庭、社区和社会，重建生活角色的最终目标。

（六）环境改造与辅助器具的应用

环境改造与辅助器具或辅具（assistive devices）的应用在骨性关节炎患者中尤为关键。辅具具有保护关节、减轻关节负荷、缓解疼痛、避免或缓解关节变形、节省体力、避免疲劳等作用，同时也可以补偿患者的功能不足，协助作业活动独立，提高作业表现。环境改造可分为居家环境改造和工作环境改造，环境改造应符合无障碍环境的原则、关节保护和节能的原则。

1. 矫形和保护性支具 支具（splinting）具有预防和矫正畸形、保护限制、制动休息、促进功能等作用。对于膝关节疼痛明显、关节不稳、甚至关节畸形、活动功能差的患者，作业治疗师应指导患者选择和佩戴合适的护膝，以保护和支持膝关节，减少膝关节受压或过度活动，缓解疼痛，减缓受损。

2. 生活类辅具和环境改造 膝骨性关节炎患者常用的生活类辅具包括自理类辅具、助行器、轮椅等。

（1）自理类辅具 屈膝疼痛或困难者可使用取物夹抓取低处的物品或辅助穿脱裤子；使用穿袜器穿袜子；使用鞋拔穿鞋子。在卫生间的马桶处、洗漱处安装扶手以辅助活动；将蹲式马桶改为坐式马桶，以及使用马桶增高器避免过度屈膝引发疼痛或便后站起困难。沐浴过程中使用防滑垫防止摔倒，为避免长时间站立疲劳可使用防滑沐浴椅。

（2）助行器 作业治疗师根据患者功能情况为患者选用合适的手杖、拐杖、助行架或带座椅的手杖、助行架等助行器。

（3）轮椅、电动爬梯器 适用于负重时疼痛剧烈或年事较高、不便行走和爬楼梯的患者。

参考文献

[1] 中华医学会.临床诊疗指南：风湿病分册[M].北京：人民卫生出版社，2005.
[2] 张长杰，岳寿伟，虞乐华，等.肌肉骨骼康复学[M].第2版.北京：人民卫生出版社，2013.
[3] 施桂英，栗占国，袁国华，等.关节炎概要[M].第2版.北京：中国医药科技出版社，2005.
[4] Arden N, Nevitt MC. Osteoarthritis: Epidemiology[J]. Arthritis Rheum, 2006, 20(1): 3-25.
[5] Van Saase JL, Van Romunde LK, Cats A, et al. Epidemiology of osteoarthritis: Zoetermeer survey. Comparison of radiographical osteoarthritis in Dutch population in 10 other populations[J]. Ann Rheum Dis, 1989, 48(4): 271-280.
[6] Roland W. Moskowitz.骨关节炎诊断与治疗[M].第4版.北京：人民卫生出版社，2008.
[7] 何成奇，李箭，周宗科，等.骨关节炎康复指南[M].北京：人民卫生出版社，2016.
[8] 王刚，王彤，陆廷仁，等.临床作业疗法学[M].北京：华夏出版社，2006.
[9] 薛漪平，毛慧芬，陈美香，等.生理疾病职能治疗学Ⅲ临床实务应用[M].台北：禾枫书局有限公司，2015.

NOTE

第十六章　关节置换的作业治疗

第一节　概　述

一、前言

人工关节置换是采用生物学材料或非生物学材料，用工程学的方法模拟人体髋、膝、肘、踝、肩等关节制成假体，用以替代严重受损关节的一种功能重建手术。缓解或消除疼痛、提供稳定的关节活动、消除畸形是人工关节置换的主要目的。骨关节炎、复杂关节内骨折、类风湿关节炎、骨缺血坏死、关节严重畸形、骨关节肿瘤等疾患导致的关节功能严重丧失或伴有严重疼痛且用非手术治疗无缓解者，均可采取手术治疗。

关节成形术始于19世纪中叶，最早是以关节切除及截骨术为主的髋关节成形术。但早期的各种假体及术式均不能得到良好的满意度。20世纪40年代，由于钴铬钼合金的应用，使人工关节得到了很大的发展。20世纪50~60年代，随着金属及高分子等生物材料的应用，以及假体设计、制造工艺的改进、生物力学的深入研究，使人工关节发展日趋完善。20世纪60年代查恩雷（Charnley）经过长期的实验及临床研究，确定了人工关节假体设计中的低摩擦原理；选择了金属-高密度聚乙烯组合来替代金属-金属组合；选择利昂（Leon）等所应用的甲基丙烯酸甲酯作为关节固定材料，即为骨水泥，低温固化骨水泥在人工关节上的应用是一次革命性的进展。查恩雷（Charnley）使关节置换术的临床效果出现较大进步，被誉为矫形外科之父。

二、人工关节置换术的适应证

人工关节置换术主要适用于骨性关节炎、类风湿关节炎、复杂关节内骨折、骨缺血坏死、关节严重畸形、骨关节肿瘤等疾患导致关节功能严重丧失或伴有严重疼痛影响日常生活且不能采用非手术方法缓解的患者。

三、人工关节置换术的类型

根据是否使用骨水泥固定关节假体分为骨水泥关节置换及无骨水泥关节置换。根据置换关节的组成不同分为全关节置换及部分关节置换，部分关节置换如人工股骨头置换、人工肱骨头置换等。人工髋关节由股骨假体和髋臼假体两部分组成。股骨假体包括球部和股骨柄部，球部由光滑坚固的合金制成，股骨柄可插入人体股骨上段骨髓腔内，与股骨紧密地结合，头部与股骨柄安装在一起。髋臼的假体全部与股骨假体的头部接触形成光滑耐磨的关节。接触部分一般使用磨损率和松动率均较低的高分子聚乙烯衬垫。人工髋关节置换分单纯人工股骨头置换和全髋关节置换。

四、人工关节置换术后的康复治疗原则

作业治疗的制订必须根据患者术前的病残程度、年龄、体重、骨质情况、是否合并其他疾病、术

前作业活动史等结合患者康复意愿制订个体化康复治疗方案，从日常生活活动能力训练开始，帮助患者树立信心，掌握日常生活活动技巧，避免术后禁忌动作，循序渐进地提高功能与生活质量。

精湛的手术仅给患者创造了恢复功能的基本条件，欲达到理想的目标，必须强调手术前、后的康复治疗。作业治疗是人工关节置换后康复治疗的重要组成部分之一，其目的是最大限度地增加患者的日常活动和参与能力，降低术后并发症的发生，使患者能尽早地回归家庭与社会，重返工作岗位。

第二节　髋关节置换的临床表现及功能障碍

髋关节置换术后的临床表现及功能障碍

1. 身体功能障碍　常表现为患肢肌力和耐力下降或不均衡、关节活动受限、平衡协调能力障碍、步行障碍等。主要原因是术后关节肿胀、疼痛、肌肉萎缩、训练不及时或损伤周围组织粘连等。

2. 日常生活能力障碍　常表现为穿裤、穿袜、穿鞋、如厕、翻身、从床上起坐、空间位置转移、上下楼梯、驾车、弯腰拾物等。

3. 活动和参与障碍　主要表现在不能或很少参加休闲活动、社会活动、体育运动和工作障碍等方面。由于术前患者可能长期伴有基础疾病如骨关节炎、类风湿关节炎等，因严重的疼痛、关节活动受限、软组织挛缩等症状，致使工作能力下降或丧失。术后虽然关节在结构上基本恢复，但仍然需要系统的康复治疗才能获得良好的功能和活动参与能力。

第三节　检查与评估

一、检查

检查包括关节活动度、肌力、肌围、肢体的长度、感觉、平衡、步行能力、认知功能的评定、日常生活活动能力评定。

二、关节功能评定

1. 髋关节功能的评定　目前国内外最常使用的是 Harris 人工髋关节疗效评分表，满分为 100 分，包括疼痛、功能性活动、髋关节畸形、髋关节活动范围四方面的内容，分别占 44%、47%、4%、5%。得分 90～100 分为优，80～89 分为良，70～79 分为可，70 分以下为差（表 16－1）。

表 16－1　Harris 人工全髋关节疗效评分表（满分 100 分）

随访内容	分数	随访内容	分数
一、疼痛		稍活动后明显疼痛，偶服强烈止痛药	10
无	44	卧床不敢活动，经常服强烈止痛药	0
活动后稍有疼痛，但不需服止痛药	40	二、功能（47 分）	
活动后轻度疼痛，偶尔需服止痛药	30	1. 步态	
活动后中度疼痛，需经常服止痛药	20	（1）跛行	

续表

随访内容	分数	随访内容	分数
无	11	(2) 系鞋带、穿袜子	
轻度	8	容易	4
中度	5	困难	2
重度	0	不能	0
不能行走	0	(3) 坐	
(2) 行走时的辅助		任何角度坐椅子大于1小时	5
不用	11	高椅子可坐半小时以上	3
长距离使用一个手杖	7	坐椅子不能超过半小时	0
全部时间用一个手杖	5	(4) 公共交通	
拐杖	3	能	1
用两个手杖	2	不能	0
用双拐	0	三、畸形(具备下述4条):	4
用双拐不能行走	0	a. 固定内收畸形<10°	
(3) 行走距离		b. 固定内旋畸形<10°	
不受限	11	c. 肢体短缩<3.2 cm	
1000米以上	8	d. 固定屈曲畸形<30°	
500米左右	5	四、活动度(屈+展+收+内旋+外旋)	
室内行走	2	210°~300°	5
卧床或座椅	0	160°~209°	4
2. 日常活动		100°~159°	3
(1) 上下楼梯		60°~99	2
自如	4	30°~59°	1
基本自如,但需扶栏杆	2	0~29°	0
勉强上楼	1		
不能	0		

2. 日常生活能力评定　可采用Barthel指数、FIM。

3. 环境的评定　关节置换者老年人居多,评估的重点是居住环境和社区环境。在开始计划出院时进行,通过调查问卷和与患者及其家属的交谈,必要时进行家访。评估可为出院后的安全问题、康复治疗、环境改造以及正确使用辅助器具提供依据。

第四节　方案与实施

一、髋关节置换术后的作业治疗

全髋关节置换术后主要表现为髋部肌肉力量下降、活动度减小、站立平衡及本体感觉能力下降、功能性活动耐力下降、移动性活动时疼痛增加、步态异常、上下台阶、驾车及基本日常生活能力障碍、自理能力、活动参与能力下降。作业治疗师的职责是使患者了解术后注意事项及如何安全地进行日常生活活动和使用辅助器具。

（一）作业治疗方案

1. 1~4 周 教会患者关节置换术的注意事项、独立转移、使用辅助器具步行、独立进行基本ADL 训练。

2. 5~8 周 减轻疼痛，控制水肿；独立日常生活活动；平衡和本体感觉训练；步行训练。

3. 9~14 周 下身穿戴训练；交替性上下台阶；特殊的功能性活动。

（二）作业治疗的实施

1. 术前教育 介绍术后应避免的危险动作及体位，进行心理指导，消除患者对手术的恐惧及对康复的畏惧情绪，指导早期床上体位转移的方法。可通过示范或观看宣教视频教会患者及家属术后应避免的危险动作和体位，以防止术后因髋关节周围肌肉力量不足而发生脱位。宣教视频内容包括安全转移、上下座椅或马桶、进出汽车或浴室以及如何使用辅助器具穿衣、洗澡、拾物等。

2. 关节置换术后各阶段作业治疗的注意事项

（1）*术后 1 周内* 行后路手术者避免髋关节屈曲大于 90°、内收超过中线、内旋超过中立位；避免术后侧卧位；仰卧位时双下肢间夹楔形垫或枕，勿将手术侧的腿搭在另一侧腿上。勿在膝关节下垫枕，防止髋关节屈曲挛缩；避免一次坐位时间超过 1 小时；当坐位时，不要交叉双腿（图 16－1）。

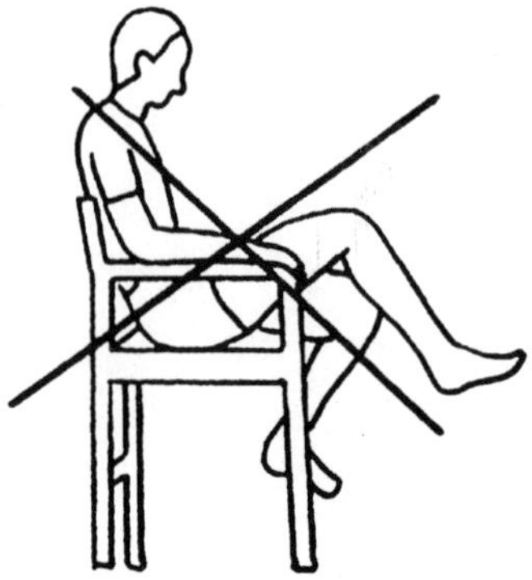

图 16－1 髋关节置换术后患者应避免交叉双腿

（2）*术后 2~8 周* 避免疼痛下进行治疗性训练或功能性作业活动；避免双腿交替性爬楼梯，直至上下台阶练习已完成方可；不要将身体弯向术侧；向术侧转身时应同时移动术侧下肢，因为向术侧转身而不旋转足则会使髋关节外旋，且处于一种不安全的位置；调整座椅或马桶高度，注意不要屈髋超过 90°；避免弯腰超过 90°，尤其是弯腰系鞋带或者捡地上的物品时，应该使用辅助器具协助完成（图 16－2、图 16－3）。术后 6~8 周内避免性生活，防止手术侧下肢极度外展受压。

（3）*术后 9~14 周* 避免疼痛下进行日常生活活动及治疗性训练并控制活动量。

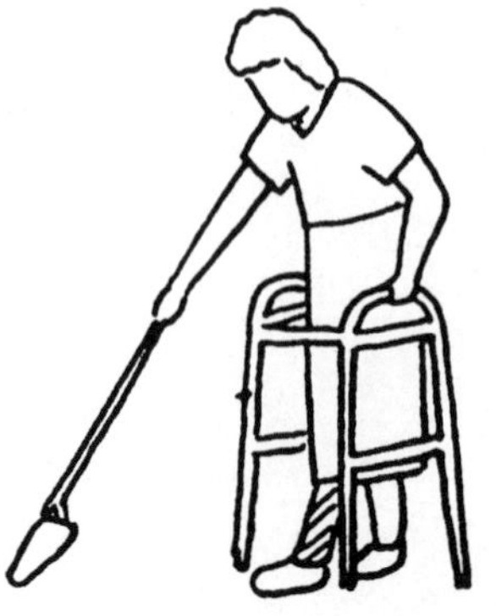

图 16－2 髋关节置换术后患者可使用辅具捡起地上的物品

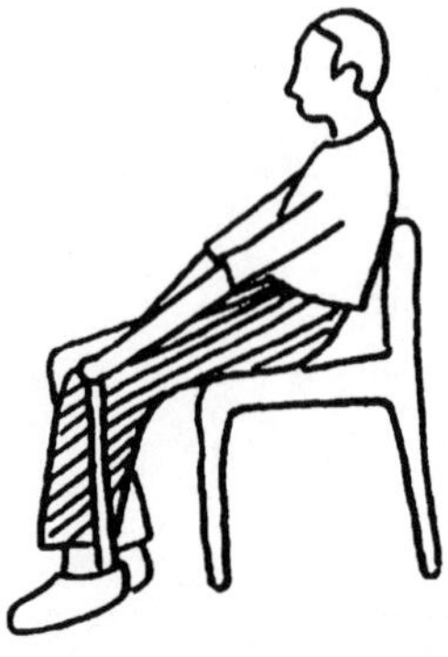

图 16－3 髋关节置换术后患者可使用辅具穿鞋

3. 独立转移能力训练

（1）翻身练习　双侧均可练习，在确保安全的情况下独立完成。鼓励向患侧翻身。向健侧翻身时需在他人帮助下维持患髋外展中立位，以免因肌力不足导致髋屈曲、内收和内旋造成脱位。

（2）卧位-起坐训练　用双臂支撑坐起，开始练习时如不能独立完成可给予少量辅助，逐渐过渡到独立完成。切忌借助床头系带或他人大力牵拉坐起。尤其是长期卧床或年长者，因腘绳肌紧张患者不易控制屈髋角度，易导致关节脱位。

（3）长腿坐-床边坐位转移　将患肢移至床边，身体前移并将双脚搬离床面，双手支撑床边，缓慢向前移动，直至双脚接触地面，牢记患腿始终在前（图 16-4、图 16-5）。

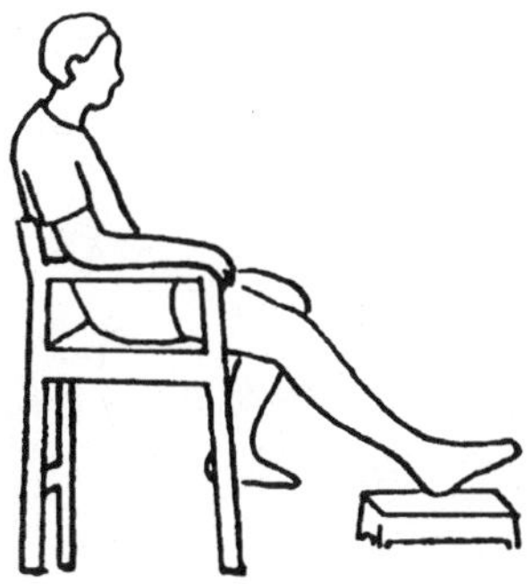

图 16-4　髋关节术后患者在坐-站过程中保持患腿在前

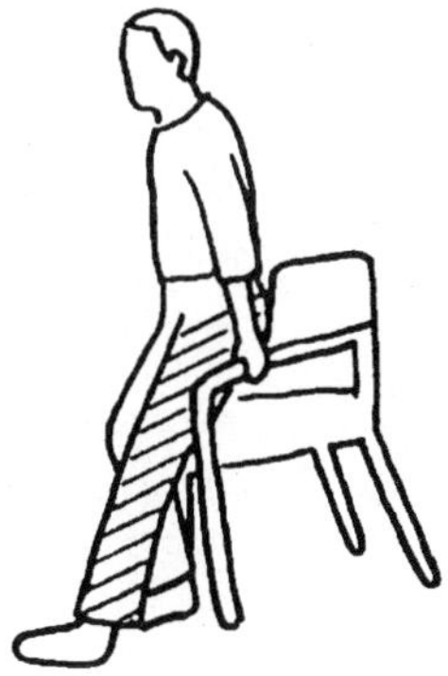

图 16-5　髋关节术后患者在坐-站过程中保持患腿在前

（4）坐-站的转移　患侧膝足在前、健侧膝足在后，双手支撑助行器健腿负重，重心移动过程中注意屈髋不能超过 90°（图 16-6），用辅助器具将身体撑起。由站立到卧床的步骤刚好相反。

（5）洗手间的转移　使用助行器或拐杖走到厕所，背对坐便器并向后移动，直至足跟接触硬物，抓住扶手提供支撑，健腿支撑缓慢坐下。起立时，步骤相反。

4. 使用辅助器具步行　根据适当的承重要求（表 16-2），作业治疗师教会患者在步行器或拐杖辅助下对手术侧下肢进行部分承重的步态训练。在使用辅助器具协助下渐进性步行，下肢对称性负重、交替性步行和非交替性台阶练习。站立时避免在没有支点的情况下旋转手术侧下肢，转身时不要旋转或扭动术侧下肢。上楼梯或者跨越栏杆时先迈健侧腿，下楼梯时先迈手术侧腿（图 16-7）。

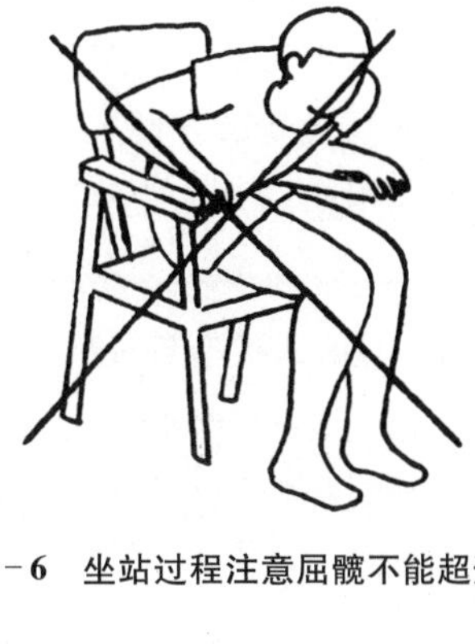

图 16-6　坐站过程注意屈髋不能超过 90°

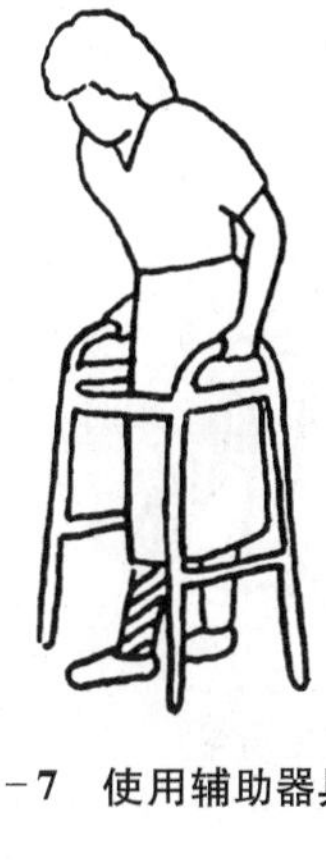

图 16-7　使用辅助器具步行

表 16-2　髋部手术后负重进程情况

负重情况	手术侧下肢负重的体重(%)	助行器具
非负重	0	步行器(Walker)
接触式负重	10~15	步行器具或拐杖
部分负重	30	步行器具或拐杖
负重 50%	50	负重手杖
全负重	75~100	手杖或不需要

5. 独立进行基本 ADL 训练　由于患者在一段时间内不能过度屈曲髋关节或将足靠近手，所以需要使用辅助器具来帮助解决穿衣、洗澡、如厕、功能性活动及家务活动(表 16-3)。

表 16-3　人工髋关节置换常用的辅助具

问题	辅助具
穿脱袜子	穿袜器
穿脱裤子	穿衣裤棒棍或钩
穿脱鞋	伸展性柄鞋钩器
厕所椅子床之间转移	加高厕所底座或增高便器、椅子、床的高度
座椅	椅背加置楔形靠垫
洗澡	长柄洗澡海绵、防滑垫、扶手、洗澡凳
拾物	持物器

(1) 穿衣服　尽量穿舒适宽松的衣服。穿衣服时，不要过度弯曲腿、交叉腿和抬高腿，不要单腿站立穿裤子。使用辅助器具如穿衣钩、鞋拔、穿袜器等帮助完成穿鞋、裤、裙、袜(图 16-8、图 16-9)。

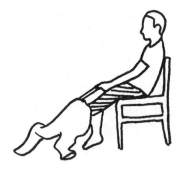

图 16-8　使用穿衣钩穿裤

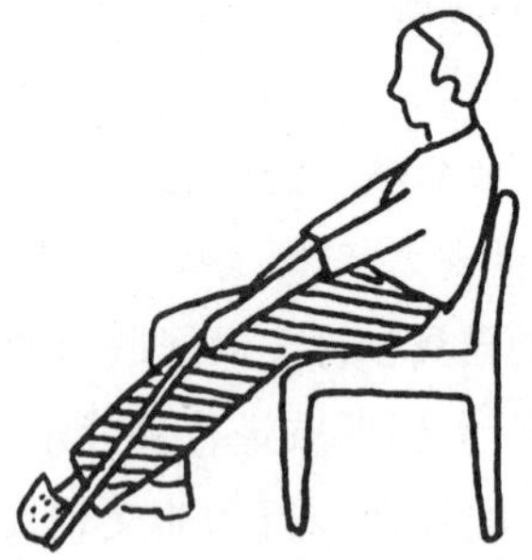

图 16-9　使用穿袜器穿袜

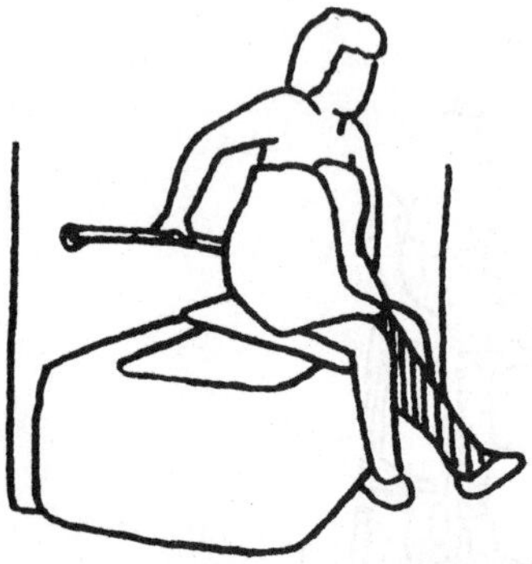

图 16-10　使用沐浴椅、扶手等辅助洗澡

(2) 洗漱和修饰　患者不能负重或接触式负重时最好采用坐位进行 ADL 训练，当患者能够部分负重，尽量在安全情况下站立进行洗漱和修饰等活动。

(3) 如厕　马桶使用加高坐垫防止髋关节坐下和站起时过度屈曲。可安装固定扶手和防滑垫增加安全性。加高坐垫一般使用至术后 8~12 周。

(4) 洗澡　沐浴过程中注意髋关节各种危险体位和姿势。使用坚固并具有合适高度的沐浴椅；浴室地板铺防滑垫；在墙上安装把手；肥皂用绳子系上防止滑落；使用淋浴花洒更利于完成该项活动(图 16-10)。

（5）非交替性上下台阶　上楼梯时，健腿先上一台阶，然后术腿迈向同一台阶。下楼梯时术腿先下一台阶，然后下健腿。根据医生和作业治疗师的建议，使用助行器步行4~6周。

6. 平衡和本体感觉训练　有研究表明，本体感觉及平衡能力随年龄增长而逐渐减退，这些因素不仅使患者跌倒的危险性增大，同时还会影响步态。单侧负重训练前应以具备双侧负重转移能力为前提。在不同支撑面上练习，如单向摇板，可从矢状面上开始，逐渐过渡到冠状面。还可采用平衡训练系统来提高平衡及本体感觉能力。

7. 家居环境改造　充分考虑座椅、床、凳子、坐便器等的高度，经常坐的座椅和沙发不宜太低，最好使用有扶手的大椅子。应用最简便的方法进行改造，比如在椅子底下垫木板或用枕头和坐垫提高椅子的高度，还可以在床脚下面垫砖头或木头，或者加床垫来提升床的高度。但是，无论哪种方法一定要确保稳定性和安全性。注意室内地面是否光滑，避免潜在的危险。移除可能引起绊倒的物品或家具，确保使用助行器或拐杖的情况下能顺利通过；重新摆放物件以腾出更多便于自由活动的空间；橱柜、衣柜、书柜内常用物品放置在容易拿取到的位置；厕所和浴室的地面铺防滑垫、安装安全扶手等（表16-4）。

表16-4　家庭危险因素——跌倒的预防（参考）

改　进	方　法	原　理
一、一般房间		
1. 照明		
（1）太暗	对所有区域提供充足的照明	增加照明以增加视觉敏感性
（2）太直接照射而刺眼	通过均匀地分布光线、间接照明或半透明灯等减少强光刺激	
（3）够不着开关	进入房间时易于够着	减少步行经过黑暗房间时跌倒的危险性
2. 地毯		
过滑	地毯应钉在地板上以防止卷曲；或使用防滑背衬	防止跨步高度降低的患者绊倒或滑倒
3. 椅子		
（1）扶手	扶手应向前延伸达一定长度，以便在起立或坐下时起到杠杆作用	协助下肢无力的患者
（2）不稳定，轮式	椅腿必须稳定，以支撑患者起身时的重量	起身或坐下时椅腿必须稳定避免摔倒
二、浴室		
1. 浴缸		
浴缸底过于光滑	安装防滑条、橡胶垫或淋浴椅；使用淋浴鞋	防止在湿浴缸底滑倒；坐位淋浴可防止摔倒
用于支撑或转移的浴缸侧壁	在浴缸侧壁或墙壁上安装轻便把手（禁止使用毛巾架）	扶手可帮助患者安全地转移；轻便把手在旅行时便于携带
2. 站立淋浴	安装淋浴椅	淋浴时的高温连同各种药物作用可导致患者摔倒
3. 洗手盆		
利用毛巾架或洗手盆顶端进行转移	在紧邻马桶的墙壁上安装牢固的扶手；购买三合一便桶并放在标准马桶上	通过安全的转移方式避免摔倒。三合一便桶增加了马桶的高度，同时便桶两边均设有扶手
4. 马桶		
较低的马桶坐垫圈	使用加高的马桶垫或将便桶置于标准马桶上	从较高的平面站起需要下肢的力量较小，易于起身

续表

改进	方法	原理
三、厨房		
1. 橱柜及橱架太高	将经常使用的物品放在与腰部水平高度或橱柜中较低的橱架上	避免伸手或站立在不稳定的梯子/椅子上去够物品，降低摔倒的危险性
2. 地面过湿或打蜡	将手盆区域放置橡胶垫。使用防滑垫	防止滑倒及摔倒
四、楼梯		
1. 结构		
2. 台阶过高	台阶高度<15 cm 时较小的下肢力量即可上下	对于跨步高度下降及腿部力量缺乏的患者可减少绊倒的危险性
3. 楼梯过长	最好是中间带有平台的楼梯	便于有心脏病或肺部疾患患者停顿休息
4. 楼梯扶手		
(1) 缺少	恰当地安装并锚固于楼梯两侧，两端要向内转弯	楼梯扶手可增加支撑
(2) 形状不恰当	扶手应为圆柱形，距墙 2.5~5 cm	圆柱形扶手便于患者抓握
(3) 条件		
1) 光滑	在所有台阶上安装安全防滑踏条	防止摔倒
2) 照明不充分	在楼梯上方及下方提供充足的照明 可用夜间照明灯或色彩鲜艳的粘贴条清楚地标明每级台阶	对于视力受损的患者，应特别标出台阶的位置

［课堂互动］个案分析

田某，男，72 岁，3 天前在自家卫生间内不慎滑倒，致左侧股骨颈骨折。入院后行左侧人工髋关节置换术(骨水泥固定)。现伤口愈合良好，为求进一步康复转入康复医学科。

田某，退休多年，与老伴同住。家住二楼，无电梯。田某除每天晨练外，爱好是打麻将。田某最希望回家后能和老伴一起生活，不需要别人照顾。

1. 一般情况 患者为后外侧入路手术，骨水泥固定。患者采取床上仰卧位，双下肢间夹楔形垫。左下肢肿胀、主动屈髋 30°。

2. 评定 双下肢等长；双下肢屈、伸肌群肌力均 3 级；左髋 Harris 评分 31 分；VAS6/10 分。

3. 治疗方案

短期目标：掌握安全体位转移方法，逐步提高步行能力，ADL 基本独立。

长期目标：回归家庭与社会。

4. 治疗计划

(1) 教育患者术后注意事项：如行后路手术后避免髋关节屈曲大于 90°；避免内收超过中线；避免内旋超过中立位。

(2) 掌握翻身、起坐、坐位-站位、轮椅-椅子-床的转移、轮椅-坐便器的转移、洗手间内的移动。

(3) 使用辅助器具步行。

(4) 教会患者使用长柄辅助器具如穿鞋器、持物器、沐浴类长柄刷等。

(5) 增加平衡和本体感觉防止摔倒。在不同支撑面上练习，如单向摇板，可从矢状面上开始，逐渐过渡到冠状面。还可采用平衡训练系统来提高平衡及本体感觉能力。

(6) 为防止滑倒，卫生间地面铺防滑垫、安装扶手、坐便器加高。使用加厚床垫、加高椅子等。

NOTE

参考文献

[1] Dunbar C. Making cents—what patient education can do[J]. Nurs Spectr. A, 2002, 14.

[2] Wolfson L. Gait and balance dysfunction: a model of the interaction of age and disease[J]. The Neuroscientist, 2001, 7(2): 178 - 183.

[3] 张长杰.肌肉骨骼康复学[M].北京：人民卫生出版社,2008：14 - 86.

[4] JeMe Cioppa-Mosca 主编;陆云主译.骨科术后康复指南手册[M].天津：天津科技翻译公司,2009：1 - 17.

[5] 王刚.临床作业疗法学[M].北京：华夏出版社,2003：422 - 428.

[6] 窦祖林.作业治疗学[M].北京：人民卫生出版社,2008：239 - 242.

NOTE

第十七章 手外伤的作业治疗

手外伤是指发生于手或上肢且对手功能有直接影响的外伤。一般来说，颈部以远神经或血管损伤，肘关节以远肌肉、肌腱损伤，以及桡、尺骨远端以远骨关节损伤，均属于手外伤的范畴。

手是日常生活和工作中最常用到的一个器官，由于手部在多数情况下没有太多的保护，而又需要不断地接触各种工具和物件，且在发生意外时（如摔倒或撞击），人们会反射性地使用手来扶持、支撑，从而致使手部成为人类全身最易受伤的器官。手外伤发生率高，多发生在10~40岁年龄段，以男性居多。其常见原因有挤压伤、切割伤、砸伤、撕脱伤、烧伤、烫伤、刃器损伤、枪伤、爆炸伤、咬伤等。人为因素是手外伤发生的主要原因，多数手外伤来自制造业和建筑业的一线工人，少部分因车祸及在日常生活中遭遇外伤引起。研究指出，机械制造业工人、木工、建筑工和农民是手外伤的高发人群。

手外伤后常因组织缺损、伤口愈合缓慢、肿胀、粘连、瘢痕挛缩、肌肉萎缩、关节僵硬等，造成手部运动和感觉功能障碍，日常生活活动能力下降，工作及休闲娱乐活动受限等。康复治疗的早期介入有助于提高手外伤术后的手术效果，最大限度地恢复和改善手功能，使患者早日重返社会。手外伤康复是在手外科的诊断和处理的基础上，针对手功能障碍的各种因素，例如瘢痕、挛缩、粘连、肿胀、关节僵硬、肌肉萎缩、感觉丧失或异常等，采用相应的物理治疗、作业治疗、辅助器具、康复工程等手段，最大限度地恢复患者的手功能，以适应每日的生活、工作/学习及休闲娱乐活动。手外伤是康复效率最高的病种之一，一般在伤后1~3个月已可以达到比较好的治疗效果。欧美自20世纪60年代后期已开展了手康复的专科服务，并且有专门从事手治疗的物理治疗师和作业治疗师。随着国内康复治疗专业的不断发展与壮大，普通外科与手外科医生亦越加重视早期手外伤康复的介入，手康复现已成为康复医学的一个独立学科。

作业治疗是手外伤康复中最为重要的治疗手段之一。作业治疗通过矫形器的应用促进外伤恢复及功能恢复，预防挛缩及畸形；通过压力治疗控制外伤或手术后瘢痕的增生，预防和治疗瘢痕所导致的关节挛缩与变形；通过功能训练恢复手部肌力、关节活动范围、灵活性、协调性、感觉等基本功能；通过日常生活活动训练和职业训练提高手外伤患者生活和工作能力。

第一节 临床表现及功能障碍

手外伤包括开放性损伤和闭合性损伤两种临床表现，前者常合并出血、疼痛、肿胀、畸形和（或）功能障碍；后者由于皮肤完整，而皮下组织在损伤后严重肿胀，容易导致皮肤将肿胀的软组织紧紧地勒住，使得局部的血液循环障碍，部分患者可导致远端肢体或软组织的坏死。手外伤后常见的功能障碍包括以下几方面。

一、肿胀

NOTE

肿胀是手外伤最常见的临床表现之一，无论是创伤或炎症均会导致血管通透性增强，引起组织水肿。皮下组织、筋膜间隙、肌肉间筋膜和腱鞘、关节囊等为常见水肿部位，上述组织被浸于浆液素性渗出液内，如渗出液不及时被清除，将会造成肌肉和结缔组织的粘连、僵硬。此外，持续肿胀会诱发纤维蛋白沉积，导致韧带、关节囊等纤维组织的挛缩，加重关节活动障碍。

二、疼痛与营养障碍

疼痛也是手外伤最为常见的表现，手部表面的神经末梢非常丰富，所以痛觉较显著。此外，滑膜、腱鞘和骨膜也都有神经末梢，外伤后会产生剧烈疼痛。外伤后还可发生神经的营养功能下降，出现手部血管运动紊乱、骨质疏松、肌萎缩、关节僵硬等症状，严重者导致反射性交感神经营养不良综合征。

三、运动功能障碍

手部运动功能障碍包括肌力与耐力减退、关节活动度受限、灵活性与协调性下降等。组织损伤、长期制动、疼痛、瘢痕增生、水肿、关节僵硬等均是造成运动功能障碍的主要原因。

四、感觉功能障碍

手部感觉较为丰富，外伤后容易造成感觉功能障碍，可表现为感觉减退、感觉异常、感觉过敏等。手部感觉障碍是影响手实用性功能的重要原因之一，因此感觉再教育应在康复治疗过程中予以重视。

五、关节僵硬

关节僵硬是手外伤比较常见的临床表现，组织损伤后持续肿胀所导致的纤维蛋白沉积是关节挛缩、僵硬的首要因素；此外，外伤后手部的长期制动亦会进一步加重关节活动的受限，致使关节僵硬。临床上，关节僵硬常见于掌指关节过伸和近端指间关节屈曲挛缩畸形。

六、增生性瘢痕

手部深Ⅱ度烧、烫伤后容易形成增生性瘢痕，瘢痕的形成不仅会引起疼痛、瘙痒、感觉障碍，关节活动受限，关节挛缩、畸形，而且会加重患者的心理负担，影响社会交往能力。

七、生活、工作能力障碍

手是人类赖以生存的最主要器官，绝大部分日常生活活动和工作活动依赖手的参与，因此手外伤后常表现为生活自理能力和工作能力受限。

八、其他

除了上述手外伤后的临床表现与功能障碍以外，部分手外伤患者会存在较为严重的心理障碍和社会功能障碍，表现为自卑、抑郁、焦虑、不合群、回避社会交往等。

第二节　检查与评估

一、临床检查

（一）手部外观检查

在进行手部检查时，首先应注意手及整个上肢的外观，再根据肢体外观的异常，进行有目的、有重点的检查,检查要细致、全面、有针对性。重点检查内容包括:① 手部皮肤外观的检查:检查时注意手部皮肤的质地、潮湿度、色泽及是否平滑。② 手的姿势及体位的改变。③ 肿胀与萎缩。④ 手部畸形。

(二)自主神经功能检查

自主神经功能检查主要包括:① 血管舒缩神经的变化:温度、质地、颜色及水肿情况。② 腺体分泌运动神经的变化(皱皮试验、碘淀粉试验等)。③ 神经营养性的变化:肌肉萎缩、指甲的改变、毛发生长情况。

(三)感觉功能检查

感觉功能检查的内容包括:触觉、痛觉、温度觉、震动觉、两点辨别觉等。感觉功能检查应仔细、耐心、两侧对比、力求准确,并要准确掌握手部三大神经(正中神经、尺神经、桡神经)的固有感觉支配区。

(四)运动功能检查

根据患手的畸形,对可能有损伤的周围神经功能进行检查,检查时应选择有代表性的神经支配肌肉先检查,尽量做到有重点、有次序、目的明确。

1. 尺神经 检查以拇内收肌和骨间肌为主,常用 Froment 征试验、夹纸试验。

2. 正中神经 以拇短展肌为检查的代表肌,常用拇指对掌试验(即让受试者将拇指末节指腹与小指末节指腹对捏,如若受试者的拇指仅能与小指的侧缘相接触,而不能接触小指指腹,即为阳性,提示正中神经麻痹)。

3. 桡神经 支配前臂背侧所有伸肌,共计 11 块,损伤后形成典型的垂腕、垂指畸形,及拇内收畸形,可通过让受试者完成伸腕、伸指动作,以检查桡神经是否损伤。

4. 正中神经与尺神经 两者同时损伤时患者会表现为典型的猿手畸形,表现为大鱼际肌萎缩明显,比小鱼际肌小,类似猿猴的“手”。可通过尺神经与正中神经功能检查来确定两者是否合并损伤。

(五)手部特殊检查

1. Tinel 征 检查时,从远端逐渐向近端沿神经干走向叩击或按压,如若出现针刺样疼痛,并有放电样麻痛感或蚁走感向该神经支配皮区域放射则为阳性,代表神经再生的水平或神经损害的部位。记录每次叩击引起刺痛点与损伤部位间距离,同时比较神经修复部位。临床上,Tinel 征用于判断感觉神经是否损伤、损伤程度及修复后是否再生、再生程度等,神经修复后约 1 个月出现此特征,表明再生轴突穿越断面。

2. 中指试验 患者坐位,用力伸肘、伸腕及手指,检查者抓住中指突然使之屈曲,引起肘部疼痛为阳性,提示骨间背侧神经卡压征或桡管综合征。

3. 屈肘试验 将双侧肘关节主动屈曲到最大限度,很快引起患侧手尺侧发麻、疼痛或感觉异常为阳性,提示肘部尺神经卡压。这是由于最大屈肘时尺神经受到严重牵拉,诱发该体征。

4. Froment 征 拇指与示指用力对捏时,不能捏成一个圆形的“O”形,而是方形,即拇指的指间关节屈曲、掌指关节过伸,示指远端指间关节过伸畸形,则为阳性。提示尺神经麻痹导致拇内收肌瘫痪。

5. 夹纸试验 检查者将一纸片放在受试者拇指与示指之间,让其用力夹紧纸张,如检查者能轻易地抽出纸张,则检查结果为阳性。提示尺神经麻痹导致骨间肌无力。

6. Wartenberg 试验 受试者取坐位,双手四指并拢,拇指桡侧外展,然后两手示指及拇指尖侧面相靠拢,放在自己面前,若受试者的拇指因无力外展而逐渐变成内收姿势,则为阳性。提示桡神经浅支卡压。

7. Phalen 征(腕掌屈试验)　双肘部放在桌面,前臂垂直,腕部掌屈,如在 1 分钟内桡侧 3 个半手指麻痛为强阳性,3 分钟内麻痛为阳性。提示腕部正中神经卡压及腕管综合征。

8. 反 Phalen 征(腕背伸试验)　双肘部放在桌面,前臂垂直,腕部背伸,如在 1 分钟内桡侧 3 个半手指麻痛为强阳性,3 分钟内麻痛为阳性。提示腕管综合征。

9. 前臂抗阻力旋后试验　受试者坐位,屈肘,前臂旋前,检查者用手固定被检上肢,让受试者用力旋后,如出现肘外侧酸痛为阳性,提示骨间背侧神经卡压征或桡管综合征。

二、手部运动功能评定

(一) 肌力评定

包括徒手肌力评定(详见《康复评定学》一书)和握力、捏力测定。

1. 握力测定　握力测定通过握力计测量,正常值一般用握力指数来表示:

握力指数=健手握力(kg)/体重(kg)×100

正常握力指数应大于 50。据斯旺逊(Swanson)的观察,利手握力常比非利手大 5%~10%;女性握力常只有男性的 1/3~1/2;男性大于 50 岁,女性大于 40 岁后的握力会较年轻时减少 10%~20%。

握力的绝对值可参见表 17-1,握力与年龄的关系可参见表 17-2。

表 17-1　圆柱状或用力握的握力(kg)

性别	一般	手精细工作者	坐位工作者	一般手工作者
男	45~47.5	45.4~47	44.1~47.2	46~48.5
女	22.4~24.6	24.4~26.8	21.2~23.1	22~24.2

表 17-2　圆柱状或用力握的握力与年龄性别的关系

性别	<20 岁	20~30 岁	30~40 岁	40~50 岁	50~60 岁
男	42.6~45.2	46.2~48.5	44.5~49.2	47.3~49	43.5~45.9
女	22.8~23.8	22.7~24.6	28.0~30.8	21.5~23.4	18.2~22.3

2. 捏力测定　捏力测定通过捏力计测量,包括侧捏(匙状捏)、三指捏和指尖捏 3 种。捏力与握力有一定的关系,捏力约相当于握力的 30%,三指捏的捏力约为握力的 1/5~1/6。捏力的大小同握力一样,受多种因素影响,如性别、年龄、职业、体质等,捏力的参考值见表 17-3、表 17-4、表 17-5。

表 17-3　侧捏的捏力参考值(kg)

性别	一般	手精细工作者	坐位工作者	一般手工作者
男	7.1~7.5	6.4~6.5	6.1~6.3	7.7~8.5
女	4.7~4.9	4.3~4.4	3.9~4.1	5.5~6.0

表 17-4　三指捏或精细捏的捏力参考值(kg)

性别	一般	手精细工作者	坐位工作者	一般手工作者
男	7.5~7.9	7.2~7.3	7.3~8.4	7.6~8.5
女	5.2~4.9	4.6~5.4	4.0~4.2	5.6~6.1

NOTE

表 17-5　拇指与各指指尖捏的捏力参考值(kg)

性别	示指	中指	环指	小指
男	4.8~5.3	5.6~5.7	3.6~3.8	2.2~2.3
女	3.3~3.6	3.4~3.8	2.4~2.5	1.6~1.7

(二) 关节活动度评定

手部关节活动度的评定根据关节活动的不同可选用不同的测量工具和方法。常用量角器与刻度尺进行测量，用于评定手指各关节的活动情况，包括主动和被动关节活动度的测量，并进行左右两侧对比。

1. 拇指关节活动度测量

(1) 掌指关节(MP)屈曲与伸展　正常可屈曲到60°，功能位为屈曲20°，伸展为0°。测量方法见图17-1。

(2) 内收和外展　外展是指拇指在矢状面(与手掌面一致)向离开示指的方向运动，内收是拇指在矢状面内向示指的方向运动。正常值：内收0°，外展60°。测量方法见图17-2。

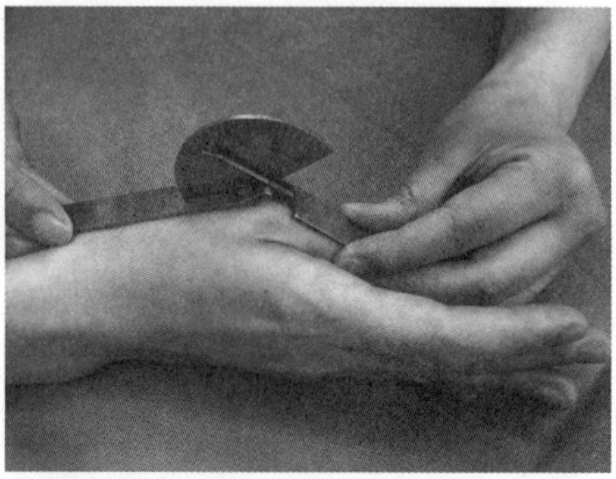

图 17-1　拇指 MP 屈曲、伸展测量方法

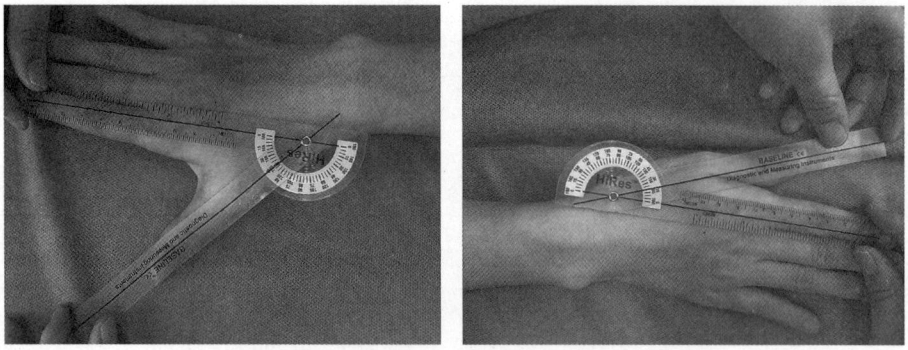

图 17-2　拇指内收和外展测量方法

(3) 掌侧的内收和外展　掌侧外展是指拇指在额状面(与手掌面垂直)内做向离开示指的方向运动，内收是拇指在额状面内做向示指的方向运动。正常值：掌侧内收0°、掌侧外展90°，测量方法见图17-3。

(4) 指间关节(IP)屈曲和伸展　正常可屈曲到70°~80°，功能位为屈曲20°，伸展为0°，测量方法见图17-4。

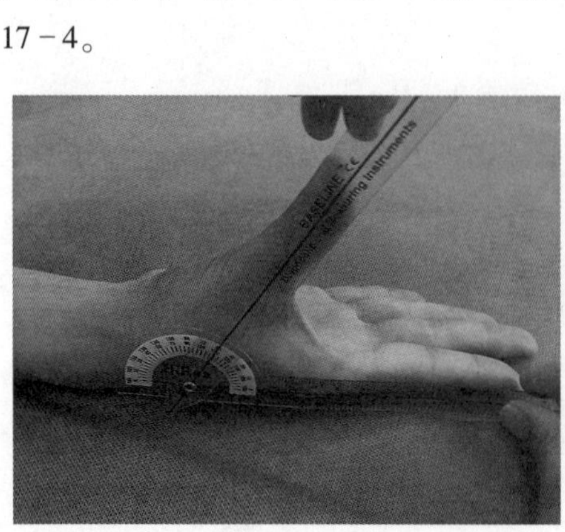

图 17-3　拇指掌侧外展测量方法

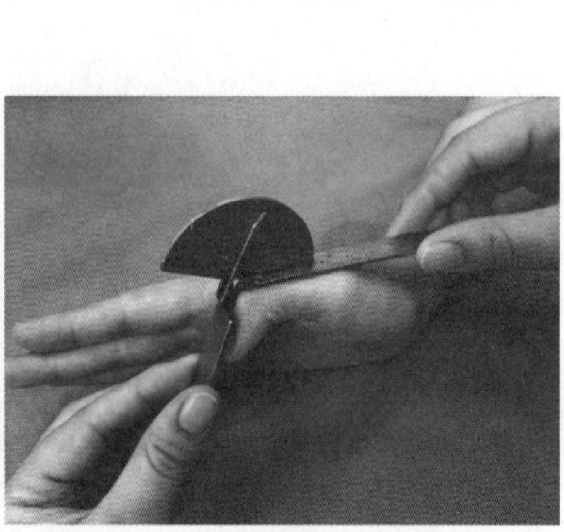

图 17-4　拇指 IP 屈曲、伸展测量方法

（5）对掌　拇指的对掌是指由中立位开始依次做外展、旋转和屈曲 3 种运动的组合形成的。因无轴心，故不能用量角器测量，而是用拇指尖端到小指掌指关节的距离来表示。测量方法见图 17-5。

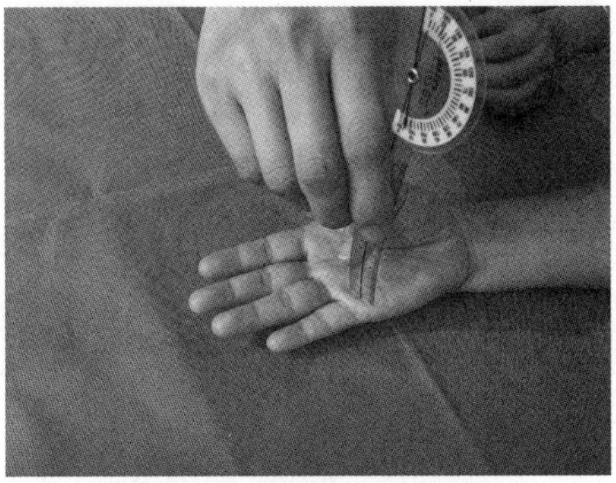

图 17-5　拇指对掌测量方法

2. 示指至小指关节活动度测量

（1）掌指关节（MP）　正常可屈曲至 90°，功能位为屈曲 30°。测量方法见图 17-6a。

（2）近指关节（PIP）　正常可屈曲至 100°，功能位为屈曲 30°。测量方法见图 17-6b。

（3）远指关节（DIP）　正常可屈曲至 70°，功能位为屈曲 20°。测量方法见图 17-6c。

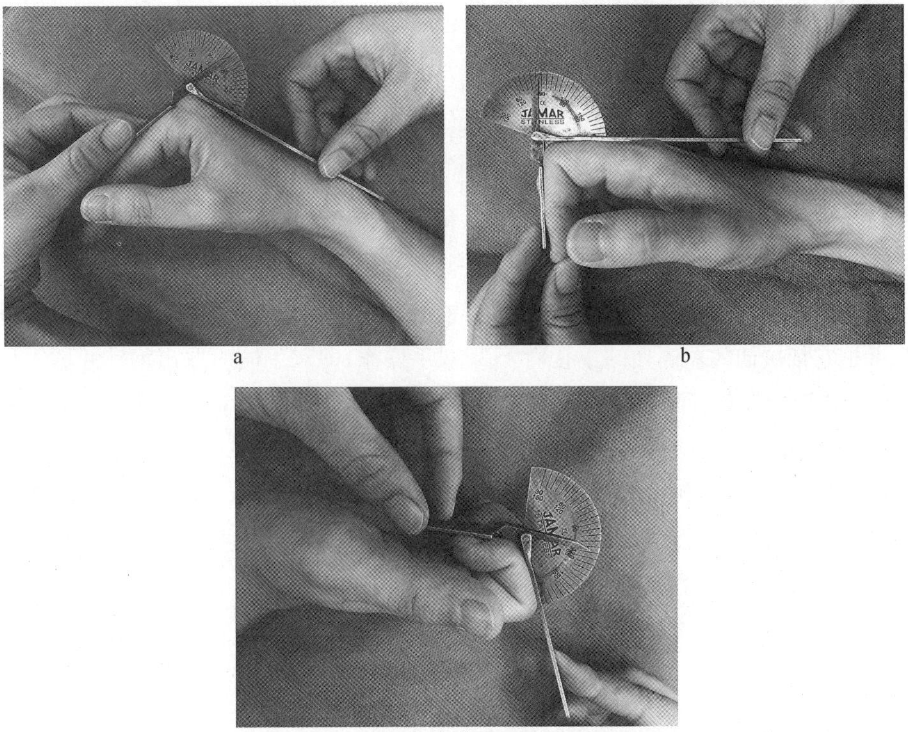

a　b　c

图 17-6　示指至小指关节活动度测量方法

三、手指肌腱功能评定

手指肌腱功能常用美国手外科学会和国际手外科学会 1975 年推荐的肌腱总活动度（total active motion, TAM）进行测定，详见下表中的公式。

TAM =（MP 屈曲°+PIP 屈曲°+DIP 屈曲°）-（MP 欠伸直°+PIP 欠伸直°+PIP 欠伸直°）

正常 TAM =（80°+110°+70°）-（0°+0°+0°）= 260°

TAM 用于评定单个手指总主动活动范围，应与对侧手的相同手指进行比较。测量手指各关节活动度时，腕关节应保持在功能位，因为腕关节屈曲可以加大指伸肌腱的张力，使手指屈曲受限；而腕关节过伸则会引起手部屈肌腱张力增加，使手指伸展受限。

手指肌腱功能分级标准见表 17-6。

表 17－6 手指肌腱功能分级标准

分级	评分	标准
优	4	活动范围正常,TAM 约 260°
良	3	TAM>健侧的 75%
可	2	TAM>健侧的 50%
差	1	TAM<健侧的 50%

四、手灵活性评定

1. 九孔插板试验(nine-hole peg test, NHPT) 九孔插板为一块 13 cm×13 cm 的木板,上面有 9 个孔,孔深 1.3 cm,孔与孔之间间隔 3.2 cm,孔的直径为 0.71 cm,插棒为长 3.2 cm、直径为 0.64 cm 的圆柱形木棒,共 9 根。在板旁测试手的一侧放一浅皿,将 9 根插棒放入其中,让受试者用测试手一次一根地将木棒插入孔内,插完 9 根后再每次一根地拔出木棒并放回浅皿内,检查者记录其总共所需的时间,测定时先利手后非利手。

2. 普渡手精细运动评定(Purdue pegboard test, PPT) 该试验主要用于评估手部精细动作、灵活性与协调性。检查用品包括一块木板,木板上方有 4 个小槽,分别摆放着钢针、项圈、垫圈、钢针,配有 50 根小铁棍、40 个垫圈和 120 个项圈;木板下方有两列小孔,每列 25 个孔(图 17－7)。

受试者采取坐位进行评定,该试验由 4 个测试任务组成:① 右手操作,即右手从右侧小槽内每次取出一根钢针,并把它依次插入右侧列的小孔内。② 左手操作,即左手从左侧小槽内每次取出一根钢针,并把它依次插入左侧列的小孔内。③ 双手操作,即双手同时取出钢针并插入相对应一列的小孔内。④ 装配任务,即左右手同时进行,将 1 根钢针、1 个项圈和 2 个垫圈组装成一个完整的组件。计分是以规定的时间内受试者插入钢针或完成组件的个数来计算。

3. 明尼苏达协调性动作测试(Minnesota rate of manipulation test, MMT) 该试验用于测试手部及上肢粗大活动的协调性与灵活性,测试内容由 5 个部分组成,包括放置测试、翻转测试、置换测试、单手翻转和放置测试和双手翻转和放置测试(图 17－8)。测试结果以操作的速度和放置物件的准确性表示。记录结束时间和开始时间并计算差值,由此计算出的数目则为受验者的测试成绩。

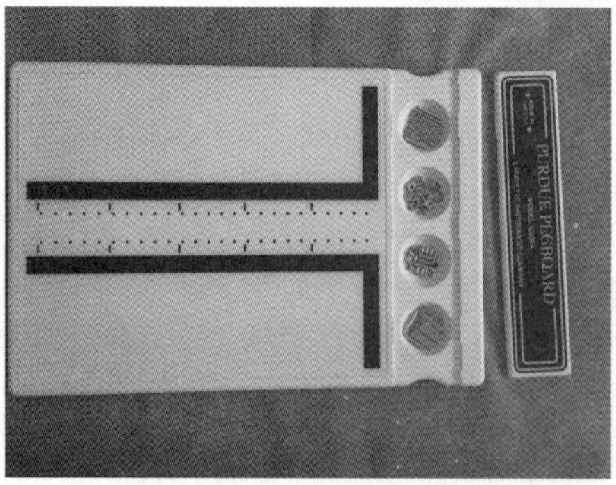

图 17－7 普渡手精细运动评定

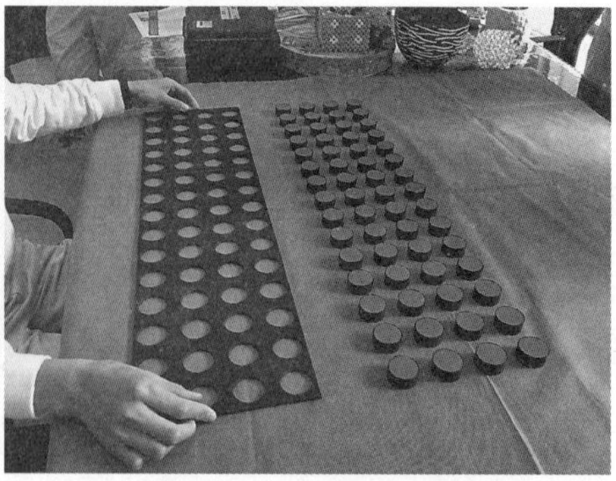

图 17－8 明尼苏达协调性动作测试

4. Jebsen 手功能测试(Jebsen-Taylor hand function test, JTHFT) 该测试用于评估手部日常生活活动能力,简便易行。整套测试共有 7 个独立的测试任务,包括书写文字、翻转卡片(模拟翻书)、捡拾小物品、模拟进食、摆放物品、移动大而轻的盛物罐、移动大而重的盛物罐(图 17－9)。测试结果可以单项测试计时的时间表示,亦可以将全部测试任务计时累加计算总得分。测试前必须保证受试者完全清楚测试的内容及要求，测试的过程中必须严格遵从标准化的程序及要求。每项测试均先从利手开始测试，最后的结果要进行左右对比。

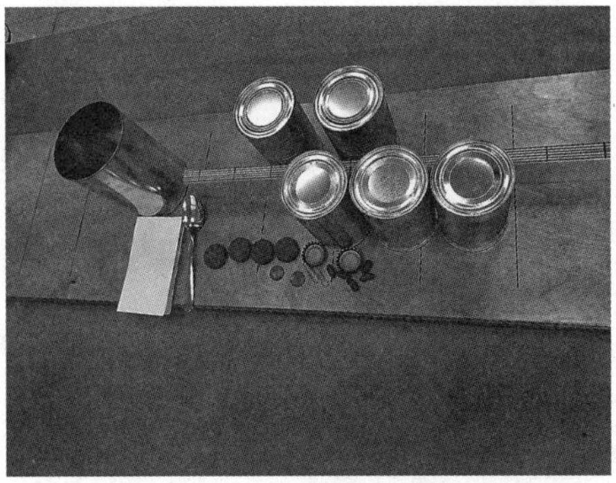

图 17－9　Jebsen 手功能测试

五、手稳定性评定

手稳定性的评定可采用手臂稳定性测定仪进行。评定时让受试者持一根有尖细尖端的测试笔依次分别插入 10 个直径由大到小的洞中，笔尖顺利插入洞中而不触及洞的周边为成功，否则为失败。失败时仪器能发出讯号告知测试人员和受试者。

稳定性（stability，S）以下列公式表达：$S=10-F/10\leq1.0$，S 为稳定性、10 为洞数、F（failure）为未能通过的洞数。稳定度最大为 1，未能通过的洞数越多则 S 越小。

测试时受试者安静松弛地坐在仪器前按规定进行试验，要求整个测试过程中手臂必须处于悬空状态，不得依托或搁置；手持测试棒（握笔状，左手或右手视要求而定），端坐仪器桌前，视线与测试孔平面应保持垂直；测试过程必须自左至右依次顺序将测试棒插入（取出）测验孔；相邻两个测验孔之间动作完成时间限定在 10 s 内；用于生理和病理检测时，应尽量排除心理因素干扰。

六、手感觉功能评定

1. 痛觉评估

（1）目测类比法（即 VAS 法）　利用一条 10 cm 长度而无刻度的线，告诉受试者线的一端代表没有疼痛，另一端则代表极度疼痛，嘱受试者在线上标记出其当时的疼痛感。此评估虽然主观，但作为自身前后的比较较为实用。

（2）Sunderland 针刺感觉功能分级评价　详见表 17－7。

表 17－7　Sunderland 针刺感觉功能分级

分　级	内　　容
P_0	皮肤感觉消失
P_1	能感到皮肤上有物接触，但不能区别是针尖还是针头在触及皮肤，感觉能或不能定位
P_2	能区分是针尖还是针头触及皮肤，针尖刺皮肤引起钝痛感或不愉快感觉，有明显的放射和假性牵涉痛
P_3	锐刺痛感伴有一些放射或假性牵涉痛，除手、手指、腿或足以外，不能具体定位
P_4	锐感存在，伴或不伴有刺痛，无或仅有很轻的放射，能定位到 2 cm 内
P_5	对针刺正常感觉，能精确定位

2. 温度觉评定　可应用 Sunderland 温度觉功能分级评价进行评定，详见表 17－8。

表 17－8　Sunderland 温度觉功能分级

分　级	内　　容
T_0	无温度感觉
T_1	除高温或剧冷外，对一般冷热无感觉
T_2	温度小于 15℃或大于 60℃时能分别正确感到冷或热，在此温度范围内，用测试管接触皮肤，有触觉或感到压力
T_3	温度小于 20℃或大于 35℃时能分别正确感到冷或热，在此温度范围内，用测试管接触皮肤，有触觉或感到压力
T_4	温度感觉正常

NOTE

3. 轻触-深压觉检查　轻触-深压觉(Light touch-deep pressure)检查是一种精细的触觉检查，常采用 Semmes-Weinstein 单丝(Monofilaments)法进行评定，简称 SW 单丝触压法。

SW 单丝触压法是一种精细的触觉检查，测定从轻触到深压的感觉。可客观地将触觉障碍分为 5 级，以评定触觉的障碍程度和在康复过程中的变化。测定工具有 20 根不同编号的尼龙单丝组成，最细的是 1.65 号，单丝直径为 0.064 毫米，最粗的是 6.65 号，单丝直径为 1.143 毫米。检查时一般采用 5 种型号的尼龙单丝，简称 SW 单丝法。单丝一端游离，另一端装在手持塑料圆棒的一端上，单丝与棒成直角。测量时为免受测手移动的影响，可让受试者将手背放在预先置于桌子上的一堆油腻子或橡皮泥上。用隔帘或其他物品遮住受试者双眼，检查者从最小号的单丝开始试验，使单丝垂直作用于受试者手指掌面皮肤上，不能打滑。预先告知受试者，当受试者有触觉时即应告知检查者。每号单丝进行 3 次，施加在皮肤上 1～1.5 秒，提起 1～1.5 秒，为一次。当单丝已弯曲而受试者仍无感觉时，换较大一号的单丝再试，直到连续两次单丝刚弯曲受试者即有感觉为止，记下该单丝号码。测量方法见图 17－10。评分标准分级见表 17－9。

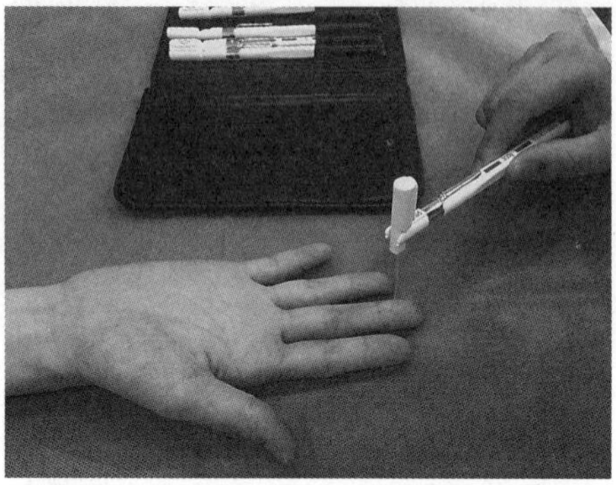

图 17－10　SW 单丝触压法

表 17－9　SW 单丝法评分标准

分　　级	标　　准
正常轻触觉	1.65～2.83
轻触觉减退	3.22～3.61
保护性感觉减退	4.31～4.65
保护性感觉丧失	4.56～6.65
感觉完全丧失	>6.65

4. Moberg 触觉识别评定　触觉识别(Tactile gnosia)是手指指腹的精细感觉，它可使人类单凭触及物体而无需用眼看就能分辨物体。评定时常用 Moberg 拾物试验(Moberg pick up test)，试验时在桌上放一个 12 cm×15 cm 的纸盒，旁边放上螺母、回形针、硬币、别针、尖头螺丝、钥匙、铁垫圈、5 cm×2.5 cm 的双层绒布块、直径 2.5 cm 左右的绒布制棋子或绒布包裹的圆钮等 9 种物体，让受试者尽快地、每次一件的将桌面上的物体拾到纸盒内(图 17－11)。先用患手进行，在睁眼的情况下拾一次，再在闭眼的情况下拾一次；然后用健手按以上程序进行。计算每次拾完所需的时间，并观察受试者拾物时用哪几个手指？用何种捏法？

正常手部感觉在睁眼下拾完 9 种物品需 10 s 左右。据测定，在将物品散布在纸盒旁 20 cm×15 cm 的范围内时，在睁眼情况下，利手需 7～10 s、非利手需 8～11 s；在闭眼的情况下，利手需 13～17 s、非利手需 14～18 s。在 Moberg 的试验中，常将患手的结果和健手的比较即可看出差别。当双手均有疾患时，可参考正常人的数值。

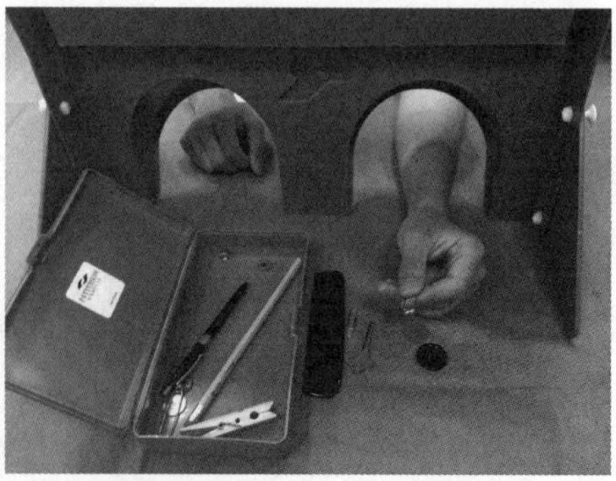

图 17－11　Moberg 拾物试验

5. 两点辨别觉评定　两点辨别觉(two point discrimination，2PD)评定是对周围神经损伤修复后，感觉功能恢复的一种定量检查，是对感觉客观有效的反映，能较好地反映手的功能情况，并对预后的预测具有一定的价值。

人体任何部位皮肤都有分辨两个点的能力，但不同的部位辨别两点之间的距离不一样，当两点之间的距离小到一定程度时便难以分辨。正常手部2PD（静态）参考值见表17－10。神经损伤修复后，在感觉恢复的初期阶段，2PD距离可较大，随着再生神经纤维数目的增加及质量的提高，2PD距离逐渐缩小，越接近正常值，说明该神经的感觉纤维恢复越佳。

表17－10　正常手部两点辨别觉参考值

部　位	2PD值（mm）
指　尖	2~3
手指中节	4~5
掌指关节	5~6
手　掌	6~10
手　背	7~12

临床上将2PD分静态和动态两种试验。测定时掌心向上，手背停放在预先放在桌上的一堆油腻子或橡皮泥上，以防移动而影响结果。然后在指腹中心沿长轴进行测试，10次中有7次极准确的数值即为结果。如时间不容许，以测3次有2次报正确为准。

（1）静态2PD（static 2PD，s2PD）　主要测定慢反应纤维密度，检查患者能否辨别是一点还是两点，以及两点触觉的最小距离。两点间距从10 mm开始逐渐缩小和扩大，由远到近进行检查。患者闭眼，在3~5秒内说出是一点还是两点：在每个区域检查3次，有两次以上回答正确，在缩小检测两点间的距离继续检查（图17－12）。

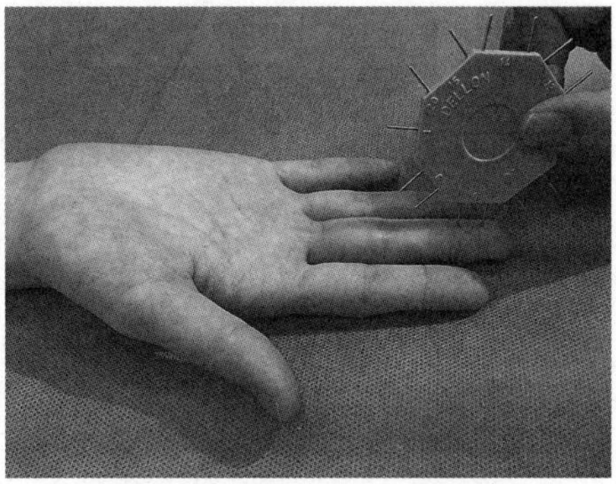

图17－12　静态两点辨别觉检查

（2）动态2PD（moving 2PD，m2PD）　只有指尖出现运动感觉才能检查。该试验同时测定快慢两种反应纤维。检查方法：①遮挡患者视线。②用2PD检查仪检查感觉正常区域作为参考。③固定患手指尖。④双脚规分开5~8 mm，沿指尖表面从近到远纵向移动。在距离减少之前，患者一定要对8次刺激做出7次正确回答，反复检查直到距离为2 mm（手指末端正常值）。

6. 手感觉恢复程度的评定　手部感觉功能恢复程度的判断可按英国医学研究委员会的级别评定，详见表17－11。

表17－11　手感觉恢复程度分级标准

级　别	标　　准
S_0	在支配区内仍无感觉恢复
S_1	在支配区内深的皮肤痛觉恢复
S_2	在支配区内浅的皮肤痛觉和触觉有一定程度的恢复
S_3	在支配区内浅的皮肤痛觉和触觉完全恢复，过敏现象消失
S_{3+}	情况同S_3，但2PD也有某种程度的恢复
S_4	完全恢复

NOTE

皮肤感觉在神经完全断裂时全部丧失，在不完全神经损伤时各种感觉丧失程度不一。同样，在神经再生的过程中，各种感觉的恢复程度也不一致。各种感觉检查中对感觉功能评定有临床意义的主要是痛觉、触觉、两点分辨觉，尤其是两点分辨觉，因为它能说明已有许多神经纤维到达末梢，是神经修复和手术成功的一个标志。

七、肿胀的评定

肿胀是手外伤最为常见的体征之一，对肿胀情况进行评定有助于治疗计划的制订和观察治疗效果。临床上常用测量手部的体积或围度来评定肿胀情况。

1. 手部体积 手部体积的测量可应用布兰德（Brand）和伍德（Wood）设计的体积测量器来测定（图 17-13），测量方法为将手放入装满水的筒内横档处以保证每次放入同一位置，用量筒收集排出来的水并测量，所排出水的体积即为手的体积，与健侧对比或进行治疗前后对比，以反映手部肿胀变化的情况。

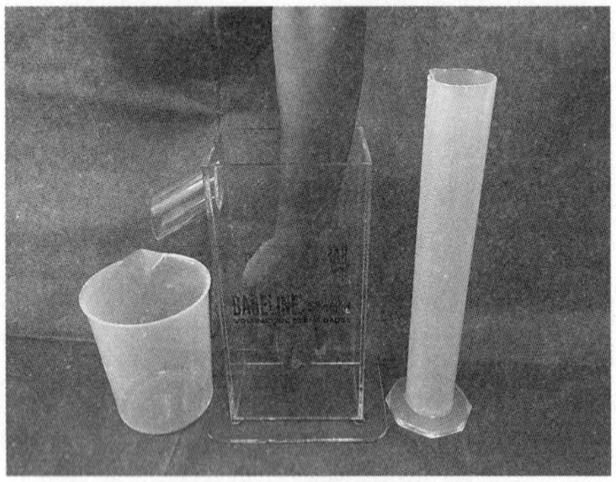

图 17-13 手部体积的测量

2. 手指围度 测量手指的围度也能反应出手部肿胀的情况，测量时应取周径变化最明显的部位，双手放在同一平面上，先找到明显体表解剖标志，如腕横纹、掌横纹、“虎口”和指尖等，并以此为起点测量其距离手指围度变化最明显部位的距离，然后测量在同一水平的两侧手的手指围度，对比后可了解围度变化的情况，从而反映手部肿胀或萎缩的情况。

八、手部日常活动能力评定

手部日常活动能力能较好地反映手的实用功能，其评定可应用改良 Barthel 指数评定，但此方法不够灵敏，需要针对手功能的标准化测试，临床上常采用 Jebsen 手功能测试，或参照中华医学会手外科学会上肢功能评定标准中日常生活活动能力标准，以及 Sollerman 法进行判断。

1. 中华医学会手外科学会上肢功能评定标准 日常生活活动项包括：① 捡针（指尖捏）。② 捡分币（指腹捏）。③ 写字（三指捏）。④ 提重物（提箱柄、壶柄等）。⑤ 拿大茶缸（粗大抓握）。⑥ 锤钉子（强力握持）。⑦ 上螺丝（中央握持）。⑧ 系鞋带（综合精细动作）。⑨ 扣纽扣（综合精细动作）。⑩ 开广口瓶（综合强力握持和精细握持）。共 10 项活动，每项最高分 2 分，总分 20 分。每项评分标准为：“2”分代表“完成良好”、“1”分代表“可以完成，但动作不熟练或完成质量欠佳”、“0”分代表“不能完成”。

2. Sollerman 法 又称 Sollerman 手部日常活动能力测试法。由瑞典索勒门（Sollerman）于 20 世纪 80 年代提出该试验方法，其主要用于评定手完成 20 种日常生活活动的能力，相应的操作详见以下 20 项测试项目。

（1）将钥匙插入锁

（2）拾起硬币并放入钱包

（3）从钱包里拿出硬币

（4）开、闭拉链

（5）拿起方木

（6）拿起电熨斗

（7）用螺丝刀上螺丝

（8）在螺栓上套进螺母
（9）在水平放的广口瓶上取下瓶盖
（10）扣上4颗纽扣
（11）切开模拟的肉卷
（12）戴上手套
（13）用笔写字
（14）折叠信纸并放入信封
（15）夹上纸夹子
（16）拿起话筒
（17）旋转门把手
（18）将无柄罐内的水倒入杯中
（19）将有柄罐内的水倒入杯中
（20）将杯中水倒回罐中

Sollerman法的评定指标是观察受试者完成20项日常活动所需的时间，左右手分别进行测试，对比双手的测试结果，并将患手治疗前后的结果进行比较，以了解受试者的手功能有无进步。

九、手部工作能力评定

手部工作能力的评定通常采用专门的职业能力评定方法，亦可使用简单的斯旺逊（Swanson）手工作能力障碍评定方法，或参考中华医学会手外科学会上肢功能评定标准中恢复工作情况项进行评定。

1. 斯旺逊手工作能力障碍评定的具体标准　见表17－12。

表17－12　手工作能力障碍的评定

标　记	程　度	标　准
+	极轻度	工作时确有一些不适的感觉，有<25%的障碍
++	轻度	干扰但不妨碍某些动作，有25%～50%的障碍
+++	中度	妨碍某些动作，有50%～75%的障碍
++++	重度	妨碍绝大部分或全部的动作，有75%～100%的障碍

2. 中华手外科学会评定标准手部工作能力恢复水平的评定标准　见表17－13。

表17－13　中华医学会手外科学会手工作能力恢复水平评定标准

分　级	标　准	评　分
优	恢复原工作	10分
良	参加轻工作	7分
差	不能工作，但能生活自理	3分
劣	不能工作，生活也不能自理	0分

第三节　方案与实施

一、手外伤作业治疗原则

手外伤作业治疗应遵循以下原则：促进组织愈合、促进功能恢复、积极进行职业治疗、介入社会康复。

（一）促进组织愈合

1. 控制肿胀，保持受伤的手于正确的位置 手外伤后早期治疗的重点是保持伤手在合理的位置，以促进肿胀消退，预防关节挛缩。要控制肿胀，可用矫形器或石膏将手及手腕放于正确的位置，再将手高举过于心脏水平。同时，可配合冰疗、手法按摩、压力治疗、绷带包扎法及主动活动等方法，以促进血液循环，加速组织液回流，减轻肿胀。

2. 尽早活动，促进消肿，维持关节活动幅度 临床实验证明，早期活动不但能改善新生细胞组织（包括骨骼和肌腱）的坚韧度，更能加速肿胀消退，减低肌腱粘连程度以及预防关节僵硬。通过循序渐进式的主动活动治疗，配合矫形器及压力衣的应用，可大大减低手术后并发症发生的概率。

3. 减轻软组织粘连 瘢痕是组织愈合的生理现象，早在伤口或软组织修补后缓缓开始。要预防瘢痕粘连所引致的种种问题，包括烧伤后所产生的增生性瘢痕对皮肤的拉紧现象和其所导致的关节挛缩，或肌腱修补后粘连所引起的滑动限制。所以早期运动和手部矫形器配合是不可或缺的。

4. 预防及纠正关节僵硬及变形 矫形器可将患手维持在功能位，以避免患处因长时间固定而导致的关节挛缩，又或将已僵硬或变形的关节，利用矫形器的杠杆原理及机械利益，渐进式地纠正及恢复功能。

（二）促进功能恢复

手功能恢复的第一步是恢复关节活动度，之后是恢复力量，第三步则是感觉功能的恢复。当手的关节活动度、力量和感觉功能的恢复配合得恰当，那么就构成手部灵巧性的恢复。所以，手部各种基本功能的恢复是构成其灵巧性恢复的基础。手功能恢复的步骤，是要配合渐进式的活动治疗，由非阻抗性主动式活动，即主动关节活动训练开始，循序渐进地升级至阻抗性手部握力、捏力训练，由轻至重，由浅入深。

（三）积极进行职业治疗

作业治疗师应根据服务对象的功能情况，及早进行职业评定、职业行为训练、职业模拟训练、职业训练以及就职前训练，进行职业咨询与指导，指导服务对象重返工作岗位或改变工种重新再就业。

（四）重视社会康复的介入

康复的最终目的是使服务对象重返社会，故社会康复对服务对象十分重要。在康复过程中要以整体的人为中心，作业治疗师应了解和协助解决服务对象重返社会所面临或遇到的实际困难，通过人体工效学改善及重组其工作程序，设计及制作必要的辅助器具，借以提高工作效率，减少再次受伤的机会，以促使服务对象重返原工作岗位。此外，社会发展的因素，社会大众对患者的接受程度，以及赋予合理的机会和帮助，亦是整个康复的重要环节。

二、手外伤作业治疗方法

（一）维持和扩大关节活动度技术

包括主动活动（握、捏、指屈肌腱滑动练习）、被动运动、关节松动技术、手部支具的应用等。

1. 主动活动 手外伤后早期在固定或保护下进行主动活动是防止肌肉萎缩、肌腱粘连、关节挛缩、维持关节活动度最有效的方法，通过主动活动可改善局部血液循环、促进伤口愈合、促进水肿消退、减轻疼痛、预防松解粘连。具体方法包括腕关节、掌指关节、指间关节各个方向活动，抓握、对捏活动，屈肌腱滑动练习（直拳、勾拳、复合握拳等），可抗或不抗阻力。并在条件允许下，多使用患手进行日常生活或工作活动。

2. 被动运动　若手部神经损伤而丧失了主动活动能力，或早期不允许主动活动时，可由他人或健手辅助进行被动活动练习。练习时应注意在有效的保护下进行，可由他人或健手牢固固定近端和（或）远端关节进行被动活动，也可以在矫形器保护下进行活动。

3. 关节松动技术　若关节因疼痛或僵硬而活动受限时，可采用关节松动技术。关节松动手法包括关节的牵引、滑动、滚动、挤压、旋转等，手法可分为4级，Ⅰ、Ⅱ级手法主要用于疼痛引起的关节活动范围受限，Ⅲ、Ⅳ手法主要用于关节力学结构异常时所出现的活动范围受限。

4. 矫形器的应用　矫形器具有防止和纠正畸形、代偿肌肉功能、保护和支持等作用。可根据损伤情况选择合适的矫形器。低温板材矫形器具有制作和使用方便、轻便透气、外形美观等特点，临床上推荐早期使用。

（二）减轻水肿技术

1. 抬高患手　抬高患手是预防和减轻水肿的最常用、最基本的方法，将手放置在高于心脏位置，且手应高于肘、肘高于肩、肩高于心脏，以利于血液回流，减轻水肿。需注意，手应以高于心脏10～20 cm为宜，不宜过高，以免造成缺血。

2. 冰敷　若没有血管和组织缺血情况，可使用冰敷的方法以减少急性期的液体渗出。建议的最佳温度不低于15℃，以防组织冻伤，通常在皮肤和冰袋之间用一干毛巾。需注意，冰敷不能用于断手再植或断指再植的患者，以免造成再植手的缺血坏死。

3. 主动活动　主动活动可促进血液循环、减轻水肿，最简单的方法是用力握拳并上举过头，每小时25次以上。

4. 压力治疗　包括向心缠绕弹力绷带、压力指套、压力手套等，此法见效快但持续时间短，所以应长时间使用，使用过程中注意观察指尖血运情况以免造成缺血。

5. 向心按摩　在抬高患肢的同时进行向心按摩，可促进静脉回流、减轻水肿。

（三）瘢痕控制技术

1. 压力疗法　压力疗法是指通过对人体体表施加适当的压力，以预防或抑制皮肤瘢痕增生，防治肢体肿胀的治疗方法。压力疗法是目前公认的治疗肥厚性瘢痕最有效的方法。手部压力疗法主要包括向心加压缠绕弹力绷带、压力指套、压力手套等。

2. 按摩　可涂抹羊脂膏或润肤膏于瘢痕部位，然后以推、压、环形按等手法进行按摩，随瘢痕组织的老化可逐渐加重手法，每次15分钟左右。注意避免引起水疱及皮肤破损。

3. 功能训练　主动活动和牵伸技术的应用可松解瘢痕，维持手部正常功能。

4. 体位和矫形器的应用　烧伤早期将手置于对抗可能发生瘢痕挛缩的部位并使用矫形器固定，例如应用手保护位矫形器、拇指外展矫形器对瘢痕进行加压和牵伸等。

（四）防治关节挛缩技术

1. 合理体位　早期应将手部放置于对抗可能发生关节挛缩的部位，因手外伤后易发生掌指关节屈曲挛缩、拇指内收挛缩、指间关节屈曲/伸直位挛缩等，早期应加以预防。

2. 手部矫形器　可以用来预防和纠正关节挛缩，常用的手部矫形器有手保护位矫形器、拇指外展矫形器、屈指套、屈指圈、伸指/屈指矫形器等。

3. 功能训练　早期开始主动活动和肌力训练是防止关节挛缩的最好方法，但若因损伤而不能进行主动活动时，则可早期应用持续性被动活动、关节被动运动等方法。对已出现的关节挛缩可采取牵伸、关节松动技术进行治疗。

（五）感觉障碍治疗

1. 感觉脱敏技术　在进行脱敏技术前，应先教育患者减少恐惧心理，有意识地使用敏感区。训练方法为在敏感区逐渐增加刺激。首先用棉花摩擦敏感区，每日5次，每次1~2分钟。当患者适应后，改用棉布或质地较粗糙的毛巾布摩擦敏感区，然后使用分级脱敏治疗。例如：① 先用旋涡水浴15~30分钟，开始慢速，然后逐步加快，使患者逐渐适应水的旋动。② 按摩、涂油后，做环形按摩10分钟。③ 用毛巾类针织物摩擦10~30分钟，待患者能耐受触觉刺激后，让患者触摸不同的材料，如碎粒、黄沙、米粒、圆珠等。④ 振动，例如使用电动震动器震动局部皮肤，以巩固患者的脱敏。⑤ 叩击，例如用铅笔端叩击敏感区以增加耐受力。

2. 感觉再教育 应对手部感觉丧失的患者进行安全教育：① 避免接触过热、过冷物品和锐器。② 避免使用小把柄的工具。③ 抓握物品不宜过度用力。④ 避免长时间使用患手，使用工具的部位经常更换，预防某一部位的皮肤有过多的压力。⑤ 经常检查手部皮肤有无受压征象，如红、肿、热等情况。⑥ 假如感觉缺损区皮肤破溃，应及时处理伤口，避免组织进一步损伤。

3. 感觉再训练 训练程序包括：① 要求患者在手上画出感觉缺失区域。② 训练前进行感觉评定。③ 当保护觉恢复时，感觉训练程序即可开始。④ 感觉训练后再评定，每月1次。注意感觉训练时间不宜过长过多，每日3次，每次10~15分钟为宜。具体训练内容包括保护觉训练、定位觉训练、辨别觉训练，以及需要运动功能参与的感觉训练，例如拣拾物品、日常生活活动和作业活动等。

三、手外伤作业治疗实施

手外伤作业治疗应尽早开始，根据外伤后修复过程，手外伤康复大体分为4期，每期作业治疗重点各不相同。需注意的是创伤愈合是一连续的过程，康复治疗也没有绝对的分期，患者之间亦存在个体差异，实际工作中要结合患者的实际情况进行康复治疗。

（一）康复第一期

即受伤或术后3周内。这一时期手部充血、肿胀，坏死细胞被清理，纤维细胞、胶原纤维在增多。

1. 治疗目标 减轻肿胀，消除疼痛，促进伤口愈合和肌腱、骨折的早期愈合，防止并发症的发生。

2. 治疗方法 手部支具早期应用，以轻柔被动运动、未受累关节主动运动为主，注意治疗在有效固定的前提下完成。手部骨折、神经损伤通常需要使用矫形器固定2~3周，固定期间可在保护下由治疗师进行被动运动，或在治疗师指导下进行轻柔的主动活动。肌腱损伤修复术后视手术情况，可在早期全固定矫形器、早期被动运动矫形器或早期主动运动矫形器（图17-14）的保护下进行治疗。

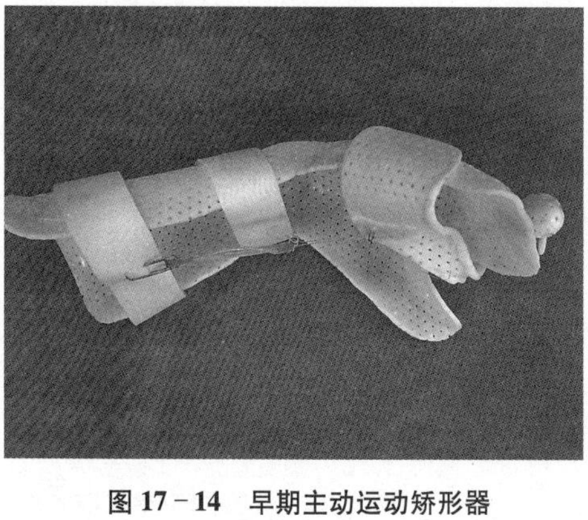

图17-14 早期主动运动矫形器

（二）康复第二期

即受伤或术后3~6周。这一时期胶原增加，组织的抗张力开始恢复，肌腱和骨折逐步牢固，此期亦是粘连好发时期。

1. 治疗目标 预防粘连、促进创伤愈合和功能恢复。

2. 治疗方法 治疗以不抗阻的主动运动为主，有时需继续使用矫形器（如夜间睡眠或较大范围活动时）。骨折、神经损伤可在保护下逐渐进行不抗阻的主动运动，肌腱损伤可在矫形器的保护下进行手指全范围不抗阻主动活动。周围神经损伤者常需应用矫形器代偿失去的功能，以促进神经修复、预防畸形，如尺神经损伤矫形器、桡神经损伤矫形器、正中神经损伤矫形器等。

（三）康复第三期

即受伤或术后6~12周。进入伤口愈合的成熟期，胶原纤维逐渐增多，表层（瘢痕）与深层（粘连）纤维组织增多，肌腱、骨折的愈合比较牢固。

1. 治疗目标　减少纤维组织的影响，抑制瘢痕增生，进一步扩大关节活动范围。

2. 治疗方法　以循序渐进的抗阻运动和功能性活动为主，以增强肌力和手的实用功能。除神经损伤或纠正挛缩和畸形外，此期通常不需要使用矫形器，视组织愈合情况逐渐增加活动范围和进行渐进抗阻练习。对于存在感觉障碍者，需根据情况进行针对性的感觉训练。

（四）康复第四期

即受伤或术后12周以后，此期手功能基本恢复，治疗以职业康复为主，可考虑进行功能重建和二期修补手术，如肌腱松解等。

1. 治疗目标　恢复伤前手功能，重返工作岗位。

2. 治疗方法　在前期治疗的基础上，重点进行职业训练，包括工作强化训练、现场工作强化训练、工作模拟训练、技能培训、工作安置等。

参考文献

[1] 李奎成.作业疗法[M].广州：广东科学技术出版社,2009：124－147.
[2] 窦祖林.作业治疗学[M].北京：人民卫生出版社,2014：98－126.
[3] 吴淑娥.作业治疗技术[M].北京：人民卫生出版社,2010：208－213.
[4] 王澍寰.手外科学[M].北京：人民卫生出版社,2011：128－145.
[5] 卓大宏.中国康复医学[M].第二版.北京：华夏出版社,2003：1092－1113.
[6] 缪鸿石.康复医学理论与实践[M].上海：上海科学技术出版社,2000：1636－1654.
[7] 王利，朱小弟，李文庆，等.手外伤流行病学描述性研究[J].中华创伤骨科杂志,2003,5(4)：344－346.
[8] 王澍寰.我国手外科的目前形势和发展前景[J].实用手外科杂志,2002,16(2)：67－69.
[9] 潘生德，顾玉东，侍德.中华医学会手外科学会上肢部分功能评定试用标准[J].中华手外科杂志,2000(3)：130－135.

NOTE

第十八章　烧伤的作业治疗

烧伤是由于热力(火焰、热水、热蒸气、热油、热水泥等)、电流、化学物质或放射性物质作用于人体皮肤、黏膜、肌肉等造成的损伤。是最具破坏性、影响最为深远的外伤之一,严重危害人类的生命和健康。全球范围内,其发生率紧随交通事故、高处坠落、暴力伤害,排第四位。据不完全统计,烧伤在我国的年发生率大约为 2%,即每年约有 2600 万人遭受不同程度烧伤。

烧伤是康复治疗时效性最强,对患者转归影响最大的康复病种之一。研究发现,烧伤严重程度、康复治疗起始时间、康复治疗总时间等均是影响烧伤患者转归的重要因素,研究表明,越早开始并进行足够时长的康复治疗是提高烧伤患者功能结局的关键。

作业治疗可贯穿烧伤康复治疗全过程,主要通过压力治疗控制烧伤后瘢痕增生、减少瘢痕所导致的关节挛缩与畸形;应用矫形器预防瘢痕挛缩、保持关节功能、预防畸形;通过 ADL 训练促进烧伤患者生活独立;通过职业训练促进再就业,使患者平等地参与社会生活;通过功能性活动治疗改善肢体功能、提高肢体的协调性、提高手的灵活性、改善心理状态、促进重返社会等。

第一节　临床表现及功能障碍

一、烧伤后常见临床表现

烧伤的原因不同、程度不同,临床表现也不尽相同,但一般来说,烧伤的临床表现包括以下方面。

1. 皮肤损害　Ⅰ度烧伤表现为皮肤红肿、表皮敏感、对热过敏,浅Ⅱ度烧伤皮肤表面为斑驳的红白色、除红肿外有水疱,并有渗出迹象,深Ⅱ度烧伤皮肤表面呈红色或蜡白色,没有水泡但有较为明显的水肿,Ⅲ度烧伤导致皮肤的全层损害,皮肤表现为珍珠样白、焦黄甚至炭化。电击伤者会存在“入口”和“出口”,化学性灼伤可腐蚀组织达非常深层,放射性辐射伤可在癌症化疗患者身上出现,烟雾引起的吸入性烧伤可导致气道内水肿并造成呼吸障碍,抢救时需要插管。

2. 肿胀　各种程度烧伤均可出现,特别以深Ⅱ度烧伤为明显。

3. 疼痛　疼痛为烧伤后常见表现,Ⅰ度和浅Ⅱ度烧伤疼痛尤为明显。

4. 全身表现　可出现恶心、心悸、头晕甚至意识障碍,严重者出现昏迷、呼吸心跳骤停等。

5. 合并症表现　如吸入性肺炎、创面感染等。

二、烧伤后常见功能障碍

1. 运动功能障碍　运动功能障碍是烧伤后最常见、对患者影响最大的障碍,据烧伤部位和程度的不同可表现为关节活动障碍、肌力减退、平衡障碍、协调障碍、步行障碍、手功能障碍等。造成以上障碍的可能原因有肿胀、疼痛、瘢痕增生、挛缩、畸形、长期制动等。

2. 感觉障碍　表现为感觉过敏、感觉减退、疼痛、瘙痒等。感觉障碍程度与烧伤深度和瘢痕增生程度有关，主要原因为神经末梢破坏、瘢痕增生等。

3. 情绪心理障碍　表现为烦躁、焦虑、抑郁、性格改变等，与烧伤程度、功能障碍程度、家庭支持等因素有关。

4. 生活自理能力障碍　常表现为步行能力障碍、进食、穿衣、入厕、洗澡、个人卫生等活动障碍，主要原因为瘢痕增生、关节挛缩、肢体畸形等。

5. 工作能力障碍　表现为工作能力下降，甚至完全不能参加工作。主要原因为运动功能障碍、容貌受损、心理障碍等。

6. 社会参与障碍　表现为不合群、不愿意参加社会活动、甚至不愿外出等，与运动障碍、容貌损害、生活自理能力障碍、工作能力障碍、家人及社会支持等因素有关。

第二节　检查与评估

进行系统的检查与评估，全面了解烧伤患者的功能情况是烧伤康复的基础。检查与评估遵循一般疾病的评估程序，包括临床检查、面谈、作业需求评估、作业表现层次评估（日常生活活动、生产性活动、娱乐休闲活动）、作业技能层次评估（感觉、运动、心理等）和作业情景层次评估（环境评估）等。可在PEO模式或ICF框架指导下进行评估。为避免重复，本章不再重复介绍各病种作业评估的共性内容，只针对烧伤特有的内容进行阐述，具体内容如下。

一、临床检查

烧伤后临床检查即临床评估，主要包括烧伤面积、深度、严重程度等方面评估。

（一）烧伤面积评估

烧伤面积的大小是以烧伤面积所占身体总体表面积（total body surface area，TBSA）的百分比来表示，即%TBSA，临床上通常指Ⅱ度及以上烧伤部位的%TBSA，常用评估方法有手掌法和中国九分法评估。

1. 手掌法　五指并拢时手掌面积相当于自身体表面积的1%。适用于小面积烧伤或特大面积烧伤仅存小面积正常皮肤情况下评估。

2. 中国九分法　具体见表18-1。由于儿童头部较大，下肢相对短小，所以12岁以下儿童烧伤面积估算方法为：头颈部%TBSA = 9+（12-年龄），双下肢面积%TBSA = 46-（12-年龄）。

表18-1　烧伤面积计算（中国新九分法）

部　位		面积（%）	成人九分法面积（%）	儿童九分法面积（%）
头　颈	发　部	3	9×1=9	9+（12-年龄）
	面　部	3		
	颈　部	3		
双上肢	双上臂	7	9×2=18	9×2=18
	双前臂	6		
	双　手	5		

续表

部　位		面积(%)	成人九分法面积(%)	儿童九分法面积(%)
躯　干	躯干前	13	9×3=27	9×3=27
	躯干后	13		
	会　阴	1		
双下肢	双　臀	5*	9×5+1=46	9×5+1-(12-年龄)
	双大腿	21		
	双小腿	13		
	双　足	7*		
全身合计		100	9×11+1=100	9×11+1=100

注：* 成年女性的臀部和双足各占6%

(二)烧伤深度的评估

常采用三度四分法(表18-2)。

表18-2　烧伤深度评估(三度四分法)

分度	损伤范围	表　现	创面愈合情况	瘢痕情况	是否需压力治疗
Ⅰ度	伤及表皮	局部红斑,轻度肿胀,表面干燥,有疼痛和烧灼感,皮温稍高	因生发层健在,再生活跃,2~3天后症状消失,3~5天脱屑痊愈	不留瘢痕	不需压力治疗
浅Ⅱ度	伤及整个表皮直到生发层	出现较大水疱,渗出较多,去表皮后创面红肿、湿润,剧痛,感觉过敏,皮肤温度增高	由于生发层部分损伤,上皮的再生有赖于残存生发层及皮肤附件。若无感染或受压,1~2周愈合	无瘢痕,有色素沉着	不需压力治疗
深Ⅱ度	伤及真皮深层	水疱较小,去表皮后创面微湿,红色或蜡白,可见网状栓塞血管,感觉迟钝	因可残留部分真皮,可再生上皮,创面可自行愈合。如无感染或受压,3~4周愈合,形成一定肉芽组织,如残留上皮感染、破坏,可呈Ⅲ度烧伤表现	留瘢痕	需常规进行压力治疗
Ⅲ度	伤及皮肤全层,甚至皮下组织、肌肉、骨骼	创面无水疱,珍珠样白或焦黄,干燥,皮肤如皮革样坚硬,可见树枝状栓塞血管,感觉消失	因全层皮肤以下的损伤,创面修复需依赖植皮和周围正常皮肤长入。3~5周焦痂自行分离,出现肉芽组织	往往留有瘢痕或因瘢痕增生挛缩而致畸形	需预防性加压治疗

(三)烧伤严重程度的评估

烧伤严重程度通常按以下方法进行分类

1. 轻度烧伤　Ⅱ度烧伤面积小于等于9%;

2. 中度烧伤　Ⅱ度烧伤面积10%~29%,或Ⅲ度烧伤面积不足10%;

3. 重度烧伤　烧伤总面积30%~49%,或Ⅲ度烧伤面积10%~19%,或伴休克等严重并发症或较重合并伤;

4. 特重烧伤　烧伤总面积50%以上,或Ⅲ度烧伤20%以上,或已有严重并发症。

二、作业评估

烧伤后作业评估包括肌力评估、关节活动度评估、手功能评估、ADL评估、职业能力评估、生存质量评估、瘢痕评估等。本章仅介绍烧伤专有评估方法,其他通用评估具体方法见本套教材《康复

NOTE

评定学》一书及本书相关章节。

（一）瘢痕评估

1. 主观评估　主观评估常用温哥华瘢痕量表（Vancouver scar scale，VSS）对瘢痕整体情况进行评估，应用目测类比法（VAS）对疼痛和瘙痒情况进行评估。VSS是临床上最为常用的瘢痕评估量表，主要评估瘢痕与正常皮肤的分别，内容包括色泽、血液循环、柔软度及厚度4项（表18－3）。

表18－3　温哥华瘢痕量表（Vancouver scar scale，VSS）（中国香港版本）

评定项目	方法	分数
色泽 Pigmentation	1. 利用硬胶片按压在瘢痕上 2. 观察瘢痕的色泽 3. 利用正常皮肤的色泽与瘢痕的色泽比较	0＝正常颜色 1＝浅白色或浅粉红色 2＝深浅混集 3＝深色
血液循环 Vascularity	1. 放开胶片 2. 观察瘢痕的血液循环程度	0＝正常 1＝粉红色 2＝红色 3＝紫色
柔软程度 Pliability	1. 手指轻按瘢痕 2. 感觉瘢痕的柔软度	0＝正常 1＝柔软 2＝有少许拉紧 3＝有点硬 4＝令关节弯曲，很难把关节伸直 5＝已造成永久性软组织挛缩，例如关节畸形
瘢痕厚度 Height	利用软尺或间尺量度瘢痕突出皮肤的厚度	0＝正常（平坦的） 1＝0～1 mm 2＝1～2 mm 3＝2～4 mm 4≥4 mm

2. 客观测量　包括应用颜色辨别系统分析瘢痕的颜色，应用软组织触诊超声系统测定瘢痕的厚度，应用硬度检测系统检测瘢痕的硬度，采用激光多普勒血流测定仪测定瘢痕的血流情况等。

（二）烧伤生存质量专用评估

学者们先后设计了烧伤患者健康量表（burn specific health scale，BSHS）、烧伤简明健康量表A（the abbreviated burn specific health scale，BSHS－A）、烧伤患者健康修正量表（the burn specific health scale-revised，BSHS－R），烧伤患者健康精简量表（brief version of the burn specific health scale，BSHS－B）。其中BSHS－B应用较为广泛。

BSHS－B为Kildal等2001年修订，内容包括热敏感度、情绪影响、手功能、治疗状态、工作、性能力、人际关系、简单能力、身体形象9个领域40条目（表18－4），每个条目都有5个程度选项（0～4分），其中手功能及简单能力（基本生活能力）的条目选项为做不到、非常难、比较难、有点难、没问题。其余领域的条目选项为完全符合、非常符合、比较符合、有点符合、不符合。

表18－4　烧伤患者健康精简量表BSHS－B

评估项目	具体条目
1. 热敏感度	（1）在阳光下有困扰 （2）受炎热的天气困扰 （3）在炎热的天气，不能出去，不能做事 （4）我不能在太阳底下困扰我 （5）我的皮肤比以前更敏感

续表

评估项目	具体条目
2. 情绪影响	(1) 经常感到悲伤或沮丧 (2) 有时觉得自己有情绪问题 (3) 被孤独感困扰 (4) 有被困或被抓住的感觉 (5) 不喜欢与人交往 (6) 没有人可以跟自己聊一下自己的问题 (7) 没兴趣和朋友一起做事情
3. 手功能	(1) 签名 (2) 用餐具进食 (3) 从平坦的表面上捡起硬币 (4) 开门上的锁(用钥匙开门) (5) 系鞋带,蝴蝶结或其他
4. 治疗状态(配合治疗)	(1) 照料皮肤是件麻烦事(照料皮肤很麻烦) (2) 已经被告知处理自己烧伤的方法,但是不喜欢做 (3) 希望自己不必不得不做那么多事情去照料自己的烧伤 (4) 所有教授的照料自己烧伤的事情都很难做 (5) 照料自己的烧伤使得做其他重要的事情都很难
5. 工作	(1) 烧伤干扰到自己的工作 (2) 烧伤影响到自己的工作能力 (3) 烧伤导致自己的工作出问题 (4) 做以前的工作,行使以前的职责
6. 性能力	(1) 因不能像以前一样被激起性欲而感到挫败 (2) 根本就不再会对性感兴趣 (3) 不再会拥抱、接吻
7. 人际关系	(1) 不喜欢家人在自己周围的行为方式 (2) 比起和家人一起,宁愿自己待着 (3) 没有自己,家人会更好 (4) 受伤使自己离家人越来越远
8. 简单能力(基本生活能力)	(1) 独立洗澡 (2) 自己穿衣 (3) 坐于椅子上或从椅子上站起来
9. 身体形象	(1) 受瘢痕外观困扰(我的瘢痕外观困扰我) (2) 一般外观(平时的外貌)很困扰自己 (3) 有时很想忘掉自己的外貌已经改变 (4) 感到自己的烧伤对别人没有吸引力

BSHS－B 评分采用 Likert 5 级分法：1＝做不到/完全符合，2＝非常难/非常符合，3＝比较难/比较符合，4＝有点难/有点符合，5＝没问题/不符合。每个领域计平均分。各个领域分数越低，说明生存质量越低，反之越高。

第三节　方案与实施

一、烧伤作业治疗原则

烧伤作业治疗原则与烧伤康复治疗原则一致，基本原则为："早期介入，全程服务；预防为主，重点突出；团队合作，全面康复。"

"早期介入"指受伤之时起就需要作业治疗介入，而不是等到创面愈合，甚至瘢痕增生、关节挛缩后才开始。体位摆放、矫形器应用等在烧伤后早期就应及时跟进。

“全程服务”指在烧伤治疗的全过程均进行作业治疗服务，而不是烧伤后期才进行，治疗包括早期的体位、矫形器应用；中期的功能性活动、ADL训练、压力治疗；后期的职业康复、出院前准备、环境改造等；出院后的家庭康复指导、跟踪随访等。

“预防为主”指烧伤作业治疗应以预防瘢痕增生和关节挛缩为主，预防功能障碍的出现，一旦出现了瘢痕增生和关节挛缩、脱位，其治疗十分困难，疗效也远不及早期预防。

“重点突出”指烧伤后作业治疗的重点应放在控制瘢痕增生和关节挛缩，提高ADL能力和工作能力，促进患者重返社会生活等方面。

“团队合作”指作业治疗师与烧伤科医生、康复医生、其他康复治疗师、护士等专业人员紧密合作，全面考虑，共同完成。

“全面康复”指烧伤作业治疗不仅针对肢体功能上的康复，更要针对心理、职业和社会功能提供全面的治疗服务。

二、烧伤作业治疗方法

烧伤后常用的作业治疗方法包括健康指导、体位处理、压力治疗、矫形器应用、功能性作业活动训练、手及上肢功能训练、ADL训练、职业训练、社会适应训练、环境改造、辅助器具选择与使用训练等。

1. 健康指导 始于初次会面，贯穿治疗全程，健康指导是否到位可影响患者的作业治疗参与程度和预后，包括面对面的讲解、示范，提供宣教手册、图片，观看宣教录像，组织小组活动，健康讲座等。宣教内容包括告知患者病情、发展、治疗过程、可能预后等，宣教的重点是瘢痕的发生发展过程、瘢痕的自我管理（心理调整、体位处理、按摩、痛痒处理、压力衣及矫形器应用等）、ADL活动、功能性活动指导等内容。

2. 体位处理 合理的体位对预防瘢痕挛缩及关节挛缩至关重要。烧伤早期，为避免疼痛，患者常常保持在“舒适体位”，如四肢屈曲蜷缩位，常会发生挛缩及畸形，为预防瘢痕挛缩，应将烧伤肢体置于对抗可能出现瘢痕挛缩的位置，体位处理在烧伤急救期（ICU病房）即应开始，如屈侧烧伤应将肢体置于伸直位，手部大面积烧伤将手部放于“保护位”（安全位），具体肢体摆放要求详见表18－5。全身大面积烧伤者体位摆放方法如下（图18－1）。

表18－5 不同部位烧伤的体位要求、矫形器及功能性训练示例

烧伤部位		常见畸形或异常	体位要求	常用矫形器	功能性训练活动示例
头面部		睑外翻	常保持闭眼	无	闭眼动作
		小口畸形	张口	开口器	唱歌，张大口的动作
		鼻孔挛缩	保持鼻孔通畅	鼻孔支撑器	保持用鼻呼吸
颈部	前部	瘢痕挛缩致口不能闭合，不能抬头	保持颈部伸展，可去枕仰卧或在颈肩部放一小长枕使颈部处于轻微伸展状态，同时保持口部闭合	颈托，协助保持颈部伸展位	头部伸展动作为主的活动，如抬头上望天花板、顶气球等，抬头数星星
	后部	瘢痕挛缩致低头困难	保持颈部中立位，可用枕头协助	一般不需要，严重者可用颈托	各种低头动作，如下颌碰触胸部
	侧部	单侧烧伤致颈部侧偏	保持烧伤侧伸展，患侧在上的侧卧位时可去枕	颈托，保持颈部中立位	各种头部侧偏的动作，如唱歌时摆头
	全部	同颈前部	同颈前部	颈托	头部各方向动作，颈操、顶气球等

续表

烧伤部位		常见畸形或异常	体位要求	常用矫形器	功能性训练活动示例
肩部		肩上抬，上肢外展	肩下沉、内收	一般不需要	肩下沉、内收动作，如双手背侧传接小球等
腋窝部		腋窝挛缩，肩不能外展	肩关节外展90°～100°和外旋位	肩外展矫形器	进行肩外展动作训练，如利用简易吊环上肢悬吊训练、侧方爬墙练习、双手过头拍手、侧方擦玻璃、晾衣服等家务活动
上臂	屈侧	肩后伸及伸肘受限	伸肘，肩中立或后伸位	一般不需要	伸肘动作，如擦桌子、打台球、虚拟游戏（如保龄球）等
	伸侧	肩前屈及屈肘受限	肘稍屈，肩中立位	一般不需要	屈肘及肩屈曲动作，如整理书柜、打乒乓球、虚拟游戏（如保龄球、羽毛球）
肘部	屈侧	屈曲位挛缩	肘关节伸展位	肘关节伸直矫形器	伸肘动作，如擦桌子、投篮球、投飞镖、提水等
	伸侧	伸直位挛缩	肘屈70°～90°	肘关节屈曲矫形器	屈肘动作，如擦桌子、投篮球、投飞镖及进食（吃水果、嗑瓜子）等ADL活动
	屈伸侧	伸直位挛缩	肘屈70°～90°并注意变换体位	肘关节屈伸两用矫形器	肘屈伸动作，如擦桌子、投篮球、投飞镖及进食（吃水果、嗑瓜子）等ADL活动
前臂	屈侧	伸肘、伸腕受限	伸肘、腕背伸	多不需要，有时需腕背伸矫形器	伸肘伸腕动作，如擦玻璃、拍球、虚拟游戏抓蝴蝶等
	伸侧	屈肘、屈腕受限	屈肘、腕中立或休息位	多不需要	日常生活活动：进食、刷牙等
腕部	屈侧	腕关节屈曲挛缩	腕背伸30°	腕背伸矫形器	伸腕动作，如擦玻璃、双手做"作揖"动作、拍手、拍球等
	伸侧	腕关节屈曲受限	腕中立位或稍屈曲位	多不需要	屈腕动作，如拍球、投飞镖、钉钉子、敲鼓等
手部	掌侧	屈指畸形，腕背伸受限	腕、掌指、指间关节均伸直位	腕指伸展矫形器，拇外展矫形器	伸指伸腕活动，如擦玻璃、投球、猜拳、擀饺子皮等
	背侧	掌指关节伸直、指间关节伸直或屈曲位挛缩	腕中立位，掌指关节屈曲，指间关节伸直，拇指外展	保护位矫形器，拇对掌矫形器	抓握动作，如抓小球、橡皮泥等，使用小工具进行ADL活动、书写
	全手烧伤	"爪"状畸形	腕关节背伸25°～30°，掌指关节屈曲45°～70°，指间关节伸直，拇指外展对掌位	保护位矫形器，拇对掌矫形器、拇外展矫形器	抓握及伸指动作，如抓小球、橡皮泥等，使用小工具进行ADL活动、书写、擦玻璃等
躯干	前侧	含胸弓背	躯干伸展，脊柱下垫毛巾卷	不需要	扩胸运动、"飞燕"动作、拱桥动作，体操球上做伸展躯干动作
	背侧	少见	平卧	不需要	弯腰动作、抱球等
	侧部	躯干侧偏	保持躯干中立位，健侧卧位时可在躯干下方垫枕以保持患侧伸展	不需要	做广播体操的侧身运动、虚拟游戏高尔夫球
臀部		屈髋受限	髋中立位	不需要	屈髋动作，长坐位活动、高抬腿踏步、膝部颠球等
会阴部		髋伸展、外展受限	髋外展20°～30°	髋外展矫形器	髋外展动作及伸髋动作，如拱桥、治疗球上伸髋活动、劈一字马等瑜伽舞蹈动作
大腿	前侧	髋伸展、膝屈曲受限	保持髋关节伸展位，膝稍屈曲位	多不需要	向后踢球、俯卧位飞燕动作
	后侧	髋屈曲、伸膝受限	髋关节中立、膝伸展位	多不需要	向前踢球、正步走等动作，长坐位下完成日常活动等

续表

烧伤部位		常见畸形或异常	体位要求	常用矫形器	功能性训练活动示例
膝部	前侧	膝屈曲受限	膝屈曲位	多不需要	踢毽子、踩单车、划船运动
	腘窝	伸膝受限	保持膝关节伸直位	多不需要，有时需膝关节伸直矫形器	踢球、正步走、直腿抬高等
小腿	前侧	踝跖屈受限	踝关节中立位或稍跖屈	多不需要	踝关节跖屈动作，踩单车、踩踏板等
	后侧	踝背伸受限	踝关节中立位	踝足矫形器	踝关节背伸动作，颠球、站立、步行、上斜坡等
踝部	前侧	踝跖屈受限	踝关节中立位或稍跖屈	踝足矫形器	踝关节跖屈动作，下斜坡、踩单车、踩踏板、跳芭蕾舞等
	后侧	踝背伸受限	保持踝关节中立位	踝足矫形器	踝关节背伸动作，颠球、站立、步行、上斜坡等
足部	足背	踝跖屈及屈趾受限	踝稍跖屈、伸趾但不过伸	多不需要	足部拍地动作，步行
	足趾	趾上跷畸形	稍屈趾	屈趾矫形器	足趾抓地动作，如用足趾收拢地上毛巾

颈部：伸直或过伸，去枕

肩关节：外展90°并外旋转

肘关节：伸直

前臂：旋后

腕手部：保护位，即腕关节背伸30°，掌指关节屈曲70°，指间关节伸展，拇指外展对掌位。

躯干：伸直位

髋关节：外展10°，避免外旋

膝关节：伸直

踝关节：中立位

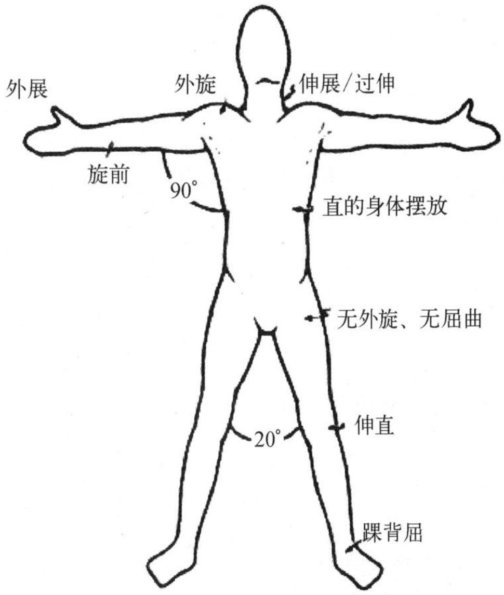

图18－1　大面积烧伤患者早期体位摆放示意图

3. 压力治疗　压力治疗是目前公认的烧伤后增生性瘢痕的最有效的治疗手段之一，是烧伤后瘢痕的常规治疗方法。主要用于抑制增生性瘢痕，缓解疼痛及瘙痒症状，预防及治疗肢体肿胀。对于Ⅲ度烧伤及21天以上愈合的创面应进行预防性加压，深Ⅱ度烧伤瘢痕应进行压力治疗，已增生的瘢痕需及时进行压力治疗。压力治疗在创面愈合后即开始应用并坚持足够长时间，至瘢痕成熟时止，一般要持续1年左右，且每天应用23小时以上。可通过弹力绷带、自粘绷带、压力套、成品压力衣或量身定做的压力衣来实现。为保证治疗效果，常需配备压力垫、橡筋带和支架来增加治疗效果，预防畸形。

4. 矫形器应用　矫形器在烧伤康复中发挥着不可替代的作用，是预防畸形、改善功能的重要手段。早期主要用于保护或协助肢体摆放，以促进组织愈合、预防挛缩和畸形；中期主要用于对抗挛缩、改善关节活动度，最大限度地恢复肢体功能；后期多用于矫正畸形。不同部位烧伤后常用矫形器见表18－5。

5. 功能性作业活动　结合患者功能情况，通过对患者真实的生活环境、特殊的生活日程以及伤前生活角色的评估，与患者共同制订功能性作业活动。目的是通过功能性活动训练，维持关节活动、增强肌耐力、改善 ADL 能力、提升职业技能,优化心理接受能力,促进重返社区和工作岗位,重建伤前的生活角色。不同部位损伤常用的功能性训练活动见表 18-5。

6. 手上肢功能训练 手上肢是最为常见的烧伤部位之一,主要作业治疗内容包括水肿的处理、支具的应用、关节活动度训练、手部灵活性训练、感觉再教育、脱敏训练、手工艺训练等。目的是维持肌力及关节活动、预防挛缩及畸形、改善手的灵活性及提高手的实用功能。

7. 日常生活活动能力(ADL)训练 在安全许可下,ADL 训练应尽早进行,内容包括床边 ADL 指导,独立进食、穿衣、处理大小便、洗澡、修饰、个人卫生等内容,因制动或挛缩导致关节活动受限时则需提供辅助器具帮助完成 ADL,功能改善后进行复杂 ADL 及工具性活动能力(IADL)训练,如家务活动训练等。

8. 职业康复训练 对于有工作潜能且有就业意愿者,结合烧伤者的身体功能和工作情况,进行职业能力评估、工作能力强化训练、工作模拟训练、职业技能培训、工作强化训练、就业安置等内容,必要时进行工场探访、工作现场评估、现场工作强化训练、工作环境改造等,以使患者有机会重新就业。

9. 辅助技术及环境改造 根据烧伤者的功能情况和需要,配备或制作必要的辅助器具,如手部抓握不全者使用加粗手柄工具,肘关节伸直挛缩者使用加长手柄餐具进食,手功能不佳需使用电脑者配备特殊鼠标及打字辅助器具等。对环境限制者进行必要的环境改造,如加装扶手、提高坐厕高度等。

10. 社区适应性训练 烧伤后因肢体功能障碍、心理障碍,加上容貌的毁损,患者往往惧怕参与社会生活,需要进行伤残适应、社会适应训练。社会适应训练主要通过小组方式进行,适应后再进行个别性的训练。内容可包括购物、郊游、乘坐公共交通工具(如地铁)、外出聚餐、看电影等。

11. 其他治疗 如感觉训练(包括脱敏训练、感觉再教育等)、出院前准备、家庭/社区康复指导等。

三、压力治疗

(一)概念

压力治疗(pressure therapy)又称加压疗法,是指通过对人体体表施加适当的压力,以预防或抑制皮肤瘢痕增生,防治肢体肿胀的治疗方法。是经循证医学证实的防治增生性瘢痕最为有效的方法之一。

(二)作用

压力治疗的作用主要有以下几方面。

1. 抑制瘢痕增生 压力治疗可有效预防和治疗增生性瘢痕。

2. 控制水肿 可促进血液和淋巴回流,减轻水肿。

3. 促进肢体塑形 可促进截肢残端塑形,利于假肢的装配和使用。

4. 预防关节挛缩和畸形 通过抑制瘢痕增生可预防和治疗因增生性瘢痕所致的挛缩和畸形。

5. 预防深静脉血栓 压力治疗可预防长期卧床者的下肢深静脉血栓的形成。

6. 防治下肢静脉曲张 可预防从事久坐或久站工作人群下肢静脉曲张的发生。

(三)应用原则

进行压力治疗应遵循以下基本原则。

1. 早期应用 压力治疗应在烧伤创面愈合后尚未形成瘢痕之前就开始。加压治疗开始时间越早，其治疗和预防效果越好。一般10天内愈合的烧伤不需使用压力治疗，10~21天愈合的烧伤应预防性加压包扎，21天以上愈合的烧伤必须预防性加压包扎，已削痂植皮的深Ⅱ度、Ⅲ度烧伤应预防性加压包扎。

2. 合适的压力/有效压力 理想的压力为24~25 mmHg（有效压力10~40 mmHg），接近皮肤微血管末端之压力，若压力过大，皮肤会缺血而溃疡，压力过小则无法达到治疗效果。四肢压力可大一些，躯干过大会抑制肺扩张，影响呼吸。头面部、儿童压力应小些。一般单层压力衣最多只能达到20 mmHg左右压力，要达到足够的压力必须用双层或加压力垫。研究表明，临床上使用10%缩率的压力衣，内加9 mm的压力垫可取得较为理想的效果。

有效的压力是指在不同体位或姿势下，压力始终保持在有效范围，如腋下为最易发生瘢痕严重增生的区域，当上肢自然下垂或肩关节活动时，作用在腋部的压力会明显下降，因此需要应用"8"字带来保证活动时有足够的压力（图18-2）。此外，文献指出，压力衣使用1个月后，压力会下降50%，所以应定期调整，保证有足够的压力。

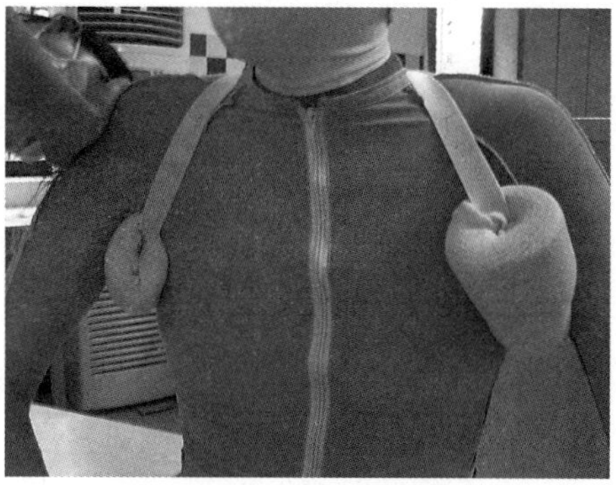

图18-2 "8"字带应用

3. 长期使用 长期使用指压力治疗应持续到瘢痕成熟时为止。从创面基本愈合开始，持续加压至瘢痕成熟，至少需半年到一年时间，一般需1~2年，严重者甚至需进行压力治疗3~4年时间。另外每天应保证23小时以上有效压力，只有在洗澡时才解除压力，每次解除压力时间不超过30分钟。

（四）方法

常用的压力治疗方法包括绷带加压法和压力衣加压法，一般在使用压力衣加压前，通常使用绷带进行加压治疗。在临床工作中常需配合压力垫和支架等附件以保证加压效果。

1. 绷带加压法 绷带加压法指通过使用绷带进行加压的方法，根据使用材料和方法的不同，绷带加压法包括弹力绷带加压法、自粘绷带加压法、筒状绷带加压法等方法。

（1）*弹力绷带加压法* 弹力绷带加压法主要用于早期瘢痕因存在部分创面而不宜使用压力衣者。弹力绷带为含有橡皮筋的纤维织物，可按患者需要做成各种样式。使用时根据松紧情况和肢体运动情况往往需4~6小时更换一次。治疗初愈创面时，内层要敷1~2层纱布，以减轻对皮肤的损伤。

弹力绷带加压法优点为价格低廉，清洗方便，易于使用，缺点为压力大小难以准确控制，可能会导致水肿、影响血液循环、引起疼痛和神经变性。

使用方法：对肢体包扎时，由远端向近端缠绕，均匀地做螺旋形或"8"字形包扎，近端压力不应超过远端压力；每圈间相互重叠1/3~1/2；末端避免环状缠绕。

（2）*自粘绷带加压法* 自粘绷带加压法用于不能耐受较大压力的脆弱组织，可在开放性伤口上加一层薄纱布后使用。主要用于手部或脚部早期伤口愈合过程中。对于2岁以下儿童的手部和脚部，自粘绷带能够提供安全有效的压力。

自粘绷带加压法的优点为可尽早使用，尤其适合残存部分创面的瘢痕；此外，可提供安全有效的压力于儿童手部或足部。缺点为压力大小难以控制，压力不够持久。

使用方法：与弹力绷带加压法基本相同，以手为例，先从各指指尖分别向指根缠绕，然后再缠手掌部及腕部，中间不留裸区以免造成局部肿胀，指尖部露出以便观察血运情况。

（3）*筒状绷带加压法* 筒状绷带加压法用于伤口表面可承受一定压力时，弹力绷带和压力衣之间的过渡时期。这种绷带为长筒状,有各种规格,可直接剪下使用,根据选择尺寸不同,提供不同的压力。

具有使用简便,尺寸易于选择等特点,尤其适用于3岁以下生长发育迅速的儿童。单层或双层绷带配合压力垫可对相对独立的小面积瘢痕组织起到较好疗效。缺点为压力不易控制、不持久,不适合长期使用。

(4) *硅酮弹力绷带法* 硅酮和压力治疗是目前公认的治疗烧伤后增生性瘢痕的有效方法,因此,有人将两者结合使用。国内学者报道弹力套与硅凝胶合用,较二者任一种都有更好效果,对不宜长期使用加压疗法者更显其优越性。而中国香港及国外一些研究未发现两者结合使用优于单一疗法的证据。

2. 压力衣加压法 通过制作压力服饰进行加压的方法,包括成品压力衣加压法和量身定做压力衣加压法。

(1) *成品压力衣加压法* 可通过使用购买的成品压力衣进行压力治疗。

优点为做工良好,外形美观,使用方便及时,不需量身定做,适合不具备制作压力衣条件的单位使用。缺点为选择少,合身性差,尤其是严重烧伤肢体变形者难以选择适合的压力衣。

(2) *量身定做压力衣加压法* 利用有一定弹力和张力的尼龙类织物,根据患者需加压的位置和肢体形态,通过准确测量和计算,缝制成头套、压力上衣、压力手套、压力肢套、压力裤等使用。

优点为压力控制良好、穿戴舒适、合身。缺点为因制作程序较复杂、需时长、制作成本高,外形通常不如成品压力衣美观。

(3) *智能压力衣加压法* 智能压力衣是目前较新的压力衣制作方法。智能压力衣也属于量身定做压力衣的一种,但制作工序已智能化,应用专门的制作软件及硬件进行制作。

除具量身定做压力衣的优点外,还具备制作方便、节省制作时间以利于早期使用、合身性更佳、外形美观等优点。缺点为制作成本高,价格较贵。

3. 压力面罩加压法 由于头面部形状不规则,眼睛周围、口周、鼻周等部位难以加压力,绷带无法使用,近年出现通过压力面罩加压方法。

(1) *低温热塑板材压力面罩* 应用无孔低温热塑板材直接在头面部制作的压力面罩,取型方法同矫形器,取型后割出眼、口等位置,使用弹性带(橡筋带)固定于头部。

优点:操作较简单,可对口周、眼周施加有效压力;缺点:透气性差,相对于高温材料美观性稍差。

(2) *透明压力面罩* 使用特殊材料透明高温板材制作的压力面罩,制作方法同高温板材矫形器:利用石膏、牙科取型粉取出面部形状(阴模),封好口鼻位置,灌石膏制作阳模,修模,将加热的高温材料在石膏阳模上成型,修改、加弹性带子固定。

优点:可对口周、眼周施加有效压力,美观性较好;缺点:透气性不佳,制作技术要求较高,制作过程复杂。

(3) *3D打印压力面罩加压* 近年出现利用3D扫描及3D打印制作压力面罩加压力的做法。

优点为制作过程智能化,敷贴性好。缺点为目前技术尚不太成熟,制作成本较高。

4. 附件的应用 在进行压力治疗时往往需要配合使用一些附件以保证加压效果,同时尽量减少压力治疗的不良反应。

(1) *压力垫* 压力垫是指加于压力衣或绷带与皮肤表面之间,用以改变瘢痕表面的曲度或填充凹陷部位,以集中压力在所需要的部位的物品。压力垫常用的材料有海绵、泡沫、塑性胶、合成树脂、合成橡胶、硅胶、热塑板等。常用压力垫如图18-3。

(2) *橡筋带* 一般由橡皮筋(带)制成,加于压力衣外部,对压力衣不能提供压力的部位施加压力,如指蹼、腋窝、会阴等部位(图18-4)。

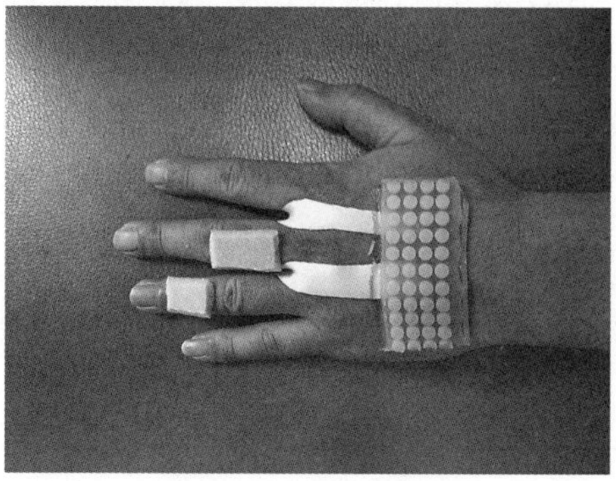

图 18-3　常用压力垫

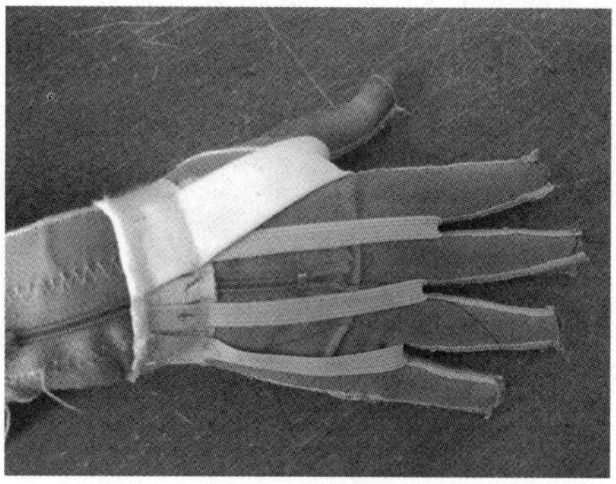

图 18-4　橡筋带

（3）支架　支架是用硬的热塑材料或其他材料制成的支托架（图 18-5），置于压力衣或绷带下面或外面使用，用于保持肢体的正常形态以预防应用压力治疗引起的畸形。常用于保护鼻部、前额、双颊、耳郭、鼻孔、掌弓等易受损伤或易变形的部位不受长期加压而损害。支架常用材料为低温热塑材料。

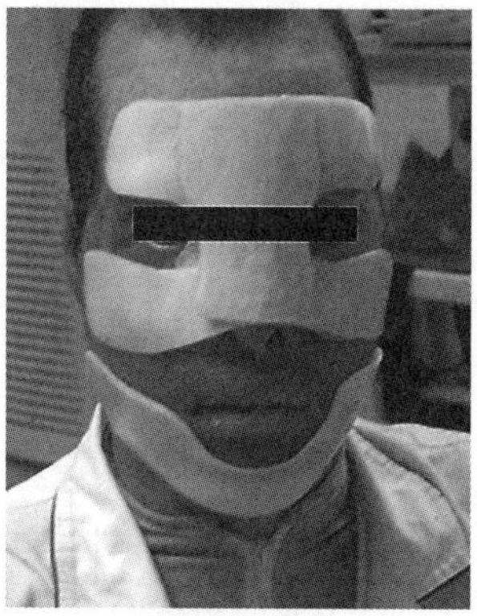

图 18-5　支架

（五）适应证与禁忌证

1. 适应证

（1）增生性瘢痕　适用于各种原因所致的瘢痕，包括外科手术后的瘢痕和烧伤后的增生性瘢痕。

（2）水肿　适用于各种原因所致肢体水肿，如外伤后肿胀，偏瘫肢体的肿胀，淋巴回流障碍导致的肢体肿胀，下肢静脉曲张性水肿，手术后的下肢肿胀，乳癌根治术后上肢肿胀等。

（3）截肢　用于截肢残端塑形，防止残端肥大皮瓣对假肢应用的影响。

（4）预防性治疗

1）烧伤　预防烧伤后 21 天以上愈合的创面发展成增生性瘢痕及预防瘢痕所致的关节挛缩和畸形。

2）长期卧床者　预防下肢深静脉血栓的形成。

3）久坐或久站工作者　预防下肢静脉曲张的发生。

2. 禁忌证

（1）治疗部位有感染性创面　此时加压不利于创面的愈合，甚至会导致感染扩散。

（2）脉管炎急性发作　因加压加重了局部缺血，使症状加重，甚至造成坏死。

（3）下肢深静脉血栓　加压有使血栓脱落的危险，可能导致肺栓塞或脑栓塞。

（六）应用注意事项

1. 应用前解释说明　对患者能否坚持应用压力治疗和是否正确应用压力治疗相当重要。作业治疗师应深入向患者讲解瘢痕的发生发展过程，压力治疗的作用、效果，长期使用的原因和不使用压力治疗的可能后果。因压力治疗早期可能会引起部分不适，如发生水疱、皮肤破损、瘙痒等，但两周后以上情况会好转。如果患者前两周能坚持压力治疗，一般都能坚持整个治疗过程。

2. 压力衣应用注意事项

（1）设计制作注意事项

1）所有瘢痕都应被压力衣覆盖，至少要超过瘢痕边缘 5 cm 范围。

2）若瘢痕位于关节附近或跨关节，压力衣应延伸过关节达到足够长度，这样既不妨碍关节的运动，又不致压力衣滑脱。

3）在缝制过程中，应避免太多的接缝。

4）若皮肤对纯合成的弹力纤维材料过敏而不能穿戴时，应考虑换用其他方法。

（2）穿戴注意事项

1）未愈合的伤口，皮肤破损有渗出者，在穿压力衣之前，应用敷料覆盖，避免弄脏压力衣并影响压力衣弹力。

2）为了避免瘢痕瘙痒和搔抓后引起皮肤破损等问题，穿压力衣之前可用油膏和止痒霜剂、洗剂擦洗。

3）穿戴压力衣期间极个别人可能有水疱发生，特别是新愈合的伤口或跨关节区域，可通过放置衬垫材料进行预防。如果发生了水疱，应保持干净并用非黏性无菌垫盖住。只有在破损后的伤口过大或感染时才停止穿戴压力衣。

4）在洗澡和涂润肤油时，可除去压力衣，但每次解除压力的时间不要超过半小时。

5）每个患者配给 2~3 套压力衣，每日替换、清洗。

6）穿脱时避免过度拉紧压力衣，当压力衣变松时，应及时进行压力衣收紧处理或更换新的压力衣。

3. 绷带加压注意事项

（1）绷带缠绕应松紧适宜，压力大小均匀，近端压力不应高于远端。

（2）及时更换及清洗绷带以保证需要的压力。一般绷带使用 4 小时内应重新缠绕或更换。

（3）注意观察肢体血运情况，避免压力过大影响肢体血液循环。

4. 压力面罩加压注意事项

（1）合身　确保压力面罩合身。

（2）定时清洗　穿戴后要及时清洗以免出现异味。

（3）定时解除压力　每穿戴压力面罩 2 小时后应解除压力几分钟并清洗面罩，以保护面部皮肤。

5. 压力垫和支架应用注意事项

（1）压力垫应覆盖所要加压的整个瘢痕组织，包括瘢痕组织外 3~5 mm。

（2）压力垫不宜过大，过大则不能建立需要的曲度。瘢痕面积较大时可进行分区处理，优先处理影响关节活动的区域和增生明显的瘢痕。

（3）靠近关节的压力垫应结合动力因素进行处理（如表面割出“V”形），以保证不影响关节活动和在关节活动时仍保证足够的压力。

（4）压力垫应定期清洁，保持局部卫生。

（5）确保穿戴位置正确，错位容易引起局部不适。

（6）支架应光滑服帖，不应产生局部压迫。

四、烧伤作业治疗的实施

烧伤后作业治疗应尽早开始，烧伤后生命体征平稳，无生命危险后即可介入作业治疗，一般建议采用“全程介入，分段治疗”的方法。不同时期作业治疗方法如下所述。

（一）早期作业治疗

受伤开始至创面愈合时期。

1. 治疗目标

(1) 预防挛缩、畸形

(2) 保持关节活动范围

(3) 促进创面愈合

(4) 减轻肿胀、疼痛

2. 治疗方法

(1) 健康教育　指导患者及家属正确认识烧伤及其发展过程、康复治疗必要性及方法、日常生活中的注意事项等。

(2) 体位摆放　指导患者及家属正确的体位摆放要求及方法，对抗可能发生的瘢痕或关节挛缩。

(3) 矫形器应用　早期主要是协助体位摆放、固定和保护矫形器的应用，如肩关节外展矫形器(图 18－6a)、手保护位矫形器(图 18－6b)等。

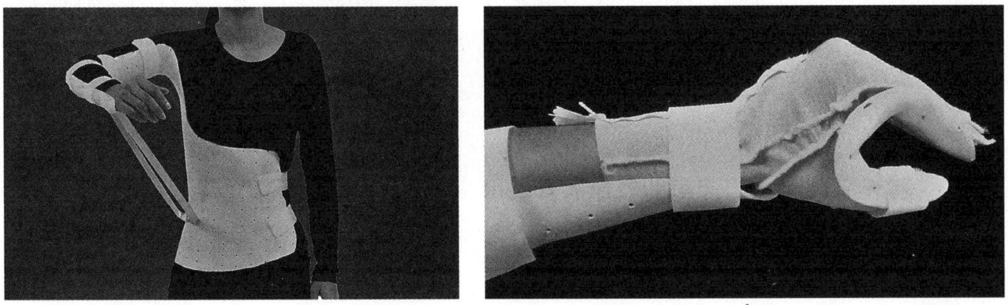

a　　　　b

图 18－6　烧伤早期矫形器

a. 肩关节外展矫形器；b. 手保护位矫形器

(4) 功能活动　视受累关节及皮肤和创面情况进行主动或被动活动，轻柔活动受累关节，保持 ROM，预防挛缩及僵硬。据澳大利亚-新西兰烧伤康复指南，烧伤植皮术后 2~5 天即可开始进行活动，5 天可达全关节活动范围的活动。下肢植皮者早期步行时需通过绷带或压力套对下肢施加压力。

(二) 中期作业治疗

创面愈合至瘢痕成熟时期(伤后 1~2 个月至 1~2 年)。

1. 康复目标

(1) 控制瘢痕增生

(2) 预防挛缩、畸形

(3) 保持和增加关节活动范围

(4) 增强肌力和耐力

(5) 提高生活自理能力

(6) 提高工作能力

2. 治疗方法

(1) 压力治疗　对于Ⅲ度烧伤或超过 3 周愈合的创面，在创面愈合后就应开始压力治疗，早期可先从每日 8 小时开始，过渡到全天加压。具体方法见本节前述内容。

(2) 矫形器应用　此期继续使用保护矫形器，出现关节挛缩者需要使用渐进性矫形器(图 18－7a)或动态牵伸矫形器(图 18－7b)。

NOTE

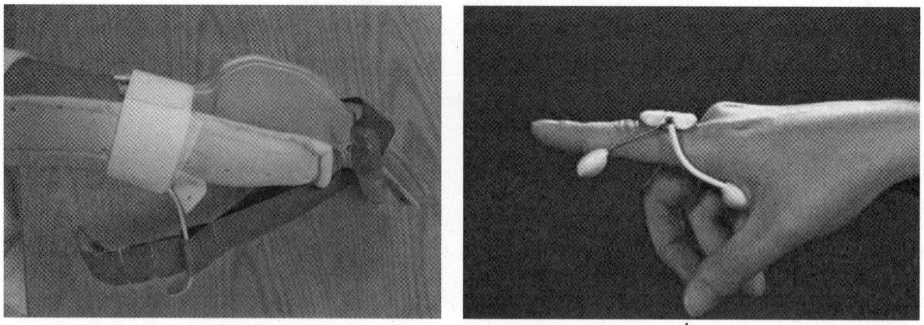

a　　　　　　　　　　b

图 18－7　烧伤中期常用矫形器

a. 渐进性矫形器;b. 动态牵伸矫形器

(3) 功能性作业活动　结合患者的兴趣和日常活动需要选择合适的功能性活动进行训练。

(4) ADL 训练　根据 ADL 情况进行针对性训练,必要时使用辅助器具协助完成 ADL 活动。

(5) 辅助器具配备及使用训练　根据功能情况配备必要的辅助器具,如轮椅、助行器具、生活自助具等,并进行相应使用训练。

(6) 社会适应性训练　包括伤残适应及社区生活适应训练等。

(7) 职业训练　早期体能强化为主,瘢痕稳定后进行工作强化训练、工作模拟、职业培训等。

(8) 家庭康复指导及环境改造　包括出院前准备、家庭康复指导、环境改造等。

(三) 后期作业治疗

瘢痕成熟后(伤后 1~2 年及以上)。

1. 康复目标

(1) 重返工作岗位

(2) 重新参与社会生活

2. 作业治疗方法

(1) 职业训练　职业强化、职业培训、工作安置等。

(2) 社会适应训练　真实社会环境下的训练。

(3) 继续前期治疗　如部分患者仍可能需要使用矫形器或辅助器具,部分患者还需要使用压力治疗。

五、烧伤康复指南推荐意见

根据澳大利亚-新西兰烧伤学会烧伤康复指南,提出以下推荐意见。

1. 锻炼与步行应尽可能早地在烧伤急性期就开展,即使是在 ICU 的环境里。这将优化循环系统,降低肺炎及其他肺部或血管并发症的发生率,消退肿胀,维持关节活动度与肌力,防止卧床制动引发的并发症,包括深静脉血栓。(B 级)

2. 急性期里,若有肌腱暴露的存在,训练方案应有所更改以避免潜在的肌腱损伤发生。(B 级)

3. 为了避免由于生物力学导致植皮部分与底下血管床分离,24~48 小时的制动是必要的。(B 级)

4. 植皮术后,运动、步行及重新参与应尽早且妥当进行。(A 级)

5. 植皮后早期开展密集的训练方案可降低烧伤后挛缩的发展。(A 级)

6. 来自与发育阶段相符的游戏的有目的活动可以用于促进烧伤儿童的功能恢复。(B 级)

7. 在烧伤康复中,虚拟现实技术似乎可作为止痛药物的辅助治疗,并且是可以考虑的治疗选

择。（B 级）

8. 在烧伤康复治疗方案中可应用交互式视频游戏，以缓解疼痛，促进活动。（B 级）

9. 急性植皮手术后，在允许情况下应尽可能早地恢复运动、行走、重新参与日常活动。（A 级）

10. 烧伤康复需多学科专家的处理，包括作业治疗师和（或）物理治疗师，以帮助烧伤患者获得最佳的移动和运动功能。（A 级）

参考文献

[1] Edgar D. Burn trauma rehabilitation: allied health Practice guidelines[M]. Philadelphia: Lippincott Williams & Wilkins, 2014.

[2] Richard RL, Staley MJ. Burn Care and Rehabilitation. Principles and Practice[M]. Philadelphia: FA Davis, 1994.

[3] Carrougher GJ. Burn Care and Therapy[M]. St Louis Mo.: Mosby Inc, 1998.

[4] Sullivan T, Smith J, Kermode J, et al. Rating the burn scar[J]. *J Burn Care Rehabil.* 1990(11): 256-60.

[5] 唐丹，李奎成，曹海燕，等.605 例烧伤康复治疗患者 ADL 能力及其影响因素分析[J].康复学报，2015，25(1): 21-26.

[6] 中华医学会烧伤外科学分会，中国医师协会烧伤科医师分会.烧伤康复治疗指南(2013 版)[J].中华烧伤杂志，2013，29(6): 497-504.

[7] 胡军.作业治疗学[M].北京：人民卫生出版社，2012.

[8] 李奎成.作业疗法[M].广州：广东科学技术出版社，2009.

[9] 吴军，唐丹，李曾慧平.烧伤康复治疗学[M].北京：人民卫生出版社，2015.

[10] 窦祖林.作业治疗学[M].第二版.北京：人民卫生出版社，2013.

[11] 黄东锋.临床康复医学[M].汕头：汕头大学出版社，2004.

[12] 黎鳌.黎鳌烧伤学[M].上海：上海科学技术出版社，2001.

NOTE

第十九章 精神分裂症的作业治疗

精神分裂症(schizophrenia)是一组病因未明的精神病,多起病于青壮年,常有感知、思维、情感、行为等多方面的障碍和精神活动的不协调。一般无意识障碍和明显的智能障碍,病程多迁延。目前,国外的诊断标准包括《美国精神障碍诊断与统计手册第4版》(DSM-Ⅳ)、WHO的《ICD-10精神与行为障碍分类》(ICD-10),中国的诊断标准为《中国精神障碍分类与诊断标准》第3版(CCMD-3)。

精神分裂症的症状描述早在古代埃及、印度、中国及希腊就有所提及。19世纪中叶以来,欧洲精神病学家将本病不同症状分别看成独立的疾病,先后命名为“早发性痴呆”“青春型痴呆”“紧张症”。1896年,克瑞培林(Kraepelin)结合本人的观察和分析并将前人的观点归纳在一起,统称为“早发性痴呆”,首次作为一个疾病单元来描述。直至20世纪,瑞士精神病学家E·布路勒(E. Bleuler)将本病命名为“精神分裂症”,并指出:情感、联想和意志障碍是本病的原发症状,而核心问题是人格的分裂。

目前对精神分裂症病因与发病机制的研究主要包括遗传、神经发育、神经生化、心理社会因素等方面,但具体病因尚无一致性结论。个体心理的易感素质和外部社会环境的不良因素对疾病的发生发展的作用已为大家所共识。无论是易感素质还是外部不良因素都可能通过内在生物学因素共同作用而导致疾病的发生,不同患者其发病的因素可能以某一方面较为重要。

WHO 2004年的调查结果显示,全球精神分裂症患病率为4‰,欧洲、美洲和东南亚地区的平均患病率分别为5.0‰、4.2‰与3.7‰。患病率男女大致相等,性别差异主要体现在初发年龄和病程特征上,90%的精神分裂症起病于15~55岁之间,发病的高峰年龄段男性为10~25岁,女性为25~35岁。国家卫生与计划生育委员会提供的资料显示,2002年我国重性精神疾病患者约1600万人,其中精神分裂症患者约780多万人,女性患病率略高于男性,城市患病率高于农村。

有针对性地组织精神分裂症患者参加循序渐进的作业治疗,可明显减轻其精神症状,提高患者对周围事物的兴趣,培养患者的互相协作能力,启发和重新培养患者的社会适应能力。可使患者的社会能力、社会兴趣、个人卫生等积极因素得到提高,而激动、精神病表现、退缩、抑郁等消极因素则得到缓解,提高了患者的生活质量。

第一节 临床表现及功能障碍

精神分裂症的临床症状复杂多样,不同个体、不同疾病类型、处于疾病的不同阶段其临床表现可有很大差异。各种精神症状均可能见于不同的精神分裂症患者中,只是出现的频率不一。这类患者均有不同程度的感知、思维、情感、意志及行为等功能障碍。

一、感知觉障碍

NOTE

感知觉包括感觉和知觉两个心理过程。感觉是大脑对客观刺激作用于感觉器官所产生对事物个别属性的反映,如形状、颜色、大小和气味等。知觉是在感觉基础上,大脑对事物的各种不同属性进行整合,并结合以往经验而形成的整体印象。

感知觉障碍主要表现为感觉减退、感觉过敏、感觉不适、错觉、幻觉等。最突出的感知觉障碍是幻觉,是精神分裂症患者常见症状之一,但不是特征性症状。在幻觉障碍中以幻听最为常见,包括言语性幻听和非言语性幻听,言语性幻听如评论、赞扬、辱骂、斥责或命令等,非言语性幻听如机器轰鸣声、流水声等。

另外,精神分裂症患者幻觉障碍还包括视幻觉、触幻觉、味幻觉、嗅幻觉、内脏幻觉、本体幻觉等。

二、思维障碍

思维是人脑对客观事物间接概括的反映,揭示事物内在的、本质的特征,是人类认识活动的最高形式。思维障碍可大体分为思维形式障碍和思维内容障碍。

1. 思维形式障碍　主要为思维过程的联想和逻辑障碍。常见的表现有思维奔逸、思维迟缓、思维贫乏、思维散漫、思维破裂、语词新作、象征性思维、言语贫乏、媒介和音韵联想。具体如下。

(1) *思维散漫*　思维的连贯性障碍,即联想概念之间缺乏必要的联系。表现为在与人交流时,患者言语内容散漫,缺乏主题,话题转换缺乏必要的联系,导致对方不懂患者讲话内容的主题思想。

(2) *思维破裂*　更严重的联想障碍,句与句之间缺乏逻辑联系。表现为患者的言语或书写内容有结构完整的句子,但各句含义互不相关,变成了语句堆积,整段内容令人不能理解。严重时,言语支离破碎,句子结构不完整,表现为一些不相干字、词的堆积,称为语同杂拌,如当医生问患者姓名时,患者回答“他,吃饭,火车”。

(3) *象征性思维*　即把很普通的概念、词句或动作和物品赋予某种特殊的意义,把抽象概念具体形象化。例如,患者把垃圾的“不清洁”(具体的“脏”)与思想上的“错误”(抽象的“脏”)混淆。

(4) *媒介和音韵联想*　表现为借助外界某些本来与自己无联系的事物作为媒介所发生的异常联想,例如患者姓“陶”,讨厌“桃子”等。

(5) *语词新作*　自创新词、新字,用图形、符号代替某些概念,所代表的意义只有患者才能理解。

2. 思维内容障碍　主要是在病态推理和判断基础上形成的一种病理性的歪曲的信念。主要表现为妄想,以被害、关系、嫉妒、非血统、宗教和躯体妄想等多见。一个患者可表现一种或几种妄想。一般来讲,在意识清晰的基础上出现的原发性妄想,妄想心境、妄想知觉、妄想回忆以及某些离奇古怪的妄想(如坚信某人在自己脑内植入了芯片来监视自己的思想),常提示精神分裂症的诊断。

三、情感障碍

情感主要是指与人的社会性需要相联系的体验,具有稳定性、持久性,不一定有明显的外部表现,如爱与恨等。情感障碍主要包括情感高涨、情感低落、情感欣快、情感淡漠、焦虑、恐惧、易激惹、情感倒错、情感不稳、情感矛盾等。精神分裂症患者主要表现为情感淡漠、情感倒错、焦虑等。具体如下。

1. 情感淡漠　对外界刺激缺乏相应的情感反应,对周围发生的事物漠不关心,面部表情呆板,内心体验贫乏。起初对身边的亲人朋友欠关心、体贴。病情加重后表现为患者对环境的情感反应迟钝,对生活和学习兴趣减少。随病情发展,其情感日益淡漠,甚至对他人莫大痛苦的事情也表现出惊人的平淡。

2. 情感倒错　情感体验与当时的外界刺激及患者的思维内容不相协调,如:听到高兴的事情时反而表现伤感,谈及被伤害时却表现得愉快。

NOTE

3. 焦虑、抑郁症状　大多数精神分裂症患者在其疾病过程中会体验到明显的抑郁和焦虑情绪，尤以疾病的早期和缓解后期多见，焦虑抑郁情绪的出现提示患者发生自杀行为和物质滥用的可能性增加，需要特别注意。

四、意志与行为障碍

意志是人自觉地确定目标，并根据目标调节自身的行动，克服困难，实现预定目标的心理过程。行为是一系列动作的有机组合，是为达到一定目的进行的复杂的随意运动。精神分裂症患者主要表现为意志减退甚至缺乏，意志活动增强(偏执型)，紧张性兴奋、激越和冲动控制能力减退，甚至自杀。

1. 意志缺乏　主要表现为意志活动减少，动机不足或缺乏主动性和进取心，不愿活动，生活懒于料理，需他人督促和管理。

2. 紧张性兴奋　患者突然出现行为冲动，动作杂乱无章，动机和目的性不明确。如无目的地在室内徘徊。刻板动作、模仿动作、缄默、作态：如扮鬼脸、幼稚愚蠢的行为，傻笑、脱衣、脱裤等。

五、定向、记忆和智能、自知力

定向力指一个人对时间、地点、人物以及自身状态的认识能力。前者称为对周围环境的定向力，后者称为自我定向力。记忆是既往事物经验在大脑中的体现。智能是人们获得和运用知识解决实际问题的能力，包括在经验中学习获得和保持知识的能力，以及迅速而又成功地对新情境做出反应的能力，运用推理有效地解决问题的能力等。自知力又称领悟力或内省力，是指患者对自己精神状态的认识和判断能力。

精神分裂症患者对时间、空间和人物一般能进行正确的定向，意识通常是清晰的，一般的记忆和智能没有明显障碍。慢性衰退患者，由于缺乏社会交流和接受新知识，可有智能减退。自知力缺失主要表现为不承认患有精神病、不知道病态表现何在、不主动求医、拒绝治疗、治疗依从性差，临床医生应仔细评估患者自知力的各方面，自知力评估有利于治疗策略的制订。

第二节　检查与评估

精神分裂症的检查与评估与其他临床学科无本质的区别，需要在有经验的临床医生督导下，经过不断练习获得。但是，精神分裂症检查与评估也有其独特性。一是精神分裂症检查与评估具有很多主观性，二是要做好诊断与评估不仅需要丰富的医学知识，还需要具有对患者宽容接纳的人文关怀态度。

精神分裂症的检查与评估一般从精神检查中的交流、病史采集、精神状况检查、躯体检查与特殊检查和标准化精神检查和评定量表的应用来进行。

一、精神检查中的医患交流

与其他临床学科不同，精神科医生与患者见面交谈，不仅要收集信息以便明确诊断，同时也意味着治疗的开始。

(一) 面谈检查的步骤

1. 开始　由于现在社会对精神疾病缺乏了解，很多人向精神科医生求助都会有羞耻恐惧心理。

面谈检查的开始，精神科医生的首要任务是让就诊患者先放松下来。

2. 深入　最初的一般性接触结束后，面谈检查逐渐转入实质性内容。检查者希望了解就诊者的精神状况，都存在哪些精神症状，精神症状的起因和演变等。在深入交谈阶段应注意的问题，以开放性交谈为主，主导谈话和灵活运用非言语性交流。

3. 结束　深入交谈时间视问题的复杂性而定，一般持续 20～40 分钟。在交谈临近结束时，检查者应该做一个简短的小结，并且要询问患者是否还有未提及的很重要的问题，如果对患者的进一步治疗有安排，应向患者说明。对患者的疑问做出解答，最后同患者道别或安排下次就诊时间。

（二）面谈检查的技巧

1. 医生素养　在诊断治疗的全过程中，医生只有经过与患者密切的接触、交谈，才能完成诊疗。医生在与患者接触时应敏锐地觉察到患者的心绪，发现隐蔽的症状。除了应该掌握排解负性情绪的技巧，也应意识到冷静地分析自己的内心感受，客观地做出正确的诊断。

2. 沟通技巧　好的沟通技巧是良好的医学实践的基石，是诊断必不可少的组成部分，有助于提高医生的临床技能和自信心、提高患者对治疗的依从性、提高患者的满意度。因此，沟通技巧应该是所有临床医生应当具备的技能。

二、病史采集

作为病史主要来源的患者，由于缺乏对疾病的正确认识，患者自述病史不够全面，为了做出正确诊疗计划，充分获取与疾病发生发展的病史资料尤为重要。

1. 病史格式与内容　医生全面询问患者的病史资料，对疾病诊断和治疗具有重要意义。病史格式和内容包括一般资料、主诉、现病史、既往史、个人史、月经史、婚育史、家族史。

2. 病史采集的注意事项　病史采集要从患者的自身疾病特点和生活社会环境综合考虑，客观、全面和准确描述记录病史，清楚地反映疾病的发生发展过程和症状特点。同时，病史采集过程中避免使用专业术语，并且注意保护患者病情隐私。

三、精神状态检查

1. 外表与行为　精神疾病患者往往存在一定的认知行为障碍，比如精神分裂症、酒精或药物依赖及痴呆者可能存在严重的自我忽视，不注意自身形象；躁狂症患者往往有举止夸张的表现。

2. 言谈与思维　从脸部的表情变化可以推测一个人目前所处的情绪状态，如紧锁的眉头、无助的眼神提示抑郁心情。

3. 情绪障碍　躁狂症患者表现为活动过多，不安分；抑郁症患者少动而迟缓；焦虑的患者表现出运动性的不安，或伴有震颤。有些患者表现出不自主的运动如抽动、舞蹈样动作等。

4. 感知　全面了解患者有无错觉、错觉的种类、内容、出现时间和频率、与其他精神症状的关系。

5. 认知功能　包括定向力、注意力、意识状态、记忆和智能的检查。

6. 自知力　经过病史的采集和精神状况检查，了解患者对自己精神状况的认识程度，推断患者的自知力和诊疗过程中的合作程度，从而制定合理化的治疗方案。

四、躯体检查与特殊检查

1. 躯体检查与神经功能检查　精神障碍患者会发生躯体疾病和精神异常，全面的躯体及神经系统检查，对于疾病的诊治具有重要参考价值。

2. 实验室检查 实验室检查为精神障碍提供确诊的依据。随着对精神疾病病因、发病机制研究的深入，许多精神疾病的病理改变被发现，实验室检查已经成为精神疾病诊断标准的一部分。

3. 脑影像学检查 CT、MRI 等可以了解大脑的结构改变，fMRI（功能性磁共振成像）、SPECT（单光子发射计算机断层成像）、PET（正电子发射断层成像）可以使我们对脑组织的功能水平进行定性甚至定量分析。随着影像学科技的不断发展，精神障碍的神经生理基础得到进一步了解。

五、精神分裂评定

评定量表是将标准化检查所得的资料用数字表达，以使主观成分降到最低。提高疾病诊断的水平和可靠性。

（一）常用的心理卫生评价量表

1. SCL－90 症状自评量表（symptoms checklist－90） 此表包括 90 个项目，9 个因子，包括躯体化、强迫症状、人际关系敏感、抑郁、焦虑、敌对、偏执、精神病性因子，全面评定患者的精神状态如思维、情感、行为、人际关系、生活习惯及精神病性症状等。

2. 生活质量综合评定问卷（generic quality of life inventory－74） 共有 74 个项目，从躯体功能、心理功能、社会功能、物质生活状态四个维度来评定受评者与健康相关的生活质量，反映了医学模式向注重躯体、心理、社会功能各方面的转化。

（二）常用的精神科症状评定量表

1. 简明精神病评定量表（brief psychiatric rating scale，BPRS） 包含 18 个症状条目，7 级评分，主要用于评定精神障碍患者尤其是精神分裂症患者的临床症状和治疗前后的变化。（表 19－1）

表 19－1 简明精神病评定量表

评定项目	得分						
	无症状	很轻	轻度	中度	偏重	很重	极重
1. 关心身体健康（依据口头叙述）	1	2	3	4	5	6	7
2. 焦虑（依据口头叙述）	1	2	3	4	5	6	7
3. 情感交流障碍（依据检测观察）	1	2	3	4	5	6	7
4. 概念紊乱（依据口头叙述）	1	2	3	4	5	6	7
5. 罪恶观念（依据口头叙述）	1	2	3	4	5	6	7
6. 紧张（依据检测观察）	1	2	3	4	5	6	7
7. 装相作态（依据检测观察）	1	2	3	4	5	6	7
8. 夸大（依据口头叙述）	1	2	3	4	5	6	7
9. 心境抑郁（依据口头叙述）	1	2	3	4	5	6	7
10. 敌对性（依据口头叙述）	1	2	3	4	5	6	7
11. 猜疑（依据口头叙述）	1	2	3	4	5	6	7
12. 幻觉（依据口头叙述）	1	2	3	4	5	6	7
13. 运动迟缓（依据检测观察）	1	2	3	4	5	6	7
14. 不合作（依据检测观察）	1	2	3	4	5	6	7
15. 不寻常思维内容（依据口头叙述）	1	2	3	4	5	6	7
16. 情感平淡（依据检测观察）	1	2	3	4	5	6	7
17. 兴奋（依据检测观察）	1	2	3	4	5	6	7
18. 定向障碍（依据口头叙述）	1	2	3	4	5	6	7

2. 阳性与阴性症状量表(positive and negative symptoms scale,PANSS) 在BPRS基础上发展而来,用于评定不同类型精神分裂症患者症状存在与否及其严重程度。(表19－2)

表19－2　阳性与阴性症状量表

评定项目	无	很轻	轻度	中度	偏重	重度	极重度
P1.妄想							
P2.联想散漫							
P3.幻觉行为							
P4.兴奋							
P5.夸大							
P6.猜疑/被害							
P7.敌对性							
阳性量表分							
N1.情感迟钝							
N2.情绪退化							
N3.情感交流障碍							
N4.被动/淡漠社交退缩							
N5.抽象思维困难							
N6.交谈缺乏自发性和流畅性							
N7.刻板思维							
阴性量表分							
G1.关注身体健康							
G2.焦虑							
G3.自罪感							
G4.紧张							
G5.装相和作态							
G6.抑郁							
G7.动作迟缓							
G8.不合作							
G9.不寻常思维内容							
G10.定向障碍							
G11.注意障碍							
G12.判断和自知力缺乏							
G13.意志障碍							
G14.冲动控制缺乏							
G15.先占观念							
G16.主动回避社交							
一般精神病理量表分							
S1.愤怒							
S2.延迟满足困难							
S3.情感不稳							
总分(前30项)							

注:阳性量表分(P1－P7);阴性量表分(N1－N7);一般精神病理量表分(G1－G16)
1－无　2－很轻　3－轻度　4－中度　5－偏重　6－重度　7－极重度

NOTE

第三节 方案与实施

精神分裂症的治疗不能单纯依靠药物,甚至由于药物的副作用会加重其功能障碍。精神残疾和其他残疾一样,康复治疗的目标就是要最大程度的提高或恢复其功能,使其能较好地完成社会角色。因此患者功能的训练或重建成为精神残疾的主要康复内容,措施包括心理治疗、日常生活能力康复、社交能力康复、职业评估与训练、文娱训练等。

一、心理治疗

心理治疗(psychotherapy)是我们与患者交往接触过程中,通过语言或非语言因素,对患者进行训练、教育和治疗,用以减轻或消除身体症状,改善患者心理精神状态,以适应家庭、社会和工作环境的一种方法。通过有效的心理治疗,可以建立良好的医患关系。并辅助患者认清自己的内、外世界,帮助患者学会控制情绪,纠正不合理的逻辑和价值观,重建患者的自信。心理治疗的具体操作步骤如下。

1. 建立良好医患关系阶段 在这一阶段里,我们要与患者建立起一种以患者为中心的咨询关系。良好咨询关系的潜在价值是不可忽视的,因为它是治疗过程中的特殊组成部分,表明我们要关心患者,并将其视为独特而值得关注的人。对于患者来说,良好的咨询关系能帮助他们对我们建立起足够的信任,以便最终能够披露自己的内心世界。

2. 评估及确立目标阶段 该阶段常常与第一阶段同时或稍后进行。在这个阶段中,要帮助患者研究、了解自己和出现的问题。评估问题能使我们和患者更全面、深入地了解病情。评估中所获得的信息对于设定治疗方案是必要的,且可用于控制患者的抗拒心理。找出问题和困难后,我们与患者还要一起制订康复目标,即患者希望通过心理治疗得到的预期结果。

3. 干预策略的选择与补充阶段 此阶段的任务是促进患者顿悟并做出相应的正确行为。顿悟是有用的,但仅靠顿悟的作用是不够的,其作用远不如在顿悟基础上将顿悟转化为特定行为的联合作用。为了达到这一结果,我们与患者要在评估资料的基础上,选择并安排好行动计划或干预步骤,以使患者取得预期目标。制订干预步骤时,重要的是选择那些与问题及目标相关联的策略方法,且不要让选择的策略与患者的基本信念和价值观相冲突。

4. 评估及终止治疗阶段 这阶段是评估我们干预措施的有效性,以及患者取得目标的进展情况。这种评估会使我们知道何时可以结束治疗,何时需要修订干预行动计划。而且,评估结果中具体可见的进步也常常会鼓励、强化患者。

二、基础性日常生活能力(basic activities of daily living, BADL)的康复

基础性日常生活能力包括个人卫生(例如刷牙、洗脸、洗澡、理发、洗衣服及更换衣服等)、住处卫生情况、进餐及二便情况以及梳妆打扮、衣着整洁及作息是否有规律等一系列情况。

其治疗主要采用行为矫正,行为矫正是指通过分析患者目前状况,针对性地培养和训练某些日常活动,来帮助患者改变他们的行为,具体措施是着重培训患者的日常生活活动,包括起床、洗漱、穿衣、整理床铺、整理房间、进餐、服药、接受各种医疗处置等。如果患者按要求行事,给以物质奖励予以强化,不能完成者则不予以强化。经过一段时间后,患者表现较前活跃,可结合奖励刺激。以下以患者梳头、洗脸、刷牙和漱口为例。

NOTE

1. 梳头　首先分析梳头的活动成分，主要包括拿起梳子，梳前面的头发以及梳后面的头发。

梳头具体操作如下。

（1）嘱患者靠近梳妆台并安全地坐在梳妆台前的椅子上。

（2）拿起放在台上的梳子，并照着放在面前的镜子。

（3）作业治疗师在旁鼓励患者梳头，先梳前面的头发，然后再梳后面的头发。

2. 洗脸　首先分析洗脸的活动成分，主要包括打开和关上水龙头，冲洗毛巾，拧干毛巾以及擦脸。

洗脸具体操作如下。

（1）嘱患者靠近卫生间里的脸盆。

（2）将一个小毛巾放进脸盆，打开水龙头冲洗毛巾。

（3）用双手紧握小毛巾将其拧干。

（4）当毛巾足够干时，将其平放在手掌上擦脸。

（5）重复2~4步，直到脸已洗净。

3. 刷牙、漱口　首先分析刷牙、漱口的活动成分，主要包括牙杯里装满水，将牙膏挤在牙刷上，刷牙以及彻底地漱口。

刷牙、漱口具体操作如下。

（1）嘱患者靠近卫生间里的洗手池。

（2）打开水龙头将牙杯装满水后关上水龙头并将牙杯放在洗手池旁。

（3）拿起牙刷，用另一只手打开牙膏的盖子，然后将牙膏挤到牙刷上。

（4）将牙刷放进嘴里上下刷擦牙齿。

（5）放下牙刷并拿起漱口杯漱口，直至口腔干净。

三、工具性日常生活能力（instrumental activities of daily living，IADL）的康复

工具性日常生活能力的康复主要包括以下两方面。

1. 家庭生活技能　家庭生活技能是指患者在家庭日常生活中，是否能做到他们应该做到的事情，例如分担部分家务劳动，参与家庭卫生打扫，与家人在一起吃饭、聊天、看电视、听音乐等，参与家务事情的讨论，给家庭必要的经济支持等。

2. 与家人关系处理的技能　重点观察患者对自己的子女、配偶、父母有无亲密的情感活动，对他们的健康、生活、事业和工作是否关心，是否能与他们相互交往、交流意见等给予情感上或生活的关心与支持。采取多种家庭干预措施，对于恢复患者的家庭生活技能是至关重要的，这也是为进一步进行社会交往技能及职业的康复打下基础。

由于患者住在医院，与家人接触较少，工具性日常生活能力的康复工作实施起来困难较多，常可采取下列措施。

（1）*家庭化病房*　对患者病房进行布置，墙上悬挂挂历、字画等，桌上放置一些生活用品，组织患者进行拖地或擦玻璃等家务性劳动。

（2）*家居操作室*　组织患者去烹饪食物，并在此室进餐等。

（3）*定期约请家属来院探视*　除了了解其病情外，还应根据患者情况，与患者讨论商量关于家庭开支、子女培养、父母赡养及其他有关事项，使患者身在病房，但不完全脱离家庭，并参与部分家庭事务的决定或管理，发挥其家庭职能。

（4）*病情较稳定的患者及时回归家庭*　出院后应嘱咐家属让患者进行一些家务劳动，并调动患者参与家务管理的积极性。不要把患者完全作为“患者角色”，一切事务均由家人包办代替。

NOTE

四、社交能力训练

社交能力是指能觉察他人情绪意向，有效地理解他人和善于同他人交际的能力。每个人在社会上均充当一定的角色，都要与人们交往，因此社交能力是人们重要的社会功能。精神分裂症患者的社交技能障碍主要表现为不善于或不能正确地与他人交往，不敢或不善于参与社会活动。社交能力康复可以训练患者的社会交往能力与技巧，改善患者的抵触情绪，使患者更容易融入社会，促进患者早日回归家庭，回归社会。

社交技能训练包括以下三方面。

1. 行为矫正疗法 组织并指导患者在院内进行一些社交活动，如与其他患者进行交往，利用医院设施进行活动，如到超市购物、到图书馆借还书籍、去理发室理发并指定发型等，并根据患者完成情况予以奖惩，表现良好者可得到一些物质奖励等。

2. 组织患者外出活动 组织患者外出活动：如乘车、看电影、逛公园或聚餐等；在这些活动中，要尽量发挥患者的主观能动性，使患者积极参与这些活动，而不仅仅是被动服从。例如让患者乘车时自己买票，看电影时自己购票、找座位等。允许患者外出活动本身也可以作为行为矫正疗法奖励中的一项内容。

3. 角色表演（role-play） 每个人在社会上均充当一定的社会角色，精神残疾者从某种角度看，就是由于存在社会功能缺陷，而难以充当其原来的社会角色，因此对他们应进行角色技能训练。进行此训练时阐明一个情景、设置一些在社交中需要解决的问题，将接受训练的患者安排一个角色，并指导患者进行角色表演。这些场景的设计要尽可能与现实生活接近，而且本着“先易后难，循序渐进”的原则逐步实施。这种训练应有周密的计划和安排，而且要经过较长时间的训练方可收效。

五、职业评估与训练

职业康复是恢复或尽可能提高精神残疾者的社会功能，使之早日重返社会进行工作或学习，是检验康复治疗效果的最重要的指标，同样也是精神康复的重要环节。

1. 基本职业技能 基本职业技能包括遵守纪律、按时上下班、对工作的态度、对领导及同事的交往关系，能听从指挥，能完成工作任务，不发生差错事故，个人的仪表及卫生状况等。

2. 专业职业技能 专业职业技能是指患者在发病前从事的某种具体的职业岗位，需要某种特有的职业技能。部分患者病后只能进行简单的或机械的工作。如原来从事技术性工作，由于自身精神状态的原因，对能力缺乏足够的信心，在意同事的看法，也有单位对其工作的能力持不放心态度，而只能从事如清洁工、传达室等简单的体力劳动。这些情况只能标志着患者的职业能力有所下降，不可一概而论地认为患者劳动能力丧失。

职业康复的步骤包括职业评估和职业训练。

职业评估包括：① 患者的职业概况：这是职业评估过程的最初步骤，主要了解和掌握患者的职业历史和经验、日常生活模式等。② 对患者的职业表现能力进行分析：这一步骤需要更加详细具体，需要确定患者的职业优势，目前存在的问题及潜在的问题。通过观察患者的实际能力，分析这些能力所具备的支持因素和阻碍因素，制订有针对性、具有优势的干预目标。

职业训练包括：① 制订康复计划：职业治疗师与患者、家属共同合作，以所选择的职业治疗理论体系为基础，制订出治疗措施和计划。② 实施干预：实施治疗计划，采取治疗行动，促进患者职业和生活能力改善。在干预过程中，需要密切监控患者的反应并详细记录。③ 再评估：在康复治疗完成之后，需要对患者所实施的计划和过程以及达到治疗目标的过程进行回顾和总结。

六、文娱训练

借助文娱活动取代或者转换目标可以达到精神放松的效果。应鼓励患者找到喜爱的活动，以这些活动转移患者的注意力，以免引起紧张焦虑状态。具体方法如下。

（一）音乐疗法

音乐疗法是指运用音乐特有的生理、心理效应，使患者在音乐治疗师的分析下，设计各种音乐行为，通过音乐体验达到消除心理障碍，恢复或增进心身健康的目的。音乐疗法可以调动患者的记忆、联想、想象等各种因素，唤起同感，引起共鸣。在音乐的诱发中，情绪获得释放与宣泄，使积极的情绪强化、消极的情绪排除。甚至可以使原有的消极状态转化为积极状态，缓解躯体的应激状态，解除心理扭曲和紧张。因此，音乐疗法可以稳定患者的情绪，缓解焦虑和抑郁心境。

（二）舞蹈治疗

舞蹈治疗是利用舞蹈或即兴动作的方式将内心的焦虑、愤怒、悲哀和抑郁等情绪安全地释放出来，可以增强个人意识，改善人们的心智，对消除紧张，改善患者情绪有益。

舞蹈治疗可以在病房建筑的大厅中进行。根据治疗目的的不同，一周可进行数次。如果要追求团体的质量和交流的深度，每周 1 次是最低限度。实施时间因次数、对象、实施场地的温度条件而异。对精神分裂症患者的治疗一般每周 1 次，每次 45 分钟左右。

为了促进团体内有意义的相互交流，舞蹈治疗类似于言语性小团体疗法一样，以 6~8 人为宜。患者由作业治疗师进行管理和引导，根据需要可以设置助理治疗师，或请相关治疗机构的工作人员一同参加治疗。在开始进行治疗活动时，作业治疗师必须尽力感受现场的气氛，并选择和现场气氛一致的音乐。动作以患者自发的动作为基础，即兴地强化患者动作中的有建设性的、健康的部分。不能每次都是用同样的音乐或是一成不变的动作。患者的心理状态随时间的推移会出现许多不同的变化，作业治疗师要根据这些变化改变治疗的方向。一般舞蹈治疗活动的具体内容如下。

1. 热身　创造出接纳的气氛。提高身体各部分的灵活性，增强身体活动的意识，尽可能引导出有表现性的动作。

2. 发展　促进表现性动作的发展，促进团体的感情表现和感情体验。

3. 终结　调整高涨的情感，以平静的气氛终止治疗活动。

（三）阅读和影视治疗

阅读和影视治疗是指患者通过有指导的著作或影视作品，来获得自己需要的信息、经验、解决问题的方法、情感共鸣和情感支持，从而改变其认知方式和心理状态，提高患者的心理素质的一种治疗方式。阅读和影视治疗还可以丰富患者的生活内容，促进患者间接接触外部世界，了解时事动态，避免与外界隔绝。

以影视治疗为例，作业治疗师在对患者初步评估的基础上选择影片，患者观看影片的过程中会扩大自己的内心感受，潜意识层面的内容被投射出来，有时患者对于电影的认知是无意识的，对于无意识的分析，是电影咨询与治疗重要的一环。

咨询师根据分析对来访者进一步评估，并对治疗方案进行调整。

（四）体育疗法

体育疗法是通过体育活动增加患者在集体活动中的合作精神和人际交流能力，锻炼患者的躯体功能，尤其对长期服用抗精神药物引起的肥胖、呆滞有益。

以篮球活动为例，篮球活动中有相互配合的集体性的特点，可以协调人际关系，改变性格缺陷。

NOTE

具体方式如下。

1. 运球投篮接力比赛 要求多位患者参与。将所有患者按人数均匀分为两组，同时在底线上开始运球上篮，投中后才返回投另一个篮筐，投中后交给下一个患者。看哪一组先完成，赢的队伍可以给予一定的物质或口头奖励。

2. 半场"三对三"或"二对二"对抗赛 在半场内，将患者分组进行对抗比赛，看哪组患者先投中5个球，赢的队伍可以给予一定的物质或口头奖励。

参考文献

[1] 郝伟，于欣.精神病学[M].第7版.北京：人民卫生出版社，2013.
[2] 胡军.作业治疗学[M].第7版.北京：人民卫生出版社，2012.
[3] 王刚，王彤.临床作业疗法学[M].北京：华夏出版社，2005.

第二十章　创伤后精神压迫综合征的作业治疗

创伤后精神压迫综合征(post-traumatic stress disorder, PTSD),是近几年来为大家广泛注意的精神疾病之一,又译为创伤后应激障碍、创伤后压力综合征、创伤后精神紧张性障碍等,指人在生命遭到威胁、严重物理性伤害、身体或心灵上的胁迫或孩童时期遭受身体或心理上的性虐待、战争、车祸、目睹亲人的突然死亡、自然灾难等后心理状态产生失调的后遗症。PTSD 在精神病学是一个较新的诊断,第一次出现在美国 1980 年的《精神疾病诊断和统计手册》(diagnostic and statistical manual of mental disorders, DSM)上。并于 2007 年《疾病和有关健康问题的国际统计分类》第 10 版修订本(ICD-10-E)中,对 PTSD 的诊断标准进行了修订;中国诊断标准是由中华精神科学会于 2000 年颁布的《中国精神障碍分类与诊断标准》第 3 版(CCMD-3)确定。2008 年 7 月由国家卫生与计划生育委员会进行了修改。

公元前 1900 年,首先由埃及人提出创伤后心理障碍,用以形容那些对于创伤歇斯底里的反应。希腊著名医学家希波克拉底使用体内平衡理论来解释疾病和压力是一种威胁一个系统的平衡或生理平衡的状况的反应。1 个世纪前,弗洛伊德的学生卡迪勒(Kardiner)是第一位描述这种"创伤后心理压力失调症状"的心理学家。

目前,世界上发达国家都在该领域展开了研究。有关调查表明,在灾害发生后的地区,自杀率会升高,更多的人会出现心慌、失眠、做噩梦、感觉木然、注意力不集中等表现,还有人过量饮酒和服药,形成酒精依赖和药物依赖,这些都是心理应激障碍的表现。我国精神卫生研究学者表明,急性应激实际上是灾害发生后立即出现的心理反应,通常持续几个小时到几天便能迅速恢复;创伤后应激障碍通常在严重灾害后延迟发生,潜伏期一般为数周,有的则更长。

国际心理学家们正在展开对一些情绪化事件的新观察,并设法弄清他们为何会产生难以抹去的记忆。应激反应本来是身体遭到外界强烈的刺激后,经大脑综合分析产生的一系列反应,如神经兴奋、激素分泌增多、血糖升高、血压上升、心率加快、呼吸加速等。只要其强度、频率和次序时间适当,不但不会对人体产生损害,反而对保护机体有益。但是,如果外界的刺激过度激烈,或者长期、反复地出现,以致超出机体能够承受的极限,将会造成病理性损害,出现诸如失眠、容易疲劳、烦躁不安、情绪化记忆的反复干扰等症状。

据统计,80%的美国人在一生中会经历某些创伤性事件,其中 10%的人会发展为 PTSD。我国由自然灾害和突发事故引起的 PTSD 也已引起重视。2001 年,一项由威(Wee)和梅耶(Myers)进行的研究表明,超过 50%的灾难救助人员极有可能患严重的创伤后困扰症,在对创伤事件的急性回应中,个人身体和情感的平衡被破坏,通常无法通过时间、环境改变、情感交流等缓解症状,往往需要药物治疗。

第一节　临床表现及功能障碍

大部分人对于创伤事件的情感会在几个月后淡去,如果其持续过长的时间,就有可能引起精神的失调，导致创伤后精神压力综合征。其症状主要分为回避和情感麻木症状和过度警觉症状。

一、回避和情感麻木症状

回避和情感麻木症状是创伤后压力综合征的核心特征，反映了患者试图在生理和情感上远离创伤。主要表现为回避和创伤有关的事情或者谈话，避免那些可以回想创伤的活动、地点或者人物，基本上失去了对生活和活动的兴趣，情感解离、麻木感（情感上的禁欲或疏离感，在感情上变得麻木，尤其对自己所爱的人。感觉自己不可能享有正常人的生活）。

创伤事件使患者产生了非常强烈的情绪，如，压倒一切的恐惧、害怕和焦虑，这些情绪反应可持续终身。事实上，创伤患者有能力表达患病前的所有情感，情感上的麻木并非创伤事件导致，而是患者对负面情感刺激常做出过度的回避反应所致。对创伤记忆的回避可以暂时缓解痛苦，但是却强化了回避性行为，患者为了避免回忆起创伤和与之相联系的痛苦经历，往往以一种单调固定的方式生活。严重时会阻碍患者与他人建立正常联系、享受日常生活、保持创造力以及计划未来等多方面的能力。

二、再体验症状

再体验症状指患者会生动地经历创伤时的情境，好像创伤再次发生，被称为侵入性回忆或者“闪回”。主要表现为患者的思维、记忆或梦中反复、不自主地涌现与创伤有关的情境或内容，也可出现严重的触景生情反应，甚至感觉创伤性事件再次发生一样，引发个体强烈的心理反应（恐惧、恶心等），或者是生理反应（心跳加快、出汗、呼吸加快等）。

这种再体验性症状给个体带来了很大痛苦，一方面患者难以控制症状的发生时间和次数，另一方面它们会引发个体强烈的痛苦感觉。有些引发恐惧的线索或刺激是明显的，如，对于参加过战斗的老兵来说，汽车排气管的声音与枪声类似，会引发他们的恐惧。

三、过度警觉症状

过度警觉症状是患者创伤后的第一个月最普遍、最严重的症状。主要表现为失眠或做噩梦、易激惹或易怒、注意力难以集中、警觉过度（长期处事小心翼翼、过度的惊跳反应或者情绪易变）。

长时间过度警觉患者使自己时常处于危险状态之中，在危机中，这种反应是适应性的，但是在正常的生活情境中，过度警觉使精神和肉体得不到完全放松，工作成效降低，患者不能享受正常生活。

另外，PTSD 患者还有一些其他令人痛苦的症状。如可能会因为自己活下来了而别人死了产生内疚、羞愧和无望感；或有一系列的身体症状，包括头痛、胃部不适和胸痛等。

PTSD 的发病时间可能会延迟数年或数十年。创伤记忆有时候会被贮存在程序记忆中，当患者做了某一特定身体动作时，便触发了 PTSD。延迟发病的 PTSD 也有可能在另一个压力事件下引发，如家人或亲密朋友之死亡、被诊断患有重大疾病。

第二节　检查与评估

针对 PTSD 重点检查与评估患者的“创伤性体验”，该体验应该具备两个特点：对未来的情绪体验具有创伤性影响。例如，被强奸者在未来的婚姻生活或性生活中可能反复出现类似的体验；对

NOTE

躯体或生命产生极大的伤害或威胁。在评估过程中也要考虑个体人格特征、个人经历、认知评价、社会支持、身体健康水平等也是病情和病程的影响因素。

评估时注意聆听患者的自述,PTSD 患者往往详细讲述他们受伤害时的情节和吓人场面。例如,幸存者往往目睹了亲人或好朋友悲惨的死于灾难的全过程,在相当长的一段时间内因内疚和没有能力解救亡者的懊悔或无法摆脱死亡的恐惧感,处于极度紧张或遭受失眠、噩梦、噪声的折磨。这种强烈的焦虑会持续 3 周左右。

在评估该患者是否为 PTSD 时,应考虑以下几点:遭受异乎寻常的创伤性事件或处境(如天灾人祸);反复重现创伤性体验,可表现为不由自主地回想受打击的经历,反复出现有创伤性内容的噩梦,反复发生错觉、幻觉,反复出现触景生情的精神痛苦;持续的警觉性增高,可出现入睡困难或睡眠不深、易激惹、注意集中困难、过分地担惊受怕;对与刺激相似或有关的情景的回避,表现为极力不想有关创伤性经历的人与事,避免参加能引起痛苦回忆的活动,或避免到会引起痛苦回忆的地方,不愿与人交往,对亲人变得冷淡,兴趣爱好范围变窄,但对与创伤性经历无关的某些活动仍有兴趣;对与创伤经历相关的人和事选择性遗忘,对未来失去希望和信心;在遭受创伤后数日至数月后,少数人半年以上才发病。

在评估患者的功能障碍时,重点评估患者的作业治疗能力,其作业治疗评估主要用日常生活活动能力评估、社交恐惧症自评量表、活动量表评定等。

一、日常生活活动能力评估

(一)日常生活活动能力定义

日常生活活动能力是指人们为独立生活而每天必须反复进行的、最基本的、具有共同性的身体动作群,即进行衣、食、住、行、个人卫生等的基本动作和技巧。日常生活活动能力对每个人都是至关重要的。对于一般人来说,这种能力是极为普通的,而在残疾者,往往是难于进行的高超技能。

(二)日常生活活动能力分类

1. 基础性日常生活活动(basic activities of daily living, BADL)　维持人最基本的生存、生活所必需的,必须每日反复进行的活动。包括自理活动:进食、梳妆、洗漱、洗澡、如厕、穿衣;功能性活动:翻身、从床上坐起、转移、行走、驱动轮椅、上下楼梯。

2. 工具性日常生活活动(instrumental activities of daily living, IADL)　维持人独立生活所进行的活动,使用电话、购物、做饭、洗衣、服药、理财、使用交通工具、处理突发事件以及在社区内的休闲活动。这些活动常常需要一些工具。

(三)常用评价工具和使用方法

包括 Katz,Barthel 指数法,5 级 20 项日常生活活动能力分级法,PULSES,功能独立性评定 FIM。常用的是 Barthel 指数法,其评定量表如下(表 20-1)。

表 20-1　Barthel 指数评定量表

项　目	评　分　标　准	
进食	10 分—独立完成	5 分—需要帮助(切割食物)
洗澡	5 分—独立完成	
修饰	5 分—洗脸、刷牙、刮脸	
穿衣	10 分—独立完成穿脱衣,扣纽扣	5 分—需要帮助
控制大便	10 分—无失禁	5 分—偶尔每周低于 1 次

NOTE

续表

项目	评分标准	
控制小便	10分—无失禁	5分—偶尔每24小时低于1次
用厕	10分—独立完成	5分—需要帮助
床椅转移	15分—独立；10分—最小量帮助	5分—能坐起，需要大量帮助
平地行走	15分—45 m；10分—小量帮助45 m	5分—不能行走，但是能操作轮椅行走45 m
上下楼梯	10分—独立完成，可用辅助具	

注：通过对进食、洗澡、修饰、穿衣、控制大便、控制小便、用厕、床椅转移、平地行走及上楼梯10项日常活动的独立程度打分的方法来区分等级。记分为0～100分。良>60分，有轻度功能障碍，能独立完成部分日常活动，需要部分帮助；中为60～41，有中度功能障碍，需要极大的帮助方能完成日常生活活动；差≤40分，有重度功能障碍，大部分日常生活活动不能完成或需他人服侍。可信度较高，使用广泛。

二、社交恐惧症自评量表（表20－2）

表20－2 社交恐惧症自评量表

测量项目	从不或很少如此	有时如此	经常如此	总是如此
1. 我怕在重要人物面前讲话				
2. 在人面前脸红我很难受				
3. 聚会及一些社交活动让我害怕				
4. 我常回避和我不认识的人进行交谈				
5. 让别人议论是我不愿意的事情				
6. 我回避任何以我为中心的事情				
7. 我害怕当众讲话				
8. 我不能在别人注目下做事				
9. 看见陌生人我就不由自主地发抖、心慌				
10. 我梦见和别人交谈时出丑的窘样				
得分				

注：从不或很少如此，1分；有时如此，2分；经常如此，3分；总是如此，4分。结果评定：1～9分：没有患社交恐惧症；10～24分：轻度社交恐惧症；25～35分：中度社交恐惧症；36～40分：严重的社交恐惧症。

三、活动量表评定（表20－3）

表20－3 活动量表评定

活动名称		兴趣			过去与参与			将来的兴趣	
		强	一般	没有	经常	有些时候	从不会	是	否
体育球类活动	1. 打篮球								
	2. 打排球								
	3. 打乒乓球								
	4. 驾驶								
	5. 露营								
	6. 木工								
	7. 跑步								
	8. 砌模型								
	9. 踏单车								
	10. 踢足球								
	11. 童子军								
	12. 镶嵌手工								
	13. 义务工作								
	14. 做运动								

NOTE

续表

活动名称	兴趣			过去的参与			将来的兴趣	
	强	一般	没有	经常	有些时候	从不会	是	否
智力性及音乐活动								
1. 弹钢琴								
2. 古典音乐欣赏								
3. 话剧								
4. 吉他								
5. 科学								
6. 拼字游戏								
7. 桥牌								
8. 摄影								
9. 数学								
10. 听讲座								
11. 知识学习								
12. 下棋								
13. 写作								
14. 演奏会								
15. 语言性活动（例：学习新语言、拼字游戏）								
16. 阅读								
社交性活动								
1. 唱歌								
2. 打网球								
3. 跳的士高								
4. 电影								
5. 度假								
6. 购物								
7. 交谈								
8. 旅游								
9. 派对								
10. 沙滩活动								
11. 探访								
12. 跳舞								
13. 约会朋友								
14. 做衣服								
精细手工艺及家务性活动								
1. 编织								
2. 缝补								
3. 缝纫								
4. 烤食物								
5. 理发								
6. 抹地								
7. 烹饪								
8. 皮具手工								
9. 手工艺								
10. 熨衣服								
11. 陶器手工								
12. 洗衣服								
13. 刺激性工艺								
14. 装饰								

注：1：兴趣：此活动引起你的注意或好奇的程度；过去的参与：在过去任何时段里，你曾投入的时间和能力的力量；将来的兴趣：你是否将来会参加这活动。2：兴趣栏：2 表示强，1 表示一般，0 表示没有；过去的参与：2 表示经常，1 表示有些时候，0 表示从来不会；将来的兴趣：1 表示是，0 表示否。

NOTE

四、活动量表汇总表（表 20－4）

表 20－4 活动量表汇总表

分 类	兴 趣	过去的参与	将来的兴趣
1. 体育球类运动			
2. 智力性及音乐活动			
3. 社交性活动			
4. 精细手工艺及家务性活动			
总分			

注：通过活动量表问卷填写表，从体育球类运动、智力性及音乐活动、社交性活动、精细手工艺及家务性活动四方面内容进行评估，检查患者的兴趣活动和参与状况的 3 种情况。目的是了解患者兴趣活动取向和特点，设计相应的作业活动，帮助患者摆脱否认、愤怒、抑郁、失望等心理问题，向心理适应阶段过渡，以达到预期的作业治疗的目的。

第三节 方案与实施

PTSD 的作业治疗可以是作业治疗师与患者的一对一治疗，也可以是小组治疗。作业治疗师通过 PTSD 患者各个时期不同的表现了解患者不同的需求及目标，制订相应的作业治疗方案。除针对患者的一般生活、工作、社交、学业等问题外，患者的自我概念、自信心及价值观念的矫正与重整，也是治疗的目标。常用作业治疗方法如下。

一、心理支持及咨询

心理治疗（psychotherapy）是运用心理学理论和技术为患者进行训练、教育和治疗的一门技术。主要是通过心理评定，为康复对象、家属等提供心理咨询。通过心理康复，帮助患者正确认识应激源（致病伤害）对自己身体及心理的创伤，协助他们调适心理情绪，提高心理、社会适应、人际关系与职业能力，从而重返家庭与社会。

作业治疗师首先要成为一个好的聆听者，让患者知道大家在分享他的感受。辅助患者认清自己的内、外世界，帮助患者学会控制情绪，纠正不合理的逻辑及社会价值观，重建患者的自信与价值观。

PTSD 患者心理治疗主要方法如下。

1. 清除思绪法 清除思绪法是其他心理放松方法的基础。由于压力反应是一种生理与情绪方面的交互作用，让患者的心灵放松，将有助于患者身体的放松。治疗时要求患者专注于一个平静的字眼、想法或画面，就可能产生高度松弛的感觉。清除思绪练习，可以帮助患者改善心情，平衡灾后生活中的压力。具体流程如下。

（1）找一个舒适的治疗环境，尽可能避开烦心的事物、噪声及干扰。

（2）嘱患者以最舒服的方式轻松地坐下或躺下来，松开任何紧绷的衣物，脱掉鞋子。

（3）嘱患者闭上眼睛，慢慢深呼吸。心中专注于一个平静的字眼、想法或画面，尽量持续 5 至 10 分钟。

（4）刚开始时，容易有其他思绪干扰患者，嘱患者不要紧张或灰心，继续放松深呼吸，然后慢慢再试一次。

(5) 做完以上练习之后，伸展一下身体，用力呼气。

2. 渐进式肌肉放松法 该法是一种心理和生理上达到放松的治疗技巧。首先，嘱患者绷紧肌肉，并注意这时的感觉；然后嘱其突然放松力量，并注意感觉；最后，仔细比较这两种感觉的不同。患者需要在安静、放松的气氛之下进行练习，可以坐着或躺着进行，每次练习15分钟。具体过程如下。

(1) 嘱患者以轻松的方式坐下来。

(2) 嘱其先将两手臂平行抬高至胸前，握紧拳头，绷紧手部的肌肉，直到不能再用力为止。

(3) 提示患者仔细注意这时的感觉。患者的肌肉会紧绷，手部甚至可能会轻微地颤抖。

(4) 维持这种紧绷的状况几秒钟，然后嘱患者突然放松力量。

(5) 患者可能会感觉到手突然变轻松了，这时嘱患者仔细感受腕部及前臂压力疏解的感觉。

(6) 提示患者注意手在紧绷时及压力放松时的感觉有什么不同。在放松的时候，患者的手是感到刺痛还是温暖。提示患者感受紧绷时所感觉到的震颤，在放松时是否消失。

(7) 依次用此方法延伸到身体其他部位的肌肉。或者患者也可以从头部开始练习，紧绷脸部的肌肉，再放松，然后依次到肩膀、双臂、双手、胸部、背部、双腿及双脚至脚趾。

3. 自我暗示法 该法是一种渐进式的心理治疗技巧。开始时先专注于一个心理上的暗示线索，例如"我的左臂感到沉重且温暖"。当患者专注在这项"暗示指令"时，会感觉手臂越来越沉重，越来越温暖。然后再依次把注意力集中在右臂、左腿、右腿等，重复下达同样的指令。当患者感到紧张时即进行此项练习，每次练习约10分钟。自我松弛是一种需要常常练习的技巧，熟练以后可以让患者随时平静放松下来。具体过程如下。

(1) 嘱患者以最舒服的方式轻松地坐下或躺下来，松开任何紧绷的衣物，闭上眼睛，进行"清除思绪"训练法，尝试清除患者的思绪，让其达到轻松放松的状态。

(2) 嘱患者集中注意力于自己的左臂，在心中反复告诉自己："我的左臂感到温暖且沉重"，尝试去体会感觉。患者会感觉左臂越来越温暖，越来越沉重。

(3) 然后再把注意力依次集中在患者的右臂、左腿、右腿，用同样的方式做自我暗示，速度不要太快。

(4) 做完这项练习之后，深呼吸，并舒展身体。嘱患者睁开双眼，缓慢地呼气，并提示其注意身体的感觉。

二、社交能力训练

社交能力是指能觉察他人情绪意向，有效地理解他人和善于同他人交际的能力。过度的懊恼和悲伤导致患者在情感上完全瓦解，继而变得"麻木"，表现出长久的"颓废"。无法正常进行日常的生活。创伤后精神压迫综合征患者社交能力障碍主要表现为不会主动发起谈话、自身情感表达困难和缺乏解决现实问题的能力等多方面。社交能力障碍影响了患者建立和维持社会关系、独立生活和就业，严重影响了他们的生活质量和社会功能。通过社交技能训练，可以使其适应新角色，增强患者自信心及社交水平，使其更好地参与社会，回归职业。

社交技能训练可以以个别治疗、夫妻治疗、家庭治疗或小组治疗的形式进行，目前多数相关研究首选小组治疗的形式。每个社交技能训练小组有一到两名作业治疗师进行训练，4~10名患者参与其中，每次训练每个患者都要进行3~4次的角色扮演，这样的设置有利于保证每个患者都有机会进行角色扮演并互相给予反馈和鼓励。

社交技能训练目前有两种较为成熟的训练方式，一种是Liberman的独立生活技能训练，另一种是Bellack的社交技能训练。

Liberman 的独立生活技能训练包括基本交谈技巧、娱乐休闲、药物自我管理、症状自我管理 4 个模块。每一个模块都设计了一本训练者手册、一本患者练习簿和一盘示范录像带，专门教授一种技能，例如药物自我管理模块的技能是"认识抗精神病药物治疗的益处"，重点教患者如何礼貌地向医生询问自己服用的抗精神病药的种类、剂量、益处。在每个模块中通过人际交往的演练促进社交技能的提高。

Bellack 的社交技能训练是将复杂的社交技能分解成一个个单元，分别进行训练。这些单元包括 4 种基本社交技能（发起谈话、维持谈话、表达积极感受、表达消极感受）、会谈技能、决断的技能、处理冲突的技能、集体生活技能、交友约会的技能、维护健康的技能、职业/工作的技能和应对药物使用的技能。患者掌握每一个单独的单元之后，再练习将他们进行整合，流畅自然地使用。也可以针对其中每一个单元进行训练。每次训练过程中，首先由作业治疗师讲解并演示一项社交技能，然后患者以角色扮演的方式练习，练习过程中作业治疗师不断给予反馈、建议和正性强化，练习结束后要完成一定的课后作业。

三、日常生活技巧训练

日常生活技巧训练内容主要涵盖个人卫生、饮食、理财、出行、基本的社交礼仪、求助、合理着装等几方面。可以使创伤后精神压力综合征患者获得独立生活能力。在相应情境中，给予患者机会、鼓励和强化时，他们可以使用日常生活中的普通技能。根据一定的入组和排除标准，选择合适的成员以小组训练的形式进行理论讲解及实践练习，不断加以强化，要求患者在日常生活中不断使用学习到的各种技能，并给予一定的正性鼓励。

例如烹饪尝试小组，烹饪是大多数患者回归家庭后日常接触最多、最实用的技能，烹饪训练的目标就是在于提高患者自身的生活能力及适应社会的能力，根据患者的需要，可以每周一次或每天一次每次 2~4 小时，可请有经验的厨师来教患者掌握烹饪家常菜肴的方法。再加上一些烹饪理论知识，如刀工、鲜活原料的加工，营养素的构成和保养、火候、制汤、调味、成本核算、配菜的方法，实际操作时进行示范带教，积极辅导患者自己操作，同时安排数名工作人员配合参与指导与适当监护。通过烹饪的技巧训练，在学习，并亲口尝到自己作业成果后，兴趣会大为提升，更增强了主动参与的意识，同时也促进了患者彼此之间，以及与工作人员的交流。

总之，生活技能训练为患者今后回归社会做准备，使其以接近正常的行为能力适应社会活动。创伤后精神压力综合征患者经过生活技能训练，有利于其维持出院后正常的个人生活活动，建立和维持良好的人际关系，以及职业功能的恢复。

四、文娱训练

这类训练项目的重点在于培养社会活动能力，加强社会适应力，提高情趣和促进身心健康。文娱体育活动的内容应按患者的具体情况加以选择。除一般的游乐和观赏活动外，可逐渐增加带有提高学习和竞技性质的参与性内容。如歌咏、舞蹈、书画、乐器演奏、体操、球类比赛等。如举行智力竞赛、音乐欣赏等，均可循序渐进地进行安排。鼓励患者对听到的音乐引起的情感和想象，了解患者内心的思维活动，情感体验或幻觉或妄想等症状。比如，可以有组织地成立联欢晚会，聘请相关专业老师进行教育指导训练，对于有乐器演奏经验的患者，根据其特长，练习相关乐器作为表演节目，对于无音乐特长的患者，根据患者个人情况，指定相关节目，可以组织患者表演小品、舞蹈、魔术、戏剧等节目。这些不仅可以改善患者的心理状态及精神状况，还可以让住院的患者充实院中生活。鼓励患者参与适宜的文娱活动，体能锻炼和身心放松的交替使用有助于减轻一些身体的不适。

NOTE

同时，通过参与各项文娱活动，可以发挥个人与群体的协同关系，有利于促进彼此交流，克服孤独、冷漠等现象。

五、职业评估及训练

职业康复是恢复或尽可能提高患者的社会功能，使之早日重返社会进行工作或学习，是检验康复治疗效果的最重要的指标，同样也是精神康复的重要环节。创伤后精神压迫患者的职业康复不同于其他职业康复训练，前者往往不存在肢体功能障碍，因此其主要的职业训练目的是提高患者对外界环境的适应能力，使患者尽快融入工作当中。选择适合的职业活动，可以促使患者尽快地从创伤事件及其阴影中走出来，重新回归社会。

职业康复可以根据所选的职业类型、应用方法以及实施训练方案的地点不同，分为在医疗机构内进行的工作能力训练，以及在工厂、企业内实施的现场工作强化训练。

（一）工作能力训练

工作能力训练是指通过循序渐进的具有模拟性或真实性的工作活动来逐渐加强患者在心理、生理及情感上的忍受程度，继而提升他们的工作耐力、生产力及就业能力。工作能力训练侧重于与实际工作密切相关的劳动和生产能力（如速度、准确性、效率）、安全性（遵守安全法则和使用安全性设备的能力）、身体耐力（耐力、重复性工作的能力）、组织和决策能力等。

工作能力训练包括工作重整及强化、工作模拟训练、工具模拟训练和工作行为训练等方面内容。

1. 工作重整及强化

（1）目的　工作重整的目的是患者重新适应工作的习惯、能力、动力和信心。工作强化的目的是集中提升患者的工作能力，以便患者能够安全、有效地重返工作岗位。

（2）常用的方法及器具　指导患者运用合适的方法（例如正确的姿势、人体动力学原理、工作方法调整等）来控制工作过程中可能受到的来自症状的困扰。训练器具可以使用计算机或自动化的器材，例如BTE工作模拟器；以及一些能模拟实际工作所需的体能要求的器材，例如模拟工作台、多功能组装架等。

2. 工作模拟训练　主要是通过一系列的仿真性或真实性的工作活动来加强患者的工作能力，从而协助他们重返工作岗位。

模拟工作站是特别为患者设计的不同工作模拟场所，如搬运工、木工、金工等工作场所。运用实际或模拟的环境，来评估及训练患者的工作潜能及能力，使其能够面对一般工作上的要求。模拟工作站包括一般工作站和行业工作站。

（1）一般工作站　包括提举及转移工作站（不同姿势体位）、提举及运送工作站（平滑路面步行，崎岖路面步行）、组装工作站、推车工作站等。

（2）行业工作站　包括建筑工作站（粉墙、翻砂、铺地板、铺砖）、木工工作站、电工工作站、维修工作站、驾驶工作站、厨师工作站、文职工作站、护理工作站、清洁卫生工作站等。

3. 工具模拟使用训练　作业治疗师安排患者使用一些手动工具，如螺丝刀、扳手、手锤、木刨、钳子等，患者通过使用实际工具或者模拟工作器具，可以增加工具运用的灵活性及速度。通过模拟使用工具，可以协助患者重新找回原工作中使用工具的感觉，有利于患者重新树立“工作者”角色。

4. 工作行为训练　该训练方法是集中发展及培养患者在工作中应有的态度及行为，例如工作动力、个人仪表、遵守工作纪律、自信心、人际关系、处理压力或控制情绪的能力。训练中也会教患者一些良好的工作习惯，例如在工作中应用人体功效学原理，如何简化工作模式及程序。

（二）现场工作强化训练

现场工作强化训练是通过真实的工作环境及工作任务训练，重新建立患者的工作习惯，提高患者重新参与工作的能力，协助他们尽早建立“工作者”角色，使公司能够更早、更妥善地接纳他们，减少社会资源的浪费。

根据患者工作内容的不同，选择在真实的工作环境中安排患者进行工作强化训练。作业治疗师将选出工作流程中关键性的工作任务，或者患者身体能力上未能完全符合其要求的工序，通过安全筛选后安排给患者进行训练。训练内容包括体力操作处理、设备使用、工作姿势及方法、操作耐力和同事协作等。训练强度需循序渐进，强调注意患者的训练反馈。

通过真实的工作环境、工作考勤制度及工作任务训练，提高患者的实际操作能力，更有利于患者重新适应工作。现场强化训练要求参与的患者遵守公司的正常作息制度，治疗时间通常建议安排为全职或半日的工作训练。患者的现场治疗期因个体差异而有所不同，但每个训练疗程建议至少持续1周以上。

参考文献

[1] 郝伟，于欣.精神病学[M].第7版.北京：人民卫生出版社，2013.
[2] 胡军.作业治疗学[M].第7版.北京：人民卫生出版社，2012.
[3] 王刚，王彤.临床作业疗法学[M].北京：华夏出版社，2005.

NOTE

第二十一章　冠心病的作业治疗

目前我国心血管疾病患病人数巨大，不仅急性发病人数逐年增加，而且年轻化趋势明显，人群整体的心血管疾病危险因素呈增长趋势并维持在较高暴露水平，心血管疾病在未来很长一段时间内都将是威胁国民健康的主要疾病之一。众多的心血管病患者伴随或遗留不同程度的功能障碍并影响其生活质量，心脏康复的需求日益迫切和巨大。大量的循证证据支持心脏康复能够显著降低心肌梗死后患者全因死亡率；延缓动脉粥样硬化发展进程；降低急性缺血性冠状动脉事件的发生率和住院率；降低急性心肌梗死患者猝死风险。同时，大量研究证实稳定型心绞痛、冠状动脉旁路移植术、经皮冠状动脉介入治疗、各种原因导致的慢性心力衰竭、心脏瓣膜置换或修复术后以及心脏移植患者均可从心脏康复中获益。目前针对心血管系统的心脏康复已经成为冠心病患者的常规治疗内容。作业治疗在心血管疾病自我管理、改善心血管功能、调整心理社会适应能力以及促进参与重返社会等方面均具有重要作用，同时在心血管疾病的各级预防中也扮演重要角色。作业治疗可服务于所有的心血管疾病病种，本章重点以最常见的冠心病为例阐述作业治疗的内容和角色。

第一节　临床表现及功能障碍

一、冠心病的定义

冠心病又称缺血性心脏病，是指由于冠脉循环因功能性（痉挛）或器质性病变（动脉粥样硬化）引起冠脉血流和心脏需求之间不平衡而导致心肌损害的心脏病，是发病率、死亡率最高的心脏疾病。

二、冠心病的临床分型

冠心病通常根据其症状可分为无症状性心肌缺血型、心绞痛型、心肌梗死型、缺血性心肌病型、猝死型。不同分型又包含不同的亚型，各种亚型可根据其发病特点及治疗原则归纳为急性冠脉综合征和慢性冠心病两大类，详见表 21－1。

表 21－1　冠心病的分类及分型

分　类	分　型
急性冠脉综合征	不稳定型心绞痛
	非 ST 段抬高型心肌梗死
	ST 段抬高型心肌梗死
	冠心病猝死

续表

分类	分型
慢性冠心病	稳定型心绞痛 冠脉正常的心绞痛 无症状的心肌缺血 缺血性心肌衰竭

三、冠心病的临床表现

1. 无症状性心肌缺血型冠心病 大部分患者无心绞痛症状,但有心肌缺血的心电图表现或心律失常,可能是早期冠心病,无症状性心肌缺血患者可能急性发展为心绞痛或者心肌梗死,也可能演变为心力衰竭或心律失常,个别患者甚至也可能猝死。

2. 心绞痛型冠心病 心绞痛的典型临床表现为发作性胸骨上段或中段之后的压榨、闷胀或紧缩疼痛感,常放射到左侧臂部、肩部、下颌、咽喉部、背部,也可放射到右臂。同时可能伴有心慌、心悸、气短、乏力等症状,持续3~5分钟,发作频率可为1日多次,数天1次或数周1次。有时心绞痛不典型,可表现为气紧、晕厥、虚弱、嗳气,尤其多见于老年人。用力、情绪激动、受寒、饱餐等增加心肌耗氧情况下发作的称为劳力性心绞痛,休息和含化硝酸甘油缓解。根据发作的频率和严重程度又可分为稳定型和不稳定型心绞痛。前者指发作1个月以上的劳力性心绞痛,其发作部位、频率、严重程度、持续时间、诱使发作的劳力大小、能缓解疼痛的硝酸甘油用量基本稳定。不稳定型心绞痛指的是原来的稳定型心绞痛发作频率、持续时间、严重程度增加,或新发作的劳力性心绞痛(发生1个月以内),或静息时发作的心绞痛。

3. 心肌梗死型冠心病 通常在心梗前一周可能有先兆症状,如静息和轻微体力活动诱发心绞痛,伴有明显的不适和疲惫。心肌梗死发作时,持续性剧烈压迫感、闷塞感甚至刀割样疼痛,伴有烦躁不安、大汗淋漓、恶心、呕吐、心悸、头晕、乏力、呼吸困难、濒死感。疼痛部位与之前心绞痛部位一致,但持续更久更剧烈,休息和含化硝酸甘油不能缓解。

4. 缺血性心肌病型冠心病 患者以心力衰竭的表现,如气紧、水肿、乏力以及各种心律失常为主,伴有头晕,甚至晕厥,夜间不能平卧入眠,不能从事日常活动。心脏增大、心力衰竭、心律失常为其三大主体症状。

5. 猝死型冠心病 在冠心病的基础上发生的不可预测的突然死亡,常因心肌功能障碍和电生理紊乱引起的严重心律失常所致,可在无任何征兆的情况下突发心脏骤停而死亡。

四、冠心病的功能障碍

无论急性还是慢性冠心病患者,均面临不同程度的功能障碍,如运动耐受能力下降、心理情绪异常以及由此导致的活动和参与水平的降低,严重影响患者的生活质量。

1. 心功能减退 冠心病患者心肌不同程度受损,心肌收缩能力降低,每搏输出量减少,心脏储备功能下降,到后期出现心力衰竭。

2. 活动能力下降 冠心病患者因心脏功能不同程度的受损,其运动耐量显著下降,患者从事原来的作业活动能力降低,严重者甚至无法完成生活自理活动。因此,冠心病患者依据其心脏受损情况、心功能状态不同,其工作等生产性活动、休闲娱乐活动以及部分患者日常生活活动均不同程度地受限,最终影响患者的社会参与能力。

3. 心理情绪障碍　经历心肌梗死的患者需要很长的时间来调整失能状态以及对死亡的恐惧、焦虑。必要时需要镇静药物以降低心理压力、保持良好的休息，使心血管系统能更好地修复。随着患者能完成的活动越多，如自理活动以及病房内行走等，无助感将会减弱。若患者熟悉应对压力的方法，其心理安全感会更高，但应避免不良压力应对方式（如吸烟、吃高脂食物等）。作业治疗师通常需要教授患者掌握新的、健康的压力应对方式。否认是心脏疾病患者最常见的心理过程，可能导致患者忽略疾病相关注意事项，从而增加心血管系统的负担和损害，在疾病的急性期尤其需要密切观察。抑郁情绪通常开始于心肌梗死后3~6天，并可持续数月。心脏疾病抑郁患者其心脏病的发生率和死亡率更高，危险因素控制更差、生活质量更低。冠心病心理支持主要集中在提高自我健康评估，提高社会支持，建立提高生活质量的有效途径。患者家人也必须纳入相关健康教育中来，以防止不利于缓解患者恐惧的行为观念。

第二节　检查与评估

冠心病康复需要对患者进行全面而又有针对性的功能评估，冠心病主要影响患者的心脏功能，继发导致患者运动耐量、活动能力以及参与能力下降。作业治疗师除了要了解康复关注的功能障碍的评估以外，还必须熟悉冠心病相关的临床检查，以便在安全范围内更有效地实施心脏康复计划。

冠心病的诊断以及疾病的管理都需要借助一定的临床检查手段对患者心脏功能进行评估，常用的内容包括血液指标、心肌酶学、心电图、超声心动图、心脏冠脉介入性检查等。

一、临床特殊检查

1. 心肌酶学检查　心肌细胞的死亡会导致同工酶和结构性蛋白释放至血液，因此，在血液中检测到这些物质的水平升高。肌酸激酶同工酶可以在心脏病发作后6小时内在血液中检测出，其峰值在24小时内。肌钙蛋白Ⅰ和肌钙蛋白T是两对结构性蛋白，它们在心脏损害时也升高。因肌钙蛋白Ⅰ对心肌梗死非常敏感和特异，所以是检查的首选结构蛋白。肌钙蛋白会在3~6小时内上升并维持14天。利钠肽和利钠肽前体是左心室产生的神经激素，利钠肽是充血性心力衰竭的主要诊断工具，并且是充血性心力衰竭、不稳定性心绞痛和非ST段抬高心肌梗死的临床结局的预测标志。

2. 心电图检查　心电图是冠心病诊断中最早、最常用和最基本的诊断方法。与其他诊断方法相比，心电图使用方便、易于普及，当患者病情变化时便可及时捕捉，并能连续动态观察和进行各种负荷试验，以提高诊断敏感性。另有一种可长时间连续记录并编辑分析心脏在活动和安静状态下心电图变化的动态心电图，配合动态心电图可以扩大对短暂的心肌缺血发作的检出率。

3. 负荷超声心动图　负荷超声心动图是一种在跑步机的基础上进行的运动负荷测试，通过运动激发心血管系统反应，将负荷状态心电图与静息状态比较，以了解患者心血管系统对负荷的反应状况。开始测试之前，超声扫描并识别心脏功能的休息期，然后患者开始最大量运动，运动结束后，超声波扫描记录心脏对运动负荷的反应。它反映心脏对负荷的反应，同时也可以测量心脏射血分数（EF, ejection fraction）。通过射血分数可以判断心脏功能受损程度，正常的射血分数>60%，轻微损伤：50%<EF<59%，中度损伤：40%<EF<49%，重度损伤：EF<40%。射血分数越低，患者预后和并发症的风险越高。射血分数不仅能精确地反映个人的心脏功能，还可以作为指导合理的锻炼、推荐功能活动以及预后的重要参考指标。

4. 冠状动脉造影　冠状动脉造影是目前诊断冠心病的金标准。通过导管将造影剂注入冠状血管，通过影像学检查以明确冠状动脉有无狭窄、狭窄的部位、程度、范围等。同时，进行左心室造影，可以对心功能进行评价。

5. 其他 还有多种临床检查用于辅助诊断和判断心脏功能状态，诸如超声心动图、核素负荷试验、核磁共振成像以及计算机断层扫描等。

二、病历资料

病历资料的回顾能够帮助作业治疗师明确患者的医疗史，包括诊断、严重程度、并发症、伴发疾病、次要诊断以及医疗过程等。还能收集到患者社会史、检查结果、药物使用情况以及相关禁忌证。

三、患者面谈

面对一位患者时首先自我介绍以及介绍相关评定或治疗的目的，既是一种礼貌，也是一种良好的医疗实践行为。良好的面谈技巧包括询问恰当的问题、倾听患者的反馈、观察患者反应。周到的、深思熟虑的、试探性的问题有助于患者和作业治疗师发现关注的问题并为建立相互认同的目标奠定良好的基础。作业治疗师应着重观察患者焦虑的迹象、呼吸困难、混乱、理解困难、疲劳、异常姿势、耐力降低、移动能力减退等。面谈不仅要明确病历中不清楚的问题，还要清楚患者对自身情况以及治疗的了解程度。有心绞痛病史的患者需要描述心绞痛的性质，若患者同时还有心肌梗死，应询问患者是否能够鉴别心绞痛和心肌梗死前胸痛的症状。要求患者描述一天的典型生活，以便寻找引起呼吸困难或者心绞痛的活动。同时发现其体力如何限制其必须或者想要完成的那些对他们有意义的活动或作业。

四、临床评定

临床评定的目的是为了明确患者目前的功能水平以及受限情况。作业治疗师的临床评定根据患者病程和服务的环境不同而异。心脏疾病的患者需要监测心率、血压、症状和体征以及在姿势变换或者功能活动过程中的心电图（表 21－2）。

表 21－2 活动过程中的正常/不正常反应

	正常反应	异常反应
心率（HR）	活动过程中心率上升比静息心率不超过 20 bpm	活动过程中，心率比静息上升超过 20 bpm，心率≥120，或者活动过程中心率不升反降
血压（BP）	活动过程中，收缩压（SBP）上升	SBP ≥220 mmHg，姿势性低血压（SBP≥10－20 mmHg 下降，或者活动中血压下降）
症状和体征	无不良反应	过度的呼吸困难、心绞痛、恶心、呕吐、大汗淋漓、极度疲劳［费力指数（RPE）≥15）］，脑部症状

有呼吸系统功能障碍的患者还需要监测呼吸抑制的症状和体征。患者的关节活动度、肌力以及感觉都可以在日常生活活动评估过程中粗略地评定。熟练的作业治疗师可通过和患者面谈以及观察评估患者的心理和认知状态。

五、作业评定

作业治疗前需要对冠心病患者进行全面的功能评估。包括活动耐力的测定、活动能力以及工作及参与能力。

1. 心脏功能评定 心脏病患者的心功能根据能够胜任的体力活动的数量或能安全地完成日常

生活活动的种类进行分级。表 21－3 简单列举了美国心脏病协会（NYHA）心功能分级、代谢当量分级（Goldman）标准。

表 21－3 心功能分级

分级	功能分级	代谢当量水平
Ⅰ级	患有心脏病，但体力活动不受限制，一般体力活动不引起过度疲乏、心悸、呼吸困难或心绞痛（心功能代偿期）	METs≥7
Ⅱ级	患有心脏病，体力活动稍受限制，休息时无症状；感觉舒适，但一般体力活动会引起疲乏、心悸、呼吸困难或心绞痛（Ⅰ度心力衰竭）	5≤METs<7
Ⅲ级	患有心脏病，体力活动明显受限，休息时无症状，尚感舒适，但轻微体力活动可引起疲乏、心悸、呼吸困难或心绞痛（Ⅱ度心力衰竭）	2≤METs<5
Ⅳ级	患有心脏病，体力活动完全丧失。休息时仍有心力衰竭症状或心绞痛。进行任何体力活动都可使症状加重。即便轻微活动都能使呼吸困难和疲乏加重（Ⅲ度心力衰竭）	METs<2

2. 活动能力评定 冠心病患者因心功能受损程度不同，活动能力水平高低不一。患者日常生活活动能力与患者的心肺运动耐受水平以及需要从事的作业活动本身对能耗的要求有关。能耗一般用代谢当量（metabolic equivalent of the task, MET）表示，1MET 表示在安静坐位时的能耗，相当于 3.5 mL（O_2）/（kg · min）。在指导患者进行各种功能活动之前通常需要测试患者的最大代谢当量，为后续作业治疗方案提供依据，临床常用运动试验来测试患者活动的最大代谢当量。

（1）*心肺运动试验* 心肺运动试验（cardiopulmonary exercise testing, CPET）是指在运动状态下对受试者的心肺功能以及骨骼肌肉功能进行联合测试和综合评估，是一种复杂而专业的测试。心肺运动测试能够测试患者最大运动负荷量、从静息到运动以及运动结束恢复过程中的心率、血压变化以及运动诱导出现的症状（如心绞痛或者心电图变化）以及峰值摄氧量、无氧阈值、肺泡通气量/二氧化碳斜率（VE/VCO_2）等。峰值摄氧量尤其重要，它是评价功能能力的金标准，同时也是确定运动强度和活动能耗水平的重要指标。心肺联合运动试验能够测试患者实际的最大代谢当量，以此可作为选择不同作业活动的依据，也是指导患者重返日常生活活动能力的参考指标。

（2）*六分钟步行测试（the six-minute walk test, 6MWT）* 心肺运动联合测试虽然是测试最大氧耗量的最佳方法，但因其需要专业的测试设备和专业技术人员，不是每个患者都有条件进行该测试，而 6MWT 通过测量患者 6 分钟内在平坦、坚硬的地面上快速步行的距离来综合评价运动过程中所有系统全面完整的反应，包括肺、心血管系统、体循环、外周循环、血液、神经肌肉单元和肌肉代谢。该测试简单、易行、耐受性好，多数患者在 6MWT 中不能达到最大运动量，他们自己选择适合自己的运动强度并且根据自身耐受能力在试验过程中停止行走或休息。此外，因日常生活中多数活动需要在较大运动量水平完成，所以 6MWT 能较好地反映完成日常体力活动的功能代偿能力。值得注意的是，6MWT 没有测定峰值耗氧量，也不能明确活动后呼吸困难产生的原因以及活动受限的原因或机制，故 6MWT 所提供的信息应作为心肺运动试验的补充而不是替代。

6MWT 结果可一定程度上反应心功能，一般 6 分钟步行距离（6MWD）<150 m，为重度心功能不全；150～425 m，为中度心功能不全；426～550 m，为轻度心功能不全。

第三节 方案与实施

心脏康复项目由医生、护士、物理治疗师、作业治疗师、营养师、心理专家、社会工作者等跨学科

NOTE

团队实施。其中医生、护士、营养师、心理专家在心脏康复中均扮演常规角色，但其他的康复治疗专业人员则需要额外接受专门的心脏康复培训。作业治疗师在心脏康复中主要进行日常生活活动的评估和分析，必要时，作业治疗师要协助患者调整作业活动方式，改造作业活动环境从而使其能够重新参与喜欢的作业活动。当冠心病使得患者生活方式改变以及危及生命时，作业治疗的干预可以帮助他们调适心理状态以适应新的角色。

一、危险因素管理

贯穿在心脏康复不同阶段的共同目标之一就是心脏疾病的一级和二级预防。一级预防旨在防止心脏疾病的发生，主要是通过举办各种系列科普讲座和健康活动。但由于经费、参与人等，存在太多不可控因素。因此，大部分作业治疗师的精力主要直接集中在二级预防。二级预防旨在阻止或延缓心脏疾病的进展。作业治疗师主要通过提高个体的危险因素意识来进行二级预防。

1. 不可控危险因素 在增加冠心病发生率的危险因素中，不可控的因素是年龄、家族史和性别。随着年龄的增加，个体发生心脏病的概率逐渐增加。家族史中一代近亲如父母、兄弟姐妹有心脏病史，男性在55岁、女性在65岁之前发生过心脏病则风险将增加。如某人的父亲过早发生心脏病，那么家族中男性风险翻倍，女性增加70%。当另外一个兄弟或姐妹也发生心脏病时，家族中男女发生心脏病的概率均翻倍。男性比女性发生心脏病的年龄早10~15年，但是随着女性接近围绝经期，雌激素的保护作用逐渐消失，心脏病的危险也逐渐增加。

2. 可控危险因素 可控的危险因素包括吸烟、高脂血症、高血压、久坐的生活方式、肥胖、糖尿病以及心理压力。

（1）*吸烟* 烟草中的一氧化碳结合血红蛋白比氧气更快，从而导致分布在组织中的氧气减少。尼古丁改变脂肪代谢，增加低密度脂蛋白（LDL）胆固醇的水平，同时降低了具有心脏保护作用的高密度脂蛋白（HDL）胆固醇的水平。吸烟同时可加速血液凝固，促进血栓形成。吸烟者心脏病的发生率是非吸烟者的2~4倍，甚至那些在家庭或工作中有规律地暴露在二手烟中的人，患心血管疾病的概率也比旁人高25%。然而，研究发现当人们在首次心肌梗死之后就戒烟，则很快就能获益：一年之内，患心脏疾病的风险会降低50%，且该数字还会逐年下降，15年后，冠心病的风险就和没有吸过烟的人相同了。

（2）*高血脂* 研究表明总胆固醇保持在200 mg/dL水平最佳。对于没有心脏疾病风险的人来说，LDL胆固醇水平在130 mg/dL以下也可接受。对于有心脏疾病风险的人来说，LDL水平应该在100 mg/dL以下。对于明确有冠心病的人，LDL水平应该在70 mg/dL以下。HDL胆固醇水平在40 mg/dL以下的男性和在50 mg/dL以下的女性患心脏疾病的风险将显著增加。胆固醇水平可以通过低脂饮食、规律的有氧运动和减重来降低。若以上方法无效，应选择使用降脂药。有关降脂药的多个实验结果都证明这类药物通过降低血脂可以降低患心脏疾病的风险。

（3）*高血压* 高血压使心脏需要做更多的功去对抗高压力，从而导致动脉壁损害，心肌对氧气的消耗量增加。高血压人群患心脏疾病及心力衰竭的风险比正常血压的人群高2~4倍。除了服药，人们还可以通过减重、低脂饮食、减少钠摄入、多吃水果蔬菜、规律的有氧运动、节制饮酒、控制冠心病的其他风险来改善血压。

（4）*久坐少动的生活习惯* 规律的锻炼有助于控制体重、降低血压、改善血脂和葡萄糖耐量。美国疾病预防和控制中心提出成年人每天有30分钟或者更长时间的适度的体力活动是非常重要的。多项研究的Meta分析结果显示心肌梗死之后进行心脏康复锻炼的患者，心血管疾病和全因死亡率都下降了25%。由于运动对心脏、循环系统和其他危险因素的影响，有氧运动被认为是对抗心

NOTE

脏疾病的有效武器。

(5) *肥胖*　肥胖与心脏病的其他危险因素(如高血压、糖尿病、高脂血症、体育运动)密切相关。体脂分布对疾病发展非常重要,中央型或腹部肥胖与冠心病的风险增加相关。管理体重是心脏病预防的重要内容,一个人只要体重减轻5%~10%就会对诸如高血压、血脂、睡眠呼吸暂停综合征等危险因素产生积极的影响。

(6) *糖尿病*　很早就被认为是心脏疾病的危险因素之一。伴随着肥胖症的增多,2型糖尿病的发病率在过去的30年翻了一倍。糖尿病患者因心脏病所致死亡率比不患糖尿病的人多2~4倍。通过药物、饮食、锻炼等方法控制血糖水平,减少1型和2型糖尿病患者大血管和小血管疾病的患病率,可以降低心脏疾病风险。

(7) *压力*　也被认为是心脏疾病的危险因素之一,但其影响很难量化。一些研究表明抑郁、社会支持少、压力等因素会增加冠心病和其他生活不良事件的发生概率。慢性持续的压力使心率、血压、血脂水平升高,凝血增强,从而给心血管系统带来不利影响。通过放松或改变行为来管理慢性压力可以消除或最小化压力对身体的影响。

总之,作为二级预防的团队成员,作业治疗师必须投入相当大的精力去教育患者,使他们意识到这些风险因素并学习管理这些因素的方法。健康教育可以采用一对一的方式,也可采用小组方式在锻炼之前、锻炼期间或之后进行。

二、分阶段心脏康复

根据患者病情以及医疗服务的特点,心脏康复采取分阶段实施。Ⅰ期康复主要指住院康复,Ⅱ期康复主要是严格监控下的门诊康复,而以社区为主的康复主要在第三期实施。在Ⅰ、Ⅱ期间,往往会存在一段时间间隔,此阶段患者在家,但是仍然需要规范的康复指导,即家庭康复期。

(一) 住院期心脏康复/Ⅰ期心脏康复

本阶段住院患者的心脏康复目标是预防因长期卧床导致的肌肉萎缩,监测和评估患者的功能活动,包括自理活动。强化心脏疾病或相关手术后注意事项、介绍能量节省技术,对患者个人心血管疾病危险因素进行教育以及教会患者降低这些危险因素的方法。

作业治疗师至少每日提供一次治疗,若患者的医疗状态稳定,应当每日治疗两次。冠心病患者的平均住院日在逐渐减少,从事心脏康复的作业治疗师早期应当采用一对一的服务,了解患者的生活方式,评估患者心血管系统对训练的反应。训练过程中,需要监测并记录心率、血压、心电图反应和症状。心脏康复的作业治疗师有必要参加心电图学习课程。

虽然锻炼项目各有不同,但是很多充血性心力衰竭和后支路梗死的患者可从轻度的体操锻炼开始,每活动2分钟休息1分钟。根据患者的耐受程度,初始阶段体操锻炼的时间总计4~8分钟,逐渐增加到总计8~10分钟。后期,耐受情况良好的患者可以添加室内步行、踏车和爬楼梯等活动。其他形式的锻炼,例如功率自行车则根据耐受来考虑添加。不论何种形式的锻炼,均以渐进的方式进行。重要的是,作业治疗师应当根据患者的心率、血压、心电图及症状表现来确定恰当的治疗量。

(二) 家庭康复

大部分患者在急性期出院以后需要回家一段时间,待状态更稳定后再进入后续的心脏康复项目。基于家庭的康复训练计划应该在出院前根据患者个体情况制订,以便患者能尽快进入后续的康复计划。家庭康复一般包括活动和锻炼指南、工作简化、生活节奏调整、环境注意事项、社交活动、性活动、运动不耐受的症状和体征识别以及危险因素管理等内容。家庭项目的内容根据诊断不同而进行增减，内容应当与患者的生活模式相关，包括针对喜欢的活动、重返工作、兴趣爱好的建议。

急性ST段抬高型心肌梗死患者的家庭项目应强调评估患者的日常活动并确定在恢复过程中的正确的能量消耗方式（常见作业活动能耗参见表21－4）。心肌的恢复一般要2~4周，具体时间取决于心肌损伤的程度。在心肌修复期间，一般建议患者参与的活动强度限制在2~4 METs之间，参与活动的节奏控制以及工作的简化也是作业治疗师们需要为患者考虑的，尤其是有显著心脏损伤的患者。处于家庭康复期的患者，我们还需要考虑他们的性活动及可能出现的抑郁。因某些药物对患者的性功能、性欲及情绪有一定影响，医务人员需要告知患者，如果他们出现了性功能及性欲的改变，一定要及时告知医生以协助调药。美国心脏协会建议，心肌梗死后患者如果能够耐受3~5 METs的活动强度而无任何症状的话就可以进行性活动了。

表21－4　常见作业活动的MET值

自　理	家　务	休　闲	工　作
轻度（1~3 METs）			
用海绵擦浴 剃须 穿/脱衣服 洗头 擦鞋	准备便餐 洗碗 布桌 倒垃圾 轻轻扫地 搅拌食物 （大部分在坐位下完成）	散步（2 mph） 写作 阅读 看电视 针线活 小手工活动 打字 木刻 弹钢琴	打字 桌面办公 轻微的评估或机器操作 偶尔提举（最大不超过10磅）
轻—中度（3~4 METs）			
淋浴 缓慢地爬楼梯 洗头 驾驶（医生允许情况下）	洗衣 用海绵洗地板 轻微的园艺（除草、种植） 熨烫衣服 吸尘 整理床铺 购物（购物不超过10磅）	散步（3 mph） 保龄球 慢骑 钓鱼（船上或者码头） 射箭 缓慢划船	轻微维修工作 轻微家政工作 木工 较轻的油漆工作 组装线 偶尔提举工作（最大20磅） 砌砖
中度（4~5 METs）			
性活动	较重的园艺（挖土、锹拌） 推割草机 地板打蜡 清洗窗户 搬动家具 悬挂窗帘 洗车 晾晒衣服	散步（3.5 mph） 高尔夫 网球（双人） 慢舞 乒乓球 难度较小的游泳 骑车（8 mph） 排球 羽毛球	油漆工作（内、外饰） 较轻地铲 搅拌水泥 较轻的农场工作 偶尔提举（不超过50磅）
重度（5~7 METs）			
	劈木头 铲雪 爬梯子	步行（4~5 mph） 网球（单人） 广场舞 户外滑雪（2.5 mph） 滑冰 曲棍球 箭术	繁重的农场工作 繁重的工厂工作 偶尔提举（最大50~100磅） 经常提举/携带（不超过50磅）

续表

自　理	家　务	休　闲	工　作
极重度(7 METs 及以上)			
	手工锯硬木头 搬动笨重的家具 中等力度地推 手推车 大力度推/拉	慢跑(5 mph) 足球 游泳(多圈) 划船 篮球 滑水运动 手球 有坡度落差的滑雪 马术 箭术 越野跑	繁重的建筑工作 偶尔提举(最大 100 磅) 经常提举/携带(超过 50 磅)

采用经皮冠状动脉介入的冠心病患者通常也建议接受家庭康复指导。家庭康复指导的目的是教患者认识各种危险因素并知道如何有效地去解除这些危险因素。有氧运动对大部分心脏疾病的危险因素均有积极影响。因此,医务人员需要考虑许多不同类型的有氧活动以符合患者的兴趣爱好。比如,若患者选择散步,那么我们要考虑不同的散步方式,如逛商场、跑步机以及室外散步等。此外,指导患者如何运动及在运动后如何使用自感劳累量表(Borg rating of perceived exertion Scale)(表 21-5)评估其对运动的躯体反应以及监测自己的心率。减压的方式和技巧也需要纳入家庭指导中来。若患者是吸烟者,需要测评其戒烟的意愿。如果他正处在戒烟的计划或是执行阶段,那么我们需要告知吸烟对身体的危害的相关信息并且帮助他对抗吸烟的欲望并提供一些资源(如支持性小组)来帮助其戒烟。所有的信息最好是能够写下来以便患者以后需要时备查。

表 21-5　自感疲劳程度评级量表
(Borg Rating of Perceived Exertion Scale)

6	非常轻微
7	很轻微
8	
9	
10	
11	轻微
12	
13	有点疲劳
14	
15	疲劳
16	
17	非常疲劳
18	
19	接近顶点
20	极度疲劳(达到顶点)

所有经皮冠状动脉介入(PCI)、心肌梗死(MI)、冠状动脉旁路移植术(CABG)的患者都应转介到门诊接受心脏康复,以继续学习运动监测技巧,风险因素的认识及规避。

(三)门诊心脏康复/Ⅱ期康复

门诊心脏康复是一种多层面的康复治疗,不仅包括心电监护下的运动锻炼,也包括心脏疾病的二级预防教育。门诊心脏康复主要目的如下。

1. 持续的医疗监督和患者运动反应评估。

2. 降低心脏疾病对生理及心理影响。

3. 心脏疾病危险因素的宣教及减低技巧。

4. 患者心理、社会能力和职业状态的最大化。

患者通常在出院1~2周后开始接受门诊心脏康复。康复治疗3次/周，持续8~12周。作业治疗师通过详细了解患者的病史如其射血分数（EF），住院治疗情况、心率、血压、症状以及运动过程中的心电图（EKG）改变情况来确定其风险级别。基于病史的风险分级可以帮助推断患者未来发生心脏事件的风险。

在评估了患者的风险分级后，作业治疗师可采用下列方式确定合理的运动强度。选择年龄相关的最大心率的50%~85%作为患者运动最大心率（MAHR）。但如果患者正在服用β受体阻滞剂类药物，如美托洛尔或美多心安，患者心率会减缓，则无法测得准确心率。另一种方式是可以使用伯格疲劳等级评定量表测量运动耐量。建议患者通过伯格疲劳等级量表来评估运动强度。最初患者应尝试保持在11~13分之间；在后期的康复训练中，评分应保持在12~15分。训练中患者的心血管反应及症状均可协助运动处方的制订。

根据患者的心脏和躯体情况，每位患者的运动目标各异。通常，如果患者具有良好的心脏功能及体力，运动强度可达到5~6 METs。在制订患者的运动目标时，应当考虑患者之前的职业及休闲娱乐，同时也要考虑患者的运动目标。

实现运动锻炼目标的两种主要方法是连续运动和间歇运动。对于一些患者来说，连续运动效果更显著。对于另一些患者来说，运用多种设备的短时间运动，并且运动之后有1~2分钟的短暂休息的运动方式效果更好。连续运动的首要目标是增加运动持续时间，最少20~40分钟。随后，逐渐增加运动强度。连续运动的优点是不受设备及场地限制、活动更易在家中进行。缺点是一种设备只能训练一组目标肌群且患者只能进行单一的有氧训练。在间歇锻炼中，患者在一种设备上进行一段时间的训练，然后转移到另一种设备上，这种交替可重复一次或几次。间歇运动的优点是患者可运用多种设备、提高训练的趣味性并可训练多组肌群。间歇训练的缺点是占用大量的空间及设备，并且难以在家中进行。随着训练的持续，两种运动方式均能让患者达到相同的代谢水平。

门诊心脏康复的患者需要用到多种运动设备，如运动平板、功率自行车、坐位斜靠式自行车、划船器、上肢功率器等。根据患者喜好和能力选择训练设备。

通常发病后1~2周即可开始重量低于10磅的负重训练。例如，心脏搭桥术后的患者力量训练可从1~3磅开始，而非ST段抬高型心肌梗死患者力量训练可从5磅开始并逐渐增加。心肌梗死和心脏搭桥患者至少在5周以后才进行重量超过50%最大重复值的力量训练。经皮冠状动脉重建（PTCR）术后2~3周开始力量训练。切记，患者的运动能力、血压控制及心率必须满足基本条件才能开始进行肌力训练。

危险因素的调控也是门诊心脏康复的关键内容。作业治疗师帮助患者认识相关危险因素并协助选择出他们想要改善或是消除的危险因素，并以多种方式进行教育。如定期举办专业的心脏康复专题讲座；在运动训练前、中、后会穿插简短的健康教育环节等。

社会心理状态也是心脏病患者的必评内容之一。研究证实心肌梗死后抑郁可对患者产生负面影响。运用标准化量表如贝克抑郁量表等评定患者的心理状况，并根据结果决定患者是否需要接受心理专家或者社会工作者的专业服务。

NOTE

（四）社区心脏康复/Ⅲ期康复

基于社区的第Ⅲ阶段心脏康复特点是以患者为主，治疗人员为辅。社区康复通常在社区中心、体育场馆等地开展，该阶段紧随门诊心脏康复。如果患者的风险较低并且已经开始积极训练，患者可直接跳过第二阶段直接进入社区康复阶段。

内科医生应转介患者参与第Ⅲ阶段康复训练。有时需要进行负荷测试，或者由内科医生建立患者心率指南。经过专业培训后的人员对患者进行血压监测并协助患者进行心率监测，通常每月进行一次心电图检查。虽然此阶段康复教育不再以正式的形式进行，但是仍然需要不断关注危险因素的管理。患者在该阶段更易接受来自具有共同目标的病友的支持和鼓励。

三、心脏康复的安全性

心脏康复整个过程都遵循循序渐进的原则，在不同阶段都需要制订合理的训练计划，并密切监测治疗及心血管反应，以避免增加心脏负荷，进一步加重心脏损伤。

尽早准确地发现心脏负荷的症状和体征并及时调整治疗内容以缓解心脏负荷对心脏病患者至关重要。当发现心脏负荷体征时（表 21－6），及时停止活动，让患者休息是合理的应对手段，若症状持续不缓解应及时寻求医疗急救。将症状反馈给医疗团队，并且在未来的治疗中改良活动以降低心脏负荷。

表 21－6 心脏负荷症状和体征

症 状	观 察 要 点
心绞痛	关注描述为典型的心绞痛症状：压榨、闷胀或紧缩、疼痛感，常放射到左侧臂部、肩部、下颌、咽喉部、背部，也可放射到右臂，同时可能伴有心慌、心悸、气短、乏力等，持续时间越久、强度越大缺血越严重
呼吸困难	关注静息或活动时呼吸困难，关注导致呼吸困难的活动以及需要的缓解时间。静息时呼吸困难伴随呼吸频率大于 30 次/分钟是急性充血性心力衰竭的表现。患者需要医疗急救处理
端坐呼吸	关注仰卧位呼吸困难程度，计数患者睡觉时能舒适呼吸需要的枕头数量
恶心/呕吐	关注患者感觉恶心、呕吐的情况
出汗	关注患者冷汗、大汗情况
疲劳	关注患者自觉疲劳程度，用 Borg 自感疲劳量表评定疲劳程度。脑部缺氧症状：共济失调、眩晕、意识不清、晕倒等
体位性低血压	关注卧位到坐位/坐位到立位等体位变换时收缩压下降大于 10 mmHg 的低血压情况

患者在进行活动过程中，症状体征是患者对活动是否耐受的表现之一，而心率、血压、心率-收缩压乘积（RPP），以及心电图表现是另外反映心血管系统对活动反应的指标。

心率通常于桡动脉处扪及并计数，需要关注心率的节律性以及节律特点；突然的节律变化，需要及时告知主管医生，可能需要进一步的心电图或者其他检查。当心率不齐时，计算心率需要数足 1 分钟，作业治疗师应教会每个患者自己数心率。血压也是运动过程中心血管反应指标之一，通常活动中收缩压上升，心率和血压均随活动不同而波动。心输出量和心率、血压均相关，因此，RPP 是更精确地反映心脏泵血功能的指标。RPP 是收缩压和心率的乘积，通常是 5 位数，但是 RPP 只报告前三位数（如收缩压 120，心率 100，收缩压×心率＝12000，则 RPP＝120）。RPP 在活动过程中达到峰值，然后再恢复到基线水平（活动结束后休息 5～10 分钟）。心电图也是心血管反应指标，作业治疗师应当能够阅读心电图，并清楚异常心电图表现，尤其应该清楚运动过程中出现的心电图异常表现的临床意义。

NOTE

参考文献

[1] Crepeau E B. Willard and Spackman's occupational therapy[J]. 11th ed. 2003.

[2] Pendleton H M H, Schultz-Krohn W. Pedretti's occupational therapy: practice skills for physical dysfunction[M]. 6th ed. Elsevier Health Sciences, 2013.

[3] Ratnaningrum T S, Isnaini Herawati S S, Rahayu U B, et al. Hubungan antara Body Mass Index, Obstruction, Dispnea, dan Exersice Capacity (BODE) dengan Aktivitas Sehari-Hari Penderita Penyakit Paru Obstruksi Kronis (PPOK)[D]. Universitas Muhammadiyah Surakarta, 2012.

[4] 胡大一主译.心脏康复实践手册[M].北京：北京大学医学出版社,2012.

[5] 刘江生主译.波洛克心血管康复医学教科书[M].北京：北京大学医学出版社,2011.

[6] 中华医学会心血管病学分会,中国康复医学会心血管病专业委员会,中国老年学学会心脑血管病专业委员会.冠心病康复与二级预防中国专家共识,2013：41(4)：267－276.

NOTE

第二十二章　慢性阻塞性肺疾病的作业治疗

第一节　概　述

一、慢性阻塞性肺疾病的定义

慢性阻塞性肺疾病(chronic obstructive pulmonary diseases, COPD,简称慢阻肺)是一种以持续气流受限为特征的可以预防和治疗的疾病,其气流受限多呈进行性发展,与气道和肺组织对烟草烟雾等有害气体或有害颗粒的慢性炎症反应增强有关。慢性阻塞性肺疾病主要累及肺脏,但也可引起全身(或称肺外)的不良效应。它是一种严重危害人类健康的常见病、多发病,严重影响患者的生命质量,病死率较高,并给患者及其家庭以及社会带来沉重的经济负担。

二、流行病学

目前有关慢性阻塞性肺疾病的流行病学资料大多源于发达国家,且由于其定义的变迁,以及有关慢性阻塞性肺疾病的流行病学调查采用的标准不同,很难保证数据的准确性。在美国大约有1400万人罹患慢性阻塞性肺疾病。慢性阻塞性肺病是第二位造成劳动力丧失的原因,仅次于心脏疾病,并是第四位最常见的死亡原因。慢性阻塞性肺疾病死亡者,90%以上的年龄在55岁以上。根据钟南山等于2002年至2003年在我国进行的慢性阻塞性肺疾病全国流行病学调查的结果,在我国40岁以上人群中,慢性阻塞性肺疾病的总患病率为8.0%,且男性明显高于女性(12.4%∶5.1%);农村高于城市(8.8%∶7.8%);患病率随着年龄的增长而增加,且61.5%的患者有吸烟史。我国每年因慢性阻塞性肺疾病死亡的人数达100万,其死亡率,在城市和农村分别列于当前所有疾病死亡原因的第四位和第一位。

三、危险因素

引起慢性阻塞性肺疾病的危险因素包括个体易感因素和环境因素,两者相互影响。

1. 个体因素　某些遗传因素可增加慢性阻塞性肺疾病发病的危险性,即慢性阻塞性肺疾病有遗传易感性。已知的遗传因素为:α_1-抗胰蛋白酶缺乏。哮喘和气道高反应性是慢性阻塞性肺疾病的危险因素,气道高反应性可能与机体某些基因和环境因素有关。

2. 环境因素

(1) 吸烟　吸烟是慢性阻塞性肺疾病最重要的环境发病因素。吸烟者的肺功能异常率较高。被动吸烟也可能导致呼吸道症状及慢性阻塞性肺疾病的发生。孕妇吸烟可能会影响胎儿肺脏的生长及其在子宫内的发育,并对胎儿的免疫系统功能有一定的影响。

(2) 空气污染　化学气体(氯、氧化氮和二氧化硫等)对支气管黏膜有刺激和细胞毒性作用。

NOTE

空气中的烟尘或二氧化硫明显增加时，慢性阻塞性肺疾病急性发作显著增多。其他粉尘也刺激支气管黏膜，使气道清除功能遭受损害，为细菌入侵创造条件。大气中 PM（ particulate matter）2. 5 和 PM 10 可能与慢性阻塞性肺疾病的发生有一定关系。

（3）职业性粉尘和化学物质　当职业性粉尘（二氧化硅、煤 尘、棉尘和蔗尘等）及化学物质（烟雾、过敏原、工业废气和室内空气污染等）的浓度过大或接触时间过久，均可导致慢性阻塞性肺疾病的发生。接触某些特殊物质、刺激性物质、有机粉尘及过敏原也可使气道反应性增加。

（4）生物燃料烟雾　生物燃料是指柴草、木头、木炭、庄稼秆和动物粪便等，其烟雾的主要有害成分包括碳氧化物、氮氧化物、硫氧化物和未燃烧完全的碳氢化合物颗粒与多环有机化合物等。使用生物燃料烹饪时产生的大量烟雾可能是不吸烟妇女发生慢性阻塞性肺疾病的重要原因。生物燃料所产生的室内空气污染与吸烟具有协同作用。

（5）感染　呼吸道感染是慢性阻塞性肺疾病发病和加剧的另一个重要因素，病毒和（或）细菌感染是慢性阻塞性肺疾病急性加重的常见原因。儿童期重度下呼吸道感染与成年时肺功能降低及呼吸系统症状的发生有关。

（6）社会经济地位　慢性阻塞性肺疾病的发病与患者的社会经济地位相关，室内外空气污染程度不同、营养状况等与社会经济地位的差异也许有一定的内在联系；低体重指数也与慢性阻塞性肺疾病的发病有关，体重指数越低，慢性阻塞性肺疾病的患病率越高。吸烟和体重指数对慢性阻塞性肺疾病存在交互作用。

第二节　临床表现及功能障碍

一、慢性咳嗽、咳痰、劳力性呼吸困难

慢性阻塞性肺疾病常见症状是呼吸困难，痰过多以及慢性咳嗽。病情严重时，上楼梯这种日常活动都可能感到困难。慢性阻塞性肺疾病的最早期症状可发生于吸烟后 5～10 年，包括咳嗽和黏液痰增多，并逐渐加重。咳嗽一般较轻微，常被吸烟者视为“正常”。感冒后，病变常常延及肺部，出现黄色或绿色脓痰。随年龄的增长，发作逐渐频繁。患者常常伴有喘息，有该病家族史的患者尤为多见。患者至 60 岁左右，常常出现劳力性呼吸困难，并逐渐加重。最后在日常活动（如洗澡、洗衣、穿衣以及煮饭）时，也会感到呼吸困难。约 1/3 的患者出现体重明显降低，部分患者进食后呼吸困难加重。常有下肢水肿，其原因可能为心力衰竭。在疾病的晚期，患者休息时亦感到明显呼吸困难，是发生急性呼吸衰竭的标志。

二、体能、耐力、活动能力降低

由于肺的气体交换功能受到阻碍，机体常处于慢性缺氧状态，加之慢性咳嗽、咳痰、异常呼吸模式等因素所造成的额外体能消耗，慢性阻塞性肺疾病患者在体能、耐力，对活动的耐受性方面，均会出现不同程度的降低。

三、姿势控制异常，平衡和移动能力降低

由于体能下降、容易疲劳、呼吸困难等原因，慢性阻塞性肺疾病患者为了减少肌肉用力，增加肺的通气量，通常采用驼背，吸气时双侧耸肩的适应性的呼吸模式，进而引发姿势控制异常，影响平衡

和移动能力。

四、日常生活活动能力降低

由于体能下降、容易疲劳,活动会加重呼吸困难等原因,慢性阻塞性肺疾病患者可能会出现日常生活活动能力下降或不同程度的依赖情形。

五、焦虑和(或)抑郁

有大量的研究表明,慢性阻塞性肺疾病患者抑郁和焦虑的发病率明显高于其他疾病患者群,且抑郁、焦虑状态的共患率在50%左右。

六、生活质量低下

慢性阻塞性肺疾病患者由于肺功能减退,活动能力逐渐丧失,常常表现出社会活动明显减少、甚至与社会隔离,加上用于疾病诊治所带来的沉重经济与精神负担,其生活质量严重下降。

第三节　检查与评估

一、肺功能测定及检查

以了解患者肺功能的受累范围、程度和可恢复性,并可以客观和动态地观察疾病的进展情况和判断治疗效果。内容重点包括以下四方面。

1. 胸部X线检查　X线检查对确定肺部并发症及与其他疾病(如肺间质纤维化、肺结核等)鉴别具有重要意义。慢性阻塞性肺疾病早期X线胸片可无明显变化,以后出现肺纹理增多和紊乱等非特征性改变;主要X线征象为肺过度充气:肺容积增大,胸腔前后径增长,肋骨走向变平,肺野透亮度增高,横膈位置低平,心脏悬垂狭长,肺门血管纹理呈残根状,肺野外周血管纹理纤细稀少等,有时可见肺大疱形成。并发肺动脉高压和肺源性心脏病时,除右心增大的X线特征外,还可有肺动脉圆锥膨隆,肺门血管影扩大及右下肺动脉增宽等。

2. 最大通气量　最大通气量是指以尽可能大的幅度和尽可能快的呼吸频率呼吸时每分钟的肺通气量。是临床上反映气道通气功能的重要指标。COPD患者常出现显著降低。

3. 第一秒用力呼气量/用力呼气量　嘱患者深吸气到肺总量后,用爆发力快速将全部肺活量在尽可能短的时间内呼出,即可测到用力呼气量的曲线,此为容量-时间曲线。计算出第一秒钟的用力呼气量和总的用力呼气量,然后,再计算出与第一秒用力呼气量与用力呼气量的比值。该指标可以反映气管、支气管阻力情况的特征,从而判断被检查者有无阻塞性气道功能障碍、阻塞程度及其可逆性。慢性阻塞性肺疾病患者该比值<70%。

4. 残气量/肺总量　残气量是指最大呼气末,肺内残留的气体量。肺总量,是指最大吸气末,肺内所含气体的总量。慢性阻塞性肺疾病患者,由于肺弹性回缩力下降,肺总量增加,同时,由于气道早期闭合,使得残气量增加,因此,该比值通常>40%。

二、慢性阻塞性肺疾病的综合评估

慢性阻塞性肺疾病评估是根据患者的临床症状、急性加重风险、肺功能异常的严重程度及并发

NOTE

症情况进行综合评估，其目的是确定疾病的严重程度，包括气流受限的严重程度，患者的健康状况和未来急性加重的风险程度，最终目的是指导治疗。

采用改良版英国医学研究委员会呼吸问卷（Breathlessness measurement using the modified British Medical Research Council，mMRC）对呼吸困难严重程度进行评估（表 22－1），或采用慢性阻塞性肺疾病自我评估测试（COPD Assessment Test，CAT）问卷（表 22－2）进行评估。

表 22－1 改良版英国医学研究委员会呼吸问卷

呼吸困难评价等级	呼吸困难严重程度
0 级	只有在剧烈活动时感到呼吸困难
1 级	在平地快步行走或步行爬小坡时出现气短
2 级	由于气短，平地行走时比同龄人慢或者需要停下来休息
3 级	在平地行走 100 m 或数分钟后需要停下来喘气
4 级	因为严重呼吸困难而不能离开家，或在穿脱衣服时出现呼吸困难

表 22－2 慢性阻塞性肺疾病自我评估测试

我从不咳嗽	1	2	3	4	5	6	我总是在咳嗽
我一点痰也没有	1	2	3	4	5	6	我有很多痰
我没有任何胸闷的感觉	1	2	3	4	5	6	我有很严重的胸闷的感觉
当我爬坡或上 1 层楼梯时，没有气喘的感觉	1	2	3	4	5	6	当我爬坡或上 1 层楼梯时，感觉严重喘不过气来
我在家能够做任何事情	1	2	3	4	5	6	我在家做任何事情多很受影响
尽管我有肺部疾病，但我对外出很有信心	1	2	3	4	5	6	由于我有肺部疾病，对离开家一点信心都没有
我的睡眠非常好	1	2	3	4	5	6	由于我有肺部疾病，睡眠相当差
我精力旺盛	1	2	3	4	5	6	我一点精力都没有

注：数字 0~5 表示严重程度，请标记最能反映你当前情况的选项，在数字上打 ×，每个问题只能标记 1 个选项

三、上肢和手的肌力、关节活动度

可使用握力计、量角器和徒手肌力评定等用具及方法进行评定。

四、姿势控制、平衡和移动能力

可通过观察、平衡仪测定、实际完成功能性活动等方法进行评定。

五、体能、耐力，对活动的耐受性

可采用 6 分钟或 12 分钟行走距离测定和运动平板或功率自行车试验等方法进行评定。如果慢性阻塞性肺疾病患者同时伴有心脏病，还应该评估患者对活动或运动的心血管反应。

六、认知技能

主要通过谈话和观察患者实际完成功能性活动等方法，了解其对疾病及由其带来的问题的认识，在生活中的安全性。必要时，需对患者的认知能力进行进一步的评估。

七、日常生活活动能力

可以采用 Barthel 指数或功能独立性测量（FIM）来评定。在进行日常生活能力评估的同时，应注意观察患者的呼吸模式，有无屏气、呼吸变浅促，或呼吸时上抬肩部的现象，并测量心率和血压。必要时，通过指动脉监测血氧饱和度，如在完成日常生活活动中，血氧饱和度低于 90%，就要考虑吸氧。

八、精神与心理方面

常用评估量表有贝克抑郁量表、贝克焦虑量表、老年抑郁量表以及自评抑郁量表和抑郁状态问卷等。

九、生活质量方面

目前广泛用于慢性阻塞性肺疾病患者的普适性生活质量评估量表有 WHOQOL 简表、SF－36（The Medical Outcomes Study 36－item Form Health Survey）、疾病对生活影响测量表（The Sickness Impact Profile，SIP）和健康质量指标（The Quality of Well-being Index，QWB）等。特殊性生活质量评估量表有圣·乔治呼吸问卷（The St George's Respiratory Questionnaire，SGRQ）、慢性呼吸疾病调查问卷（Chronic Respiratory Questionnaire，CRQ）和西雅图阻塞性肺疾病调查问卷（The Seattle Obstructive Lung Disease Questionnaire，SOLDQ）等。

第四节　方案与实施

一、治疗目标

对进行性气流受限、严重呼吸困难而很少活动的慢性阻塞性肺疾病患者，在障碍的限制下令其最大限度地发挥功能，并改善其活动能力，提高生命质量。具体内容包括在患者完成日常生活活动期间，通过呼吸方法的练习使患者有恰当的呼吸能力；患者具备完成功能性活动所需要的体能、耐力、关节活动度等；降低紧张、焦虑的情绪，合理地排解压力，享有高质量的生活；维护和促进患者的肺健康，延缓其寿命；教育患者及家属合理地管理生活。

二、治疗方法

（一）肺部康复

1. 呼吸训练　目的是训练呼吸肌，改善患者的疲劳，乏力和呼吸困难，提高对体力活动的耐受性，增强体质。通过呼吸训练，使患者建立有效的呼吸形态，预防和减少由于缺氧、二氧化碳潴留等原因造成的肺功能损害，使一些呼吸困难和慢性呼吸衰竭的患者能够完成日常生活活动。

（1）缩唇呼吸　目的：以缩唇呼气代替 COPD 患者呼气呻吟，可通过增加气道阻力来避免外周小气道提前塌陷闭合，有利于肺泡内气体排出，有助于下一次吸气时吸入更多的新鲜空气，在增加气量和增加肺泡换气的同时，使二氧化碳排出增多，缓解病情，改善肺功能。

方法：患者取端坐位，双手扶膝，舌尖放在下颌牙齿内底部，舌体略弓起靠近上颌硬腭、软腭交界处，以增加呼气气流的阻力，口唇缩成“吹口哨”状。吸气时让气体从鼻孔进入，这样吸入肺部的空气经鼻腔黏膜的吸附、过滤、湿润、加温可以减少对咽喉、气道的刺激，并有防止感染的作用。每次吸气后不要忙于呼出，宜稍屏气片刻再行缩唇呼气，呼气时缩拢口唇呈吹哨样，使气体通过缩窄的口形徐徐将肺内气体轻轻吹出，每次呼气持续 4~6 秒，然后用鼻子轻轻吸气。要求呼气时间要长一些，尽量多呼出气体，吸气和呼气时间比为 1∶2。按照以上方法每天练习 3~4 次，每次 15~30 分钟，吸气时默数 1、2，呼气时默数 1、2、3、4，就能逐渐延长呼气时间，降低呼吸频率。因为吹口哨状呼气能使呼吸道保持通畅，防止过多气体潴留在肺内，从而提高呼吸效率。如果缩唇呼气时能配合轻度弯腰收腹的动作，这样更有利于膈肌抬高，呼出更多气。

在日常活动，如从事抬、推、携物走、上楼梯等费力活动时，以及气喘时可以使用，且在放松时吸气，用力时呼气。如需要进行使呼吸加快的活动时，呼气时间可稍稍短些，而在放慢走路速度，或出现呼吸困难时，则使呼气时间稍长些。

（2）腹式呼吸　腹式呼吸即为利用膈肌的呼吸方法。吸气时，膈肌下降，腹部向外鼓起，肺部扩张吸入新鲜空气，呼气时，腹部慢慢回缩、凹陷，膈肌向上回复原位，将气体从肺内排出。由于膈肌是主要的呼吸肌，呼吸运动的 70% 由膈肌完成，它容易受到重力和体位的影响，在仰卧位时，位置最高，最不利于呼吸，而在坐位和立位时，受到重力作用，位置较低，易于呼吸。

在日常生活的各方面，包括运动当中，出现气促时，都应使用正确的腹式呼吸方法。头低位和躯干前倾位，可以使膈肌上升，改善膈肌的工作效率，有利于缓解患者的呼吸困难。在日常生活中，养成腹式呼吸的习惯。

（3）全身性呼吸体操　就是将腹式呼吸与扩胸、弯腰、下蹲等动作结合起来，即呼气时，缓慢弯腰并下蹲，同时伴随腹部慢慢回缩、凹陷，起身时开始吸气，持续至恢复直立并完成扩胸动作，同时伴随腹部向外鼓起，如此循环往复。视患者体力情况，每次练习时间可以不等。全套体操共 9 节，第一节：压腹呼吸；第二节：压腿盘膝；第三节：单举呼吸；第四节：抱球；第五节："托天"呼吸；第六节：旋腰；第七节：蹲站呼吸；第八节：甩打；第九节：按腹呼吸。全套体操每日可进行一两次。

（4）人工阻力呼吸练习　选好合适的气球、玻璃瓶或塑料瓶，容量不小于 800~1000 mL。先深吸气，然后含住气球或瓶子进气口，尽力把肺内气体吹入气球或瓶子内，直到吹不出气时为止。每次练习三五分钟，或根据气球膨胀的大小、次数而定练习时间的长短，每日可重复练习数次。

2. 清除痰液　正确的咳嗽，随呼吸深浅的不同，可以让呼吸道的痰从深部往大气管移动，更容易将痰清除。运用缩唇呼吸式配合腹式呼吸，再用力"哈气"将痰液移出。

患者取坐位，平静呼吸几次；做腹式呼吸配合缩唇呼吸 4~6 次；手放胸前，身体稍微前倾，嘴巴张开做"哈气"动作；痰液到喉咙时，轻轻咳出即可。

（二）放松练习

慢性阻塞性肺疾病患者常因气促，而使用辅助呼吸肌、甚至全身的肌肉来参与呼吸，这种情形不仅导致体能消耗与身体对氧的需要增加，还会使得全身肌肉处于紧张状态。为了缓解或消除这一紧张状态，可以教授患者适当的放松技术与技巧，具体的做法如下。

1. 传统锻炼的放松功　患者取床上卧位或椅上坐位，松开衣领、袖口、裤带等，以减少对身体的束缚，双眼微闭，思想集中在"静"与"松"上。可以口中缓慢默念"头颈松—肩膀松—手臂松—胸腹松—背部松—大腿松—小腿松"，同时配合相应的动作，如此反复，直至身体完全放松。

2. 坐位放松　患者取舒适的坐位，头颈与躯干前倾、趴伏在身体前方桌上的被子或枕头上，充分放松肩背部的肌肉。

3. 立位放松　患者背靠着墙壁或坚实的家具站立，双脚自然分开并稍离开墙壁或家具，双手自然下垂于身体两侧，含胸、塌背，使肩背部肌肉完全放松。

NOTE

4. 休息放松　取舒适的坐位或床上半卧位，轻闭双眼，做缓慢、深长的呼吸。

5. 在各种活动中的放松　日常活动尽可能选择在坐位下、桌面上进行，以减少双上肢的用力；活动安排有计划、时间充裕，以减少情绪紧张；边听节奏舒缓的音乐，边完成活动，以音乐节奏带动完成活动的节奏；在完成日常活动时，放松与完成活动无关的身体其他肌群，以减少不必要的肌肉紧张。

（三）运动训练

慢性阻塞性肺疾病的患者若运动过少，可能会使末梢循环变差与肌肉萎缩，导致呼吸更困难，因此正确且适度的运动可以改善心肺功能、增加肌肉耐力，呼吸也会较顺畅。可经常使用大肌肉群（如手部、腿部肌肉）且多做日常的活动。

1. 上肢运动　增加上肢肌力与耐力的练习，可以减少上肢活动时对辅助呼吸肌的依赖，从而减轻呼吸困难。练习方法可以利用弹力带、橡皮筋、拉力器等作为练习用具；可以通过游泳、划船、打乒乓球等娱乐性活动；也可以采用木工作业、陶艺制作等治疗性活动，更鼓励患者在日常生活中，通过多从事上肢上举过头的活动来发展和获得上肢的肌力与耐力。

2. 肌耐力训练

（1）*步行*　步行是最方便的运动。步行时，双肩放松，双手自然下垂，休息及停止时，用鼻子吸气，走动时，缩唇慢慢呼气，尽量维持呼气为吸气时间的两倍，且步行时间要长。

（2）*走楼梯*　要注意呼吸气，吸气走1~2步（阶），吐气走2~4步（阶），维持呼气时间是吸气时间的两倍。如果上下楼梯困难时，可以运用以下方式：① 上楼梯时站在阶梯下吸气，上阶梯时用缩唇式呼气，呼气结束停下来休息吸气。② 下楼梯时站在阶梯上吸气，下楼梯时用缩唇式呼气，呼气结束停下来休息吸气。

（3）*矿泉水瓶举重法*　该法是最简易的肌耐力运动，将两小瓶的矿泉水瓶加水，即可以成为一个简单的运动器材。方法：① 肩部加压法：采用坐姿方式；将矿泉水瓶置于双手，先深呼吸数次；慢慢将双手弯曲置于肩膀旁；吸气时，双手仍置于肩膀旁；吸气时慢慢放下；调整完呼吸再换另一侧。② 侧举运动：采用坐姿方式；将矿泉水瓶置于双手，先深呼吸数次；吸气时，双手下垂置于身体两侧；呼气时，双手向两侧平举与肩同高；吸气时慢慢放下。③ 前举运动：采用坐姿方式；将矿泉水瓶置于双手；先深呼吸数次；吸气时，双手下垂置于身体两侧；向前举置于肩同高；吸气时慢慢放下。

（四）心理治疗

慢性阻塞性肺疾病患者的心理紊乱或障碍是多方面的，包括认知情感障碍（焦虑、抑郁）、应激相关障碍（急性应激、适应障碍）、神经症（广泛性焦虑障碍和惊恐发作）和人格障碍等，因此，心理辅导与治疗应成为慢性阻塞性肺疾病康复的重要内容。良好的社会支持系统可缓冲应激事件对患者情绪的影响，预防和降低抑郁的发生。加强患者社会支持系统的力量，安排家人及朋友同事探视，充分发挥他们的支持作用，与家属进行沟通使其明白家人的关心对于患者身心治疗的重要性。家属尽可能多地陪伴患者，减轻孤独感，避免长时间一个人独处时产生负面情绪。

治疗方法主要包括小组讨论，发展支持小组或应激管理小组，传授放松和相关问题（如与配偶、朋友、工作伙伴的相处）的处理技巧，行为干预和必要的认知-行为治疗等，以支持和鼓励患者，积极投入和参与现实生活，尽力减少对配偶或照顾者的依赖，达到或保持社会化。

另外在患者患病期间其心理压力也会较大，帮助患者学会减压及放松的方法。比如：规律的运动，可以规律运用上下肢运动及肌耐力运动的方式；深呼吸，放松全身肌肉，采用最舒服的坐姿或躺姿，试着配合做缩唇式、腹式呼吸练习，是最简单、最快舒缓压力的方式；参加自己喜欢的活动，比如听音乐、园艺活动、下棋等，不要将情绪一直专注在不如意的事情上。

（五）提供或推荐辅助用具，并训练其使用

并不是所有的患者都需要使用自助具，但随着病情的进展，一些自助具将有助于减少患者发生呼吸困难的机会与程度，或帮助其完成日常所需的活动。如弯腰系鞋带、穿裤子时，也许会引起患者明显的呼吸困难，弹力鞋带、长柄鞋拔或衣物拾取夹对其是有帮助的。

（六）患者与家属的教育与管理

通过教育与管理可以提高患者和有关人员对慢性阻塞性肺疾病的认识及自身处理疾病的能力，更好地配合管理，加强预防措施，减少反复加重，维持病情稳定，提高生命质量。主要内容包括教育与督促患者戒烟；使患者了解慢性阻塞性肺疾病的病理生理与临床基础知识；掌握一般和某些特殊的管理方法；学会自我控制病情的技巧；了解赴医院就诊的时机；社区医生定期随访管理。

（七）日常生活指导

以保证患者能够顺利地完成一天的任务与活动。

1. 制订计划 计划好一天所要做的各种事情，什么是必须做的，然后，排好先后完成的顺序；在身体状况好的时候，做费力的工作；尽量采取坐位下完成活动；复杂与简单的工作交替起来做；复杂的工作分步骤在不同的时间里做；在家庭成员间养成分工合作的习惯。

2. 节省体力 能坐着就不要站着；常用的生活用品放置于易取的位置，且避免手抬高取物；简单及费力的工作应交替；适度休息恢复体力。同时改善家居环境，具体做法有：调整家具的摆放位置，保持通道宽敞与畅通；重新安排物品存储的位置，将常用物品放在触手可及的地方；合适的操作台高度（比肘部低 6 cm 左右）；配备能使后背和上下肢得到充分放松的椅子；避免不必要的弯腰、举臂和用力够物动作等。目的在于减少患者的体能消耗，减少呼吸困难发生机会或程度，增加家居生活的安全性。

3. 利用工具完成日常活动 如使用带轮子的推车搬运重物，使用带烘干功能的全自动洗衣机、自动洗碗机、自动升降的晾衣架、自动饮水机或电子水瓶、吸尘器等工具完成家务活动。尽量坐着干活，推动物体比拉动物体省力。

4. 出现呼吸困难时的处理方法 先坐下，用双手撑住膝部，使身体稍向前倾，并尽力保持情绪镇定和放松。如就近没有凳子或椅子，可以在附近找一可以依靠的物体就地坐下，手腕交叉置于脑后以利于呼吸。闭上眼睛，尽可能地放松腹部、胸部、颌部的肌肉。必要时，拨打急救电话。

5. 如何过性生活 性生活对慢性阻塞性肺疾病患者来说只能是量力而行。进行性生活可能会引起气促，但只要掌握正确的呼吸方法，坚持运动训练，按时服药，应该能够将气促控制在最低限度内，同时，请记住轻微的气促对身体并无不良影响。当然，如果性生活后，气促明显加重，一定要及时就医。一些非常实用的建议包括在性生活前，进食不宜过饱，勿饮酒；性生活时活动不宜过分剧烈，要控制情绪，避免引起剧咳或加重缺氧程度，以防止性生活后出现气促；患者性生活时应采取上位式、坐式，以防止胸廓受到重压，从而致使呼吸困难加重；性生活过程中，如突然发生气喘吁吁、呼吸困难、胸痛等现象，应立即终止，并继续观察，若症状持续，请及时去医院诊治。

6. 饮食指导 为延缓疾病的进展，预防并发症的发生，提高患者生活质量，除了要积极治疗并加强体质及呼吸功能锻炼外，合理的饮食和营养，对于疾病的恢复也非常重要。慢性阻塞性肺疾病患者的常见症状为咳嗽、咳痰和呼吸困难。其中任何一种症状都会使组织蛋白和热能严重消耗；同时随着病情不断得到控制，组织的修复过程也需要大量的蛋白质、维生素和无机盐等。为了补充体内消耗，增强机体抵抗力，在热能的供应上要略高于正常人，其饮食原则应为高热量、高蛋白质和高维生素，并补充适量无机盐。患者每日饮食摄入的热能应在 2500 千卡以上，可一日多餐，避免每餐吃得过饱，即少量多餐，提高总热量。除普通谷米、面食外，增加含蛋白质的食物如牛奶、鸡蛋和瘦

肉的摄入，每日可喝1~2杯牛奶，吃1~2个鸡蛋和100~150 g瘦肉。另外，B族维生素和维生素C可提高机体代谢能力，增进食欲，维护肺部及血管等组织功能；维生素A和维生素E可改善肺部防御功能，这些维生素在各种新鲜水果和蔬菜中含量丰富，因此，每日饮食中不可缺少绿叶蔬菜，如白菜、萝卜、西红柿、黄瓜、茄子、菠菜等，合理安排，予以调配，且饭后再吃一些新鲜水果，如苹果、香蕉、梨、橘子等。慢性阻塞性肺疾病患者如果水分摄入不足，可以引起便秘，痰液黏稠不易咳出，口腔黏膜干燥等症状，因此，该类患者每天应饮用8~10杯水（包括饮料、牛奶、汤）。慢性阻塞性肺疾病患者，若体重过轻，会较无体力及没有抵抗力；体重过重，则会出现呼吸急促，因此患者营养照顾的首要目标为维持体重、锻炼肌肉，而均衡饮食可以提供足够的能量，让呼吸更顺畅，而严重气喘时，会抑制胃肠消化，所以用餐前后可休息一下。

7. 避免吸烟或二手烟　烟里的有毒物质会破坏肺泡，造成肺气肿，也会破坏呼吸道，造成慢性支气管炎。吸烟是慢性阻塞性肺疾病的主要原因，戒烟是唯一能减轻病情继续恶化与减缓肺功能下降的方法，这效果远大于任何药物及其他治疗方法。

8. 流感疫苗及肺炎疫苗的接种　流感或肺炎会造成慢性阻塞性肺疾病患者病情加重，因此接受医生的建议，接种流感及肺炎预防针，以便降低感冒的概率。

9. 控制职业性或环境污染　避免或防止吸入粉尘、烟雾及有害气体。

参考文献

[1] GOLD Executive Committee. Global strategy for the diagnosis management, and prevention of chronic obstructive pulmonary disease (Revised 2011) [EB/OL]. [2012-11-16]. http://www.goldcopd.com.

[2] 中华医学会呼吸病学分会慢性阻塞性肺疾病学组.慢性阻塞性肺疾病诊治指南(2013年修订版)[J].中华结核和呼吸杂志,2013(36):255-264.

[3] 周玉民,王辰,姚婉贞,等.职业接触粉尘和烟雾对慢性阻塞性肺疾病及呼吸道症状的影响[J].中国呼吸与危重监护杂志,2009(18):6-11.

第二十三章　小儿脑瘫的作业治疗

第一节　概　述

脑性瘫痪(cerebral palsy, CP),简称脑瘫,是自受孕开始至婴儿期非进行性脑损伤和发育缺陷所导致的综合征,主要表现为运动障碍及姿势异常。常合并智力障碍、癫痫、感知觉障碍、交流障碍、行为异常及其他异常。

脑性瘫痪一般根据神经病理学、临床症状及体征来进行分类,目前尚无统一标准,2006 年全国小儿脑瘫康复学术会议提出了脑瘫的分类建议,如表 23-1 所示。

表 23-1　脑性瘫痪的分类

按临床表现分类	按瘫痪部位分类
1. 痉挛型(spastic)	1. 单肢瘫(monoplegia)
2. 不随意运动型(dyskinetic)	2. 双瘫(diplegia)
3. 强直型(rigid)	3. 三肢瘫(triplegia)
4. 共济失调型(ataxic)	4. 偏瘫(hemiplegia)
5. 肌张力低下型(hypotonic)	5. 四肢瘫(tetraplegia)
6. 混合型(mixed)	

第二节　临床表现及功能障碍

脑性瘫痪的临床表现包括早期症状和不同临床症状分型下的临床表现。早期症状在脑瘫患儿的早期发现和早期干预方面具有重要意义。

脑瘫的主要功能障碍包括中枢性运动功能障碍与姿势异常,表现为运动发育、反射、姿势、肌张力的异常等方面;以及感知觉缺失、日常生活动作发育迟缓、缺乏社会生活的体验等多种功能障碍。现分述如下。

一、脑瘫的临床表现

(一) 早期症状

许多脑瘫患儿在新生儿期、婴儿的早期有一些特异与非特异的症状,主要包括以下几方面。

1. 哺乳能力减弱,易呕吐、厌乳。早期喂养困难,饮水或吞咽困难、体重增加不良。

2. 出生 3 个月内 Moro 反射缺失。

3. 易激惹、无缘由持续哭闹，或者过分安静、哭声微弱，哭闹兴奋时身体发硬、好打挺、动作僵硬不协调。

4. 3 个月后仍然手紧握，很少张开。

5. 4 个月时仍然拇指内收；上肢持续后伸；哭闹时易出现角弓反张。

6. 4 个月时仍不能竖颈，头部摇摆不定，肌张力低下。

7. 5 个月时仍不能主动伸手抓物，姿势异常。

8. 全身或上、下肢肌张力过高或过低，过高时可表现为换尿片时双下肢外展困难，洗澡时四肢僵硬，过低时表现为全身松软、动作迟缓等现象。

9. 6 个月以后扶持立位仍有尖足或双下肢交叉现象。

10. 表情淡漠、反应迟钝、不认人、不会笑、不会对视和追视。

（二）脑瘫的不同分型及临床症状

1. 痉挛型　此型在脑瘫患者中最为常见，占 60%～70%。其病变部位为锥体束损害，引起所支配肌肉肌张力增高，肌力降低，引起运动障碍。主要表现为运动发育迟缓，明显落后于同龄儿童。四肢肌肉明显僵硬。临床检查可见深部腱反射亢进，折刀现象阳性、病理反射阳性，抗重力肌痉挛，肌力降低等。

2. 不随意运动型　又称手足徐动型，此型占脑瘫患者的 15%～20%。其损害部位为基底核，以出现四肢、躯体的不自主运动为主要特点。手-口-眼协调障碍，此型患儿上肢操作能力差，写字、就餐等动作能力障碍。此外，患儿还会出现构音和发声困难，同时发生咀嚼和吞咽困难，出现言语功能、摄食能力障碍。

3. 强直型　损伤部位为椎体外束，临床检查可见肌张力增强，深部腱反射引出困难，睡眠时肌肉强直消失。在脑瘫患儿中，单独的强直型并不多见，常与痉挛型混合存在。

4. 共济失调型　此型约占脑瘫患者总数的 5%。主要表现为平衡功能障碍，即患者不能保持固定的姿势。

5. 肌张力低下型　此型的特点是肌张力低下，临床检查可见蛙状肢位、对折状态、围巾症及跟耳试验阳性、外翻扁平足；股角、足背屈角、腕关节掌屈角增大等。

6. 混合型　同时兼见上述分型中任何 2 种或 2 种以上类型的体征和症状，多见痉挛型与不随意运动型混合。

二、脑瘫的功能障碍

（一）运动发育延迟

脑瘫患儿从出生开始即出现抗重力的姿势反射、反应发育延迟，同时有肌张力、肌力异常及不随意运动等，这些都是阻碍正常发育的原因。

发育延迟主要表现为发育落后（delay）和解离（dissociation）。表现为运动发育落后，躯干和四肢运动发育落后或停滞。主动运动困难、分离运动不充分、动作僵硬、不协调、不对称、出现各种异常的运动模式、出现联合反应和不随意动作、共济失调、运动缓慢等。卡德威尔（Cardwell）的资料显示了脑瘫患儿运动发育项目的平均出现年龄，见表 23－2。

发育的解离，是指发育过程中各个领域的发育阶段有很大差距。脑性瘫痪患儿会出现运动发育与精神发育之间的解离，如患儿智能发育正常，而下肢抗重力肌运动发育不良，可表现为步行功能障碍，这是一种解离现象。

NOTE

表 23-2 脑性瘫痪儿运动发育项目的平均出现月龄

正常发育（月龄）	发育项目	脑性瘫痪的发现月龄（均数）	研究对象数	和正常儿的平均月龄差
1~3	俯卧位抬头	12.4	74	9.4
3~5	伸手抓东西独坐	14.5	28	9.5
6~7	爬	20.4	73	10.4
7~8	抓握	26.4	21	18.4
9~11	说单词	17.2	16	6.2
9~12	独站	27.1	65	15.1
12~13	独步	27.5	43	14.1
12~18	说 2~3 个词	32.9	57	14.9
24~30	短句	37.4	39	7.9

（二）异常运动模式

从神经生理学的角度分析脑瘫儿童的姿势和运动，不外乎有三方面的特点。

1. 由于脑的正常发育障碍而引起的运动发育迟滞或停止，即未熟性。

2. 由于上位中枢控制的解除而出现的各种异常姿势和运动模式，即异常性。

3. 相反神经支配紊乱。

由于有肌张力异常，肌肉或紧张或松弛，以及缺乏大脑高级中枢上位神经元对下位神经元的控制，粗大的原始反射持续存在。病理反射的出现，使得脑瘫患儿不能完成正常的活动。常见的脑瘫患儿异常运动模式如下。

1. 四肢、躯干的左右存在差异，呈非对称性。

2. 只以某种固定的模式运动。

3. 抗重力运动困难。

4. 分离运动困难。

5. 发育不均衡（上肢、下肢、仰卧位、俯卧位、左右）。

6. 肌张力不衡定（异常姿势的肌紧张，姿势变化时肌张力升高、低下与不定）。

7. 6 个月以上患儿，原始反射残存。

8. 正常感觉运动发育缺乏，异常感觉运动的存在。

9. 有联合反应、代偿运动。

（三）缺乏感觉、知觉、运动的体验

脑性瘫痪患儿常存在因视觉障碍所致的手眼协调、图和背景、形状的恒常性，空间的位置和空间关系障碍。还可能有类似的听觉、运动知觉、触觉、嗅觉等异常。

（四）日常生活动作功能障碍

脑性瘫痪患儿由于运动发育与上肢和手功能的发育延迟，日常生活动作掌握较晚，如吸吮、舌的运动控制、口唇的闭合功能的障碍等，并形成异常的功能模式。影响了患儿的日常生活动作的正常发育，并最终影响患儿生活自理能力的建立和获得。

（五）智力低下

各种原因造成的脑发育障碍，从而造成脑性瘫痪患儿在发生发育时期内智力功能明显低于同龄水平，同时伴有适应性行为缺陷。脑瘫患儿中大约有 25%智力正常，约 50%有轻度或中度智力障碍，约有 25%为重度智力障碍。

(六) 听力、言语障碍

造成儿童听力下降的原因主要有两种,不同严重程度的感音神经性、传导性听力损伤。内耳或听觉神经损伤均可造成感音神经性听力下降,有因遗传性因素、妊娠期病毒感染、产伤所致的先天性耳聋;也有因脑膜炎、高热或接触有神经毒性药物所致的后天性耳聋。传导性听力下降则主要由于中耳病变,如畸形、感染,这些病变可在早期听力、言语发育的关键时期(出生后3年)造成暂时性的听力下降。

脑瘫患儿全身肌张力问题可影响言语功能所需的口腔运动控制能力，如下巴、口唇、面部肌肉运动等。控制呼吸运动的躯干肌收缩不全可干扰与呼吸运动相关的声调、发音能力。脑瘫患儿缺乏中线位置下巴控制稳定性及口唇、舌头分离运动灵活性,这些都是造成言语功能障碍的原因。

(七) 视觉障碍

包括眼球、眼部肌肉、视神经以及控制视觉信号传递的脑皮质在内的多种原因的视觉系统损伤均可造成视觉障碍,如视神经损伤、视野缺损、白内障等均是常见的早产儿视网膜病变。脑瘫患儿常有视力和聚焦、眼球运动控制、视知觉等多种视觉功能发育延迟,正常儿童视觉运动发育顺序及脑瘫患儿延迟表现见表23－3。

表23－3　儿童视觉运动发育顺序与脑瘫患儿发育延迟表现

出生到6个月	6个月到1岁	发育延迟表现
面部定位不能	可以稳定注视	很少或不注视父母的脸
双目注视不能	可以双目注视面前物体	注视物体时一只眼向内或向外偏离
头部固定时眼球追踪眼球和头同时移动	眼球头部运动可分离	眼球头部始终同时移动
注视手只能注视一只手	可以注视双手	不能或只能注视一只手,眼睛和手不能放置在中线位置
向下凝视不对称性颈后伸	颈伸展并保持下巴内收于中线位置	在俯卧及坐位下不能进行向下凝视

(八) 缺乏社会生活的体验

脑瘫患儿由于本身障碍而和同年龄儿童接触、游戏的机会少,绝大部分患儿存在人际关系不良,以及自立、意志表达或传达意见的能力差等问题。

第三节　检查与评估

一、检查与评估的内容

脑瘫患儿的检查包括病史资料收集、一般体格检查。

评估包括小儿体格发育状况、神经发育综合评定、神经肌肉基本情况评定(包括肌张力及痉挛程度、肌力及瘫痪程度、原始反射和自动反应评定、运动的协调性等)、肢体功能评定(包括姿势及平衡能力评定、步行能力及步态评定)、智力评定、适应性行为评定、言语功能评定、感知觉评定、口腔运动功能评定、功能独立性评定等内容。

二、检查与评估的程序和方法

(一) 病史资料收集

1. 问诊　问诊的目的在于了解儿童出生前、出生时及出生后一段时间的情况。以询问家长或

NOTE

照顾者为主。内容包括主诉、既往史、家族史、一般健康状况、发育状况、危险因素、养育情况等。

2. 视诊

（1）观察儿童对外界环境、照顾者、父母，以及陌生人交往的能力。

（2）观察儿童的语言能力。

（3）观察儿童的游戏。

（4）观察儿童吃零食、喝水等能力。

（5）观察儿童日常生活自理能力。

（6）询问儿童的睡眠情况。

（二）一般体格检查

脑瘫儿童的一般检查同健康发育儿童一样在围绕身长、体重、头围、头盖、眼、耳、口腔、颈部、胸部、腹部、四肢和脊柱、皮肤等方面进行检查。

（三）运动发育评定

依据小儿运动发育的规律、运动与姿势发育的顺序、肌力、肌张力、关节活动度、反射发育、运动类型等特点，综合判断是否存在运动发育落后、运动障碍及运动异常。可采用较为公认，信度、效度好的评定量表，如：格塞尔发育量表（GDDS）、贝利婴儿发育量表（BSID）、粗大运动功能评定量表（GMFM）。

（四）运动功能评定

1. 肌张力评定

（1）年龄小的患儿检查方法

1）硬度　肌张力增高时肌肉硬度增加，被动活动时有发紧发硬的感觉。肌张力低下时触之肌肉松软，被动活动时无抵抗感觉。

2）摆动度　固定肢体近位端，使远端关节及肢体摆动，观察摆动幅度，肌张力增高时摆动度小，肌张力低下时无抵抗，摆动度大。

3）关节伸展度　被动伸屈关节时观察伸展、屈曲角度。肌张力升高时关节伸屈受限，肌张力低下时关节伸屈过度。不同年龄儿童各关节活动范围见表 23－4。

表 23－4　不同年龄儿童各关节活动范围

	1~3 个月	4~6 个月	7~9 个月	10~12 个月
内收肌角	40°~80°	70°~110°	100°~140°	130°~150°
腘窝角	80°~100°	90°~120°	110°~160°	150°~170°
足跟碰耳	80°~100°	90°~130°	120°~150°	140°~170°
足背屈角	60°~70°	60°~70°	60°~70°	60°~70°

① 内收肌角：小儿仰卧位，检查者握住小儿膝部使下肢伸直并缓缓拉向两侧，尽可能达到最大角度，观察两大腿之间的角度（图 23－1）。肌张力增高时角度减小，降低时角度增大。正常时 4 个月龄后应大于 90°。

② 腘窝角：指小儿仰卧位，使一侧下肢屈髋、屈膝，贴近腹部，再伸直膝关节，大腿与小腿之间的角度（图 23－2）。

③ 足背屈角：指用手按住小儿足部，使其尽量向小腿方向背屈，足部与小腿之间的角度（图 23－3）。

④ 足跟耳试验：指小儿仰卧位，拉小儿一侧足尽量向同侧耳部靠拢，足跟与臀部连线与桌面形成的角度（图 23－4）。

NOTE

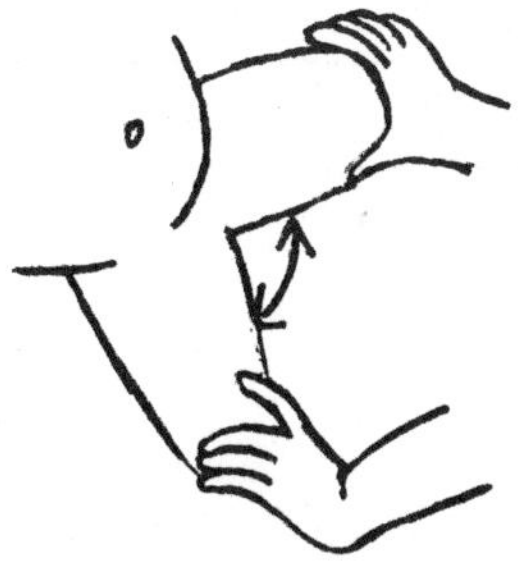

图 23－1　内收肌角度检查

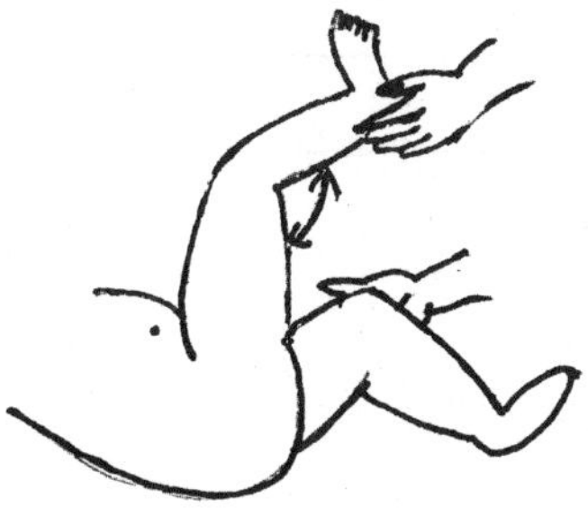

图 23－2　腘窝角检查

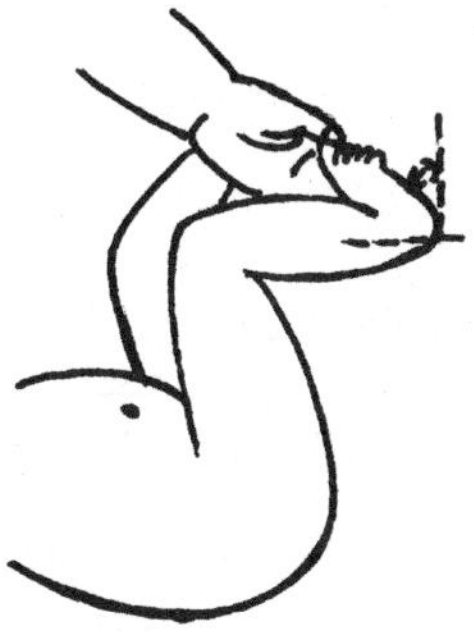

图 23－3　足背屈角检查

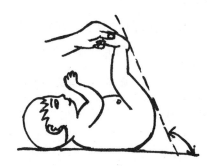

图 23－4　足跟耳试验

⑤ 围巾征：让婴儿处于仰卧位，检查者将婴儿手拉向对侧肩部，观察肘关节和中线的关系。

（2）年龄较大的患儿检查　常用修改的 Ashworth 痉挛评定法，根据患儿关节进行被动活动时所遇到的阻力大小定级，具体方法参见《康复评定学》。

2. 关节活动度（ROM）的评定　关节活动度（范围）是指关节向各个方向所能活动的幅度。关节活动范围的测量用测角计进行。

3. 肌力的评定　常用徒手肌力检查法 MMT 法，具体方法参见《康复评定学》。

4. 平衡功能评定　平衡功能评定主要方法如下。

（1）传统的观察法　如 Romberg 检查法。

（2）量表评定法　如 Berg 平衡量表、Tinnetti 量表及"站立-走"计时测试等。

5. 原始反射评定　反射是机体在神经系统的调节下，对各种刺激的不随意运动的应答反应。脑瘫患儿常出现反射的残存，常见正常儿童原始反射的出现和消失时间见表 23－5。

表 23－5　常见正常儿童原始反射出现和消失时间

反　　射	开始时间	消失时间
巴彬斯基反射	新生儿期	18 个月
交叉性伸展反射	新生儿期	2 个月
吸吮反射	新生儿期	4 个月
Moro 反射	新生儿期	4~6 个月
抓握反射	新生儿期	4~5 个月
非对称性紧张性颈反射（ATNR）	新生儿期	6 个月
对称性紧张性颈反射（TNR）	新生儿期	6 个月
紧张性迷路反射（TLR）	新生儿期	4~6 个月
Landau 反射（抬躯反射）	4~6 个月	2 岁

续表

反　射	开 始 时 间	消 失 时 间
阳性支持反应	新生儿期	4~8个月消退
颈部翻正反应	新生儿期	5~6个月
躯干翻正反应	6个月	4岁
迷路翻正反应	卧位3~5个月，坐立位6~7个月	5岁
视觉翻正反应	俯卧位3个月，坐立位5~6个月	5岁
保护性伸展反应	9个月	
迈步平衡反应(hopping)	9~18个月完成	

6. 上肢及手的精细运动发育评定　脑瘫患儿精细运动功能障碍，接触外界感觉信息的机会减少，影响认知发育水平。常见的上肢及手精细运动发育顺序见表23－6。

表23－6　常见的上肢及手精细运动发育顺序

年　龄	姿 势 及 动 作
1个月	双手拇指可握在一起玩，东西放入手中立即脱落
2个月	无意识伸手抓东西
2~3个月	短暂地抓握拨浪鼓、注视双手
3个月	握住拨浪鼓
4个月	用双手够东西
5~6个月	扔或丢掉东西
6个月	手握积木、视线投向目标
7个月	半卧位抓握物品、伸腕抓握
8个月	物品从一手传递另一手、笨拙握剪刀
9个月	将物品放入大容器中
10~11个月	手眼并用
12个月	精细捏抓、准确地将物品放入小容器中
12~18个月	攥握式抓笔并自发乱画
18个月	叠起3块积木
18个月~3岁	手旋前握笔
2岁半	叠起6~8块积木，将积木排成一列火车
3岁	用3块积木模仿搭桥、用剪刀剪东西
4岁	串小珠子
4~6岁	动态三点支撑握笔

（五）智能障碍评定

智力评定所应用的智力量表分为筛查与诊断两种。最常用的筛查测验手段是丹佛发育筛选测验、绘人测验(draw a man test)、皮博迪图片词汇测验(peabody picture vocabulary test, PPVT)、新生儿行为量表等。诊断性测验有韦氏儿童智力量表(Wechsler intelligence scale for children, WISC)、斯坦福-比奈智力量表(Stanford-Binet intelligence scale)、格赛尔(Gesell)量表等。

（六）感知觉障碍评定

1. 视觉评定　有无斜视、弱视、屈光不正、散光、视神经萎缩、先天畸形等。

2. 听觉评定　利用一般的声音反射动作来观察、检查或客观测听——电反应测听(electric

response audiometry, ERA)检查。

3. 其他　触觉、味觉、位置觉等的评定。

（七）言语功能评定

1. 语言发育迟缓　语言发展迟缓是指在发育过程中的儿童其语言发育延迟。检查时可采用皮博迪图片词汇检查(PPVT)、韦氏学龄前儿童智力检查量表(WPPSI)、韦氏学龄儿童智力检查修订版(WISC－R)、CRRC版语言发育迟缓检查法(S－S, sign-significance)等。

2. 运动性构音障碍　由于发音器官(包括肺、声带、软腭、舌、下颌、口唇)的肌肉、神经系统疾病所致的语言运动功能障碍。出现如语音欠清晰、鼻音重、语速减慢、发声困难等。评定时可采用Frenchay构音障碍评定法。

（八）功能独立性评定(functional independent measure, FIM)

功能独立性检查量表反映个体功能独立水平,常采用儿童功能独立检查法(WeeFIM),包括18个项目并组成以下六方面:自理、括约肌控制、移动、行动、交流和社会认知。

第四节　方案与实施

一、作业治疗目的与原则

1. 治疗目的　减轻致残因素造成的后果,尽量提高患儿的运动、生活自理、言语和认知能力,争取达到生活自理和能够接受正常的教育或特殊教育,为将来参与社会活动、劳动和工作奠定基础。

2. 治疗原则

(1)"三早"原则　早发现、早确诊和早治疗,争取在出生后6~9个月的阶段内采取治疗措施。

(2)治疗与教育、游戏相结合　脑瘫儿童治疗与教育相结合。

(3)康复与药物、必要手术相结合。

(4)与中国传统康复治疗相结合。

(5)患儿家属的配合。

二、治疗方法

在脑瘫患儿康复过程中,物理治疗师、作业治疗师、言语治疗师密切配合,物理治疗师的工作主要针对提高粗大运动技巧如翻身、爬行、步行等。言语治疗师帮助患儿提高口唇运动技巧,改善言语及进食功能。作业治疗师则侧重于提高头及躯干的控制力,为患儿获得精细运动技巧打下基础,如伸手、抓握、操作及释放等,从而提高包括进食、穿衣、个人卫生等在内的患儿生活自理能力。

脑瘫的作业治疗主要包括促进运动功能发育的活动、促进感知觉及认知功能发育的活动、日常生活活动能力训练、辅助器具的应用及环境改造(见本书第十一章环境改造与辅助技术)等。

（一）促进运动功能的发育

1. 头的控制能力训练　作业治疗师针对不同类型脑瘫患儿进行的头部控制训练,增强患儿头抬起、维持在身体中线,并进一步控制躯干伸展,具体训练方法见《运动疗法》相关章节。

2. 上肢和手运动功能训练　上肢的运动功能影响着日常生活活动及脑瘫患儿从事各种学习及职业能力的自立能力。手功能发育不仅依赖于肩胛带、上肢、手的运动控制,也与视知觉、运动知觉和认知发育密切相关。因此，训练重点包括上肢肌痉挛抑制训练、上肢粗大运动训练、上肢精细运动训练（手功能训练）等。

（1）上肢肌痉挛抑制训练　包括关节牵张训练、上肢负重训练等，具体训练方法见《运动疗法》相关章节。

（2）上肢粗大运动训练

1）促进手臂与肩胛带的动作分离　让患儿俯卧于作业治疗师的膝上，作业治疗师的手固定住患儿的肩胛带，鼓励其做伸手向前的动作；或让患儿在俯卧位下利用滚筒，进行上肢前伸动作训练，可用玩具诱导患儿伸展上肢（图 23－5）。

2）增加肩胛带的自主控制，提高上肢的稳定性　患儿取俯卧位，用双肘支起上身，做左右、前后的重心转换；患儿维持手膝四点支撑姿势于摇板上，作业治疗师控制摇板，并做缓慢的晃动（图 23－6）；坐或站位下，患儿双手与作业治疗师的双手共持一根木棒，做对抗性推的动作。

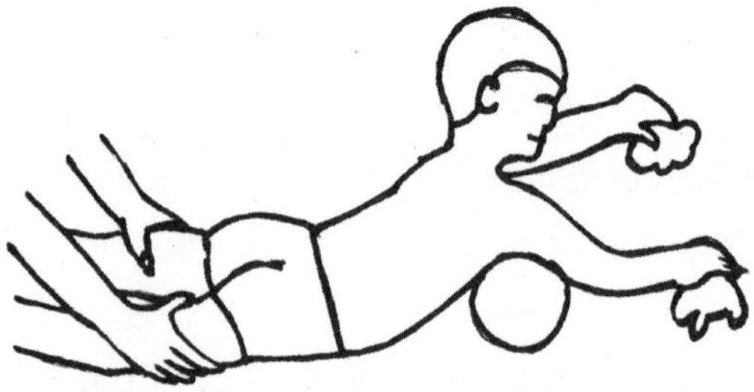

图 23－5　促进手臂与肩胛带分离运动

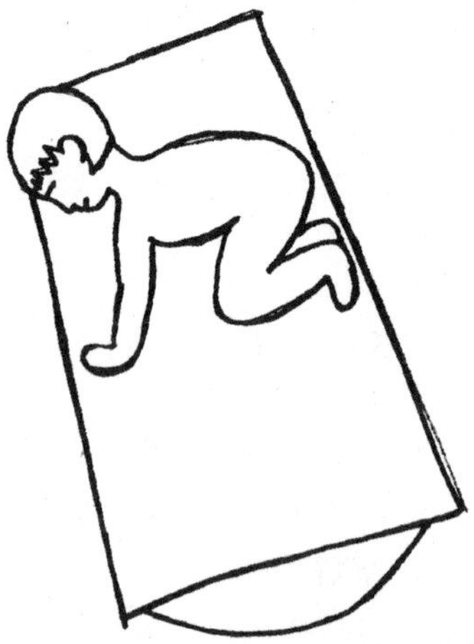

图 23－6　提高上肢的稳定性

3）训练坐位平衡，诱发保护性伸直反应　患儿坐于半圆形晃板上，作业治疗师立于身后保护其安全，鼓励患儿当身体向左晃动时伸左手向左侧够物，向右晃动时伸右手向右侧够物；当身体向前晃动时伸手向前够物。

4）诱发手到口的动作　双手交叉互握，让患儿做双手触摸口部的动作；鼓励患儿手抓食物，或将一些食物涂在手指上，做手到口的动作。

5）诱发双手在中线上的活动　侧卧位下，肩前伸，用手玩物，或用手去触碰另一只手及身体的某一部位；仰卧位，保持双手交叉互握状态，或用两手同时触碰胸上方的物体，或双手轮流抓放物体。

（3）上肢精细运动训练　大部分手部精细动作是在坐位下完成，因此对患儿进行手功能训练之前，需保证患儿具有良好的坐位平衡与保持良好坐位姿势的能力。在训练过程中，应考虑操作物件的大小、质地、重量与形状，手运动的控制开始于感觉输入，不同的感觉刺激有利于促进手功能的发展。

1）拿起东西训练　将患儿拇指外展，腕关节背屈并施加一定的压力。待患儿手伸展后，把玩具放到其手中，并稍用力握其手，促进其拿住玩具。

2）放下东西训练　将患儿手抬高至头以上，并使肘关节伸直、腕关节掌屈，促进手的伸展。也可轻轻敲击其手臂指总伸肌腱，并由腕部向手指方向轻擦，同时配合口令促进手的伸展。

3）拿起并放下东西训练　通过投掷沙包、套圈游戏等进行此项训练。

4）手指动作训练　通过捏大头钉、彩色小塑料块进行指尖捏物训练；通过捏黄豆、葡萄干、黏土作业等进行指腹捏物训练。

5）投掷与打击动作训练　投掷小垒球、沙包，用小木槌敲击木琴、蹦跳玩具等进行此项训练。

6）双手协调性训练　通过搭积木、大块塑料拼插、拼图等进行双手粗大协调性训练；通过拧塑料螺丝、组合玩具等进行双手精细协调训练。

7）综合性训练　将训练内容与日常生活活动结合，如拉拉链、扣纽扣、翻书、写字练习（笔杆可以由粗到细）等，帮助患儿早日回归社会。

（二）促进感觉知觉运动功能的发育

1. 知觉运动训练　通过抵抗运动、叩击、抚摸等主动和被动运动，训练患儿的深浅感觉；通过玩彩色玩具训练患儿的视觉功能；通过玩出声的玩具、听音乐、发声逗患儿等训练患儿的听觉功能。

2. 改善身体形象训练　通过叩击、敲打、触摸及轻按关节、玩黏土做泥人、玩布娃娃、画人脸和身体，以改善患儿视觉、运动觉及对身体部位的认识。

3. 辨别方向、距离、位置的训练　通过使用平衡棒做体操、向各方向投球、做各种移动性动作、用身体和其他物体比大小和高低等，训练患儿空间知觉能力。

（三）日常生活活动训练

脑瘫患儿日常生活活动自理能力的提高，可增强患儿自信心，使他们初步具有基本的生活能力和卫生习惯，过上较独立的生活，减轻家人和社会的负担。日常生活活动训练从婴儿期已开始，作业治疗师应对家长进行训练指导，训练内容包括正确的抱法、进食、更衣、入厕、沐浴等。

1. 正确的抱法　脑瘫患儿由于运动障碍无法单独坐或行走，所以大部分时间由家长抱着。使用正确的抱法，可刺激患儿对头部躯干等的控制能力，还可以纠正患儿一些不正常的姿势或体位。不同类型的脑瘫儿童，应采取不同的抱法。

（1）*痉挛型患儿抱法*　让患儿双臂伸直，髋部和膝盖弯曲，将他滚向一侧并扶着他的头，抱起他靠近家长身体，使患儿的双臂围住家长的颈部或伸向背部，把孩子的双腿分开放在自己的腰部两侧（图 23－7）。

（2）*手足徐动型患儿抱法*　此型患儿的抱法与痉挛型患儿有很大的不同：主要区别在于：将患儿抱起前，让患儿的双手不再是分开而是合在一起，双侧腿靠拢关节屈曲，并尽量接近胸部，做好这一姿势后，家长才把患儿抱在胸前，也可以抱在身体的一侧（图 23－8）。

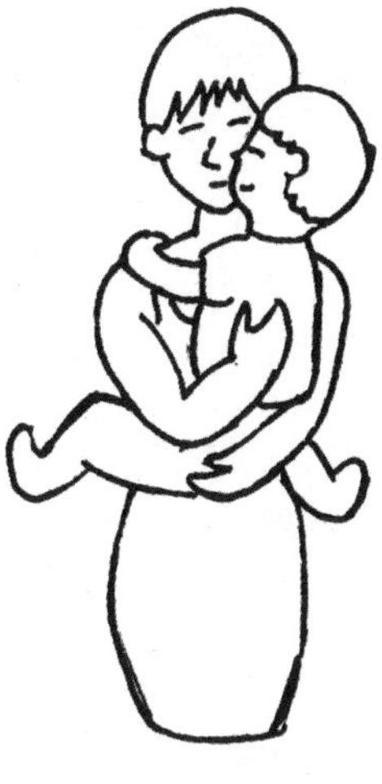

图 23－7　痉挛型患儿抱法

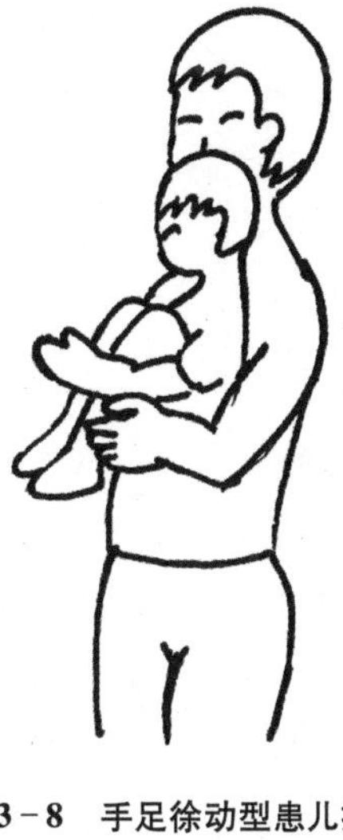

图 23－8　手足徐动型患儿抱法

（3）弛缓型患儿抱法 此型患儿身体软弱无力，头颈部无自控能力，抱起时应注意给予患儿支撑和依靠，可将患儿面朝外，手从患儿的腋下穿过托住臂部。

2. 进食训练 脑瘫患儿由于口面功能障碍导致咀嚼、吞咽困难，头部和身体控制不良，缺乏坐姿的稳定性，眼手动作不协调，使患儿进食的功能发育往往落后于同龄儿童。

（1）进食体位

1）喂食训练 如患儿需要较多的支撑才能坐稳，则让他坐在椅子上面向家长，保持头和肩向前，髋关节屈曲（图23－9）。如患儿头部和躯干直立能力较好，可让患儿坐在家长的腿上，膝关节屈曲，另一手扶住患儿的肩部或髋部，有利于正常姿势的发育（图23－10）。

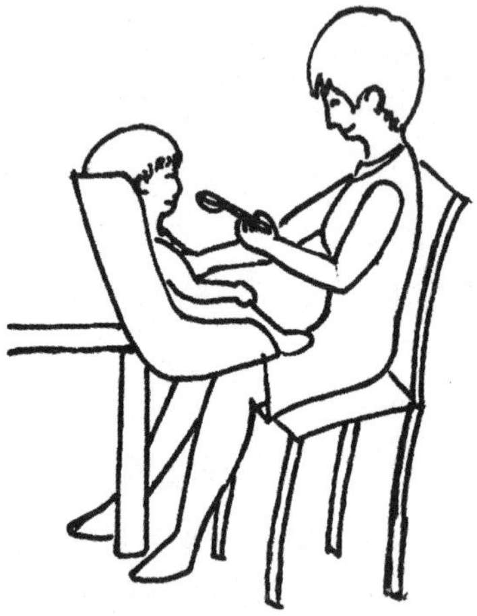

图23－9 正面喂食训练

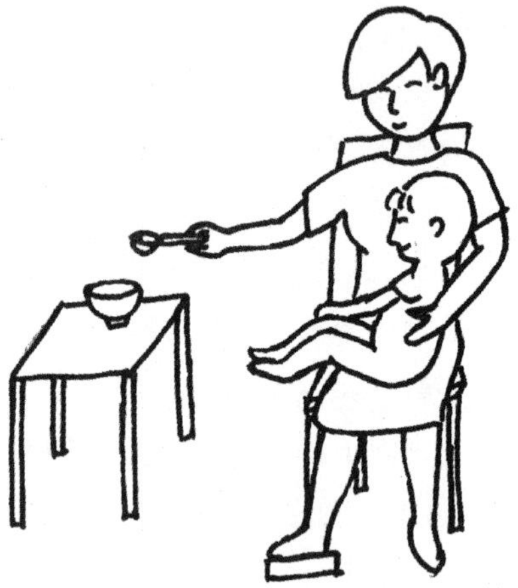

图23－10 侧面喂食训练

2）独立进食训练 选择合适患儿身高的桌椅，保持坐位时躯干伸直，髋、膝、踝关节均保持屈曲90°，双脚平放于地面上。

（2）口部控制法 运用下颌控制技术对患儿口、舌进行控制，即用拇指对患儿下颌施以柔和而稳定的向侧方或向上的推力，增加患儿的咀嚼能力（图23－11）。

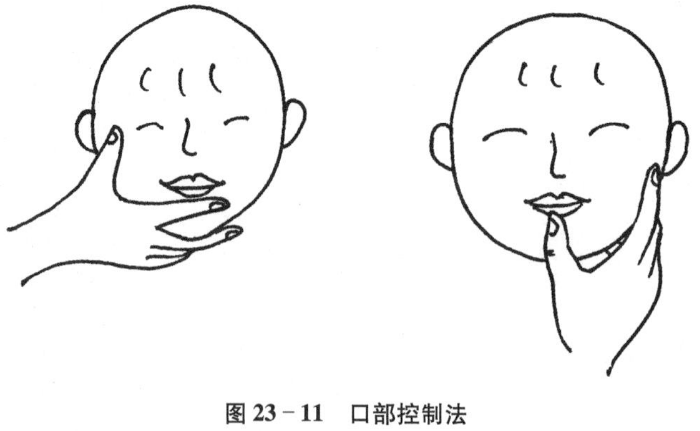

图23－11 口部控制法

（3）增加唇、舌的力量 在患儿上下唇或门牙内侧放上甜性或黏性固体食物让其舔食，以改善患儿下颌与口部运动的发展。

（4）食品及餐具要求

1）食品要求 为适应脑瘫儿童口腔功能的发育，选择食品种类逐步过渡：流质→半流质→奶的混合→软食物（米糊、稀饭、煮面条等）→固体食物（米饭、馒头、蛋糕）→正常饭食。

2）餐具要求 选用硬塑料餐具，尽量不使用金属餐具，防止损伤牙齿；盘或碗需有把手，底部

NOTE

放置一个防滑垫；汤匙面要浅平边圆；把汤匙柄加粗或把汤匙弯曲至适合的角度，便于患儿进食。

3. 更衣训练　通过游戏让患儿学会识别衣服结构及身体的空间位置。通过给玩具娃娃穿衣，训练患儿区分身体的前后及如何穿衣。同时了解脱穿衣的顺序，穿衣时先穿患侧；脱衣时先脱健侧。先给予辅助，后逐渐减少借助，学会自己独立穿脱。

（1）穿、脱裤子训练　穿、脱裤子时患儿需要具备稳定的坐位或立位，髋、膝关节屈伸活动度及下肢肌群肌力，上肢协调性及手眼协调能力。患儿可学习在卧位或立位下穿脱裤子，卧位时，患儿取坐位或侧卧位先将两侧裤管分别套入双侧下肢，拉至臀部以下，取仰卧位双下肢屈曲，双足平放于床面用力向下蹬抬起臀部，双手将裤子提至腰部；脱裤子动作相反（图 23－12、图 23－13）。立位时，作业治疗师让患儿扶物站稳，指导患儿分别将腿穿入裤管中，操作中注意保护，防止患儿摔倒。

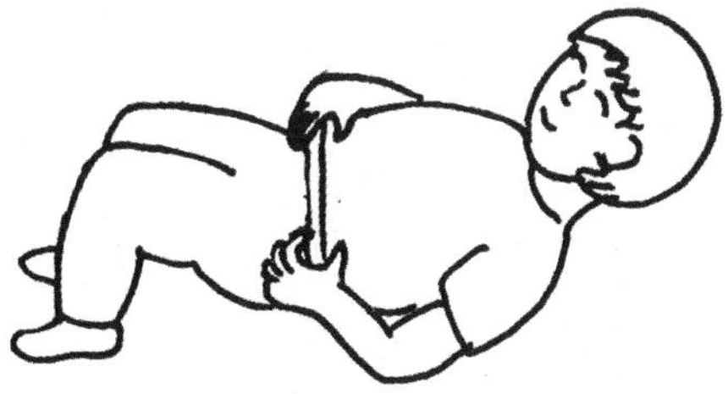

图 23－12　卧位下穿脱裤子

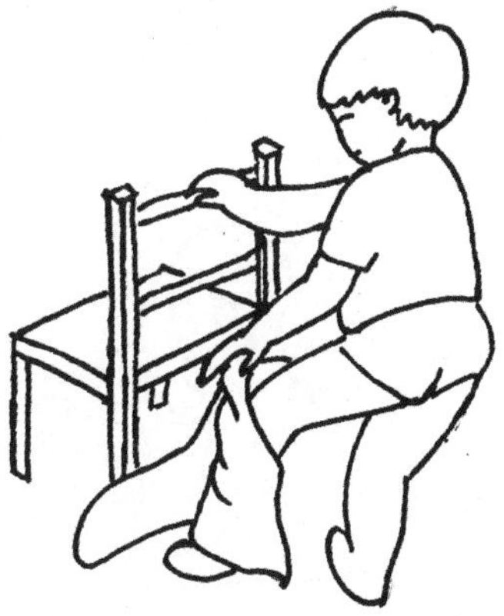

图 23－13　立位下穿脱裤子

（2）穿、脱上衣训练　穿、脱上衣时患儿需具备上肢肩、肘关节充分活动度及上肢肌群正常肌力，上肢能够向前方、侧方、上方、后方伸展，系扣则需要手的灵活性及手眼协调能力。通常患儿在坐位下学习穿脱上衣，作业治疗师指导患儿先将衣袖套在患肢上，然后将衣领拉至患肩以上，健手绕过头颈将衣领从患肩拉至健肩，最后穿好健侧，系好衣扣。脱衣动作相反，先脱健侧，再脱患侧。

4. 如厕训练　一般可从两岁开始，先准备前面或两旁带有把手的便盆，给患儿一个稳定的姿势和位置。养成定时大小便的习惯，学会控制大小便。如厕训练包括穿脱裤子、站立、坐位平衡训练，蹲起训练，便后处理训练等。

5. 沐浴训练　根据患儿年龄、病情、障碍情况，选择舒适、安全、稳定的体位，从辅助沐浴到独立沐浴进行训练。沐浴训练包括穿脱衣物、体位转移、清洁身体等，浴室地面湿滑应注意保护，防止患儿摔倒。

（1）辅助沐浴训练　对于年龄较小、不能维持坐位、上肢协调运动能力低下的患儿，应在家长辅助下完成沐浴。

1）痉挛型　采取俯卧位，降低伸肌张力，抑制异常反射的出现，选择浴盆及合适水温，避免淋浴和水温不适给患儿带来不良刺激（图 23－14）。

2）迟缓型　采用半卧位，将“沐浴床”安装在浴盆上，给予患儿头、颈、躯干稳定支持，水以浸泡患儿胸部为宜（图 23－15）。

3）手足徐动型　采用坐位，并用躯干固定带进行固定（图 23－16）。

（2）独立沐浴训练　若患儿平衡能力和上肢协调能力、手功能较好，可在有安装扶手及辅助设备的浴盆进行独立沐浴训练（图 23－17）。

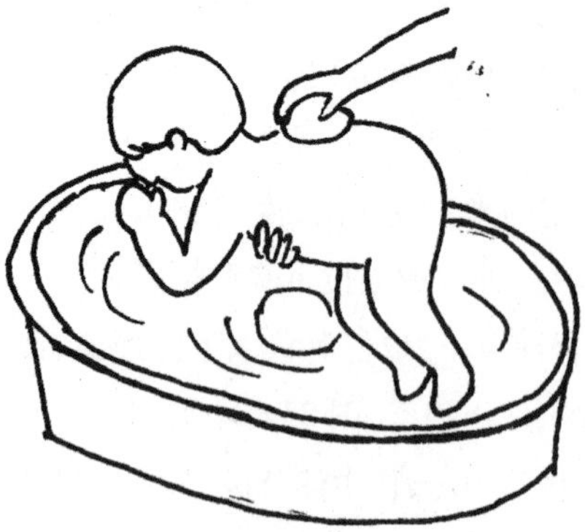

图 23－14　痉挛性患儿沐浴方法

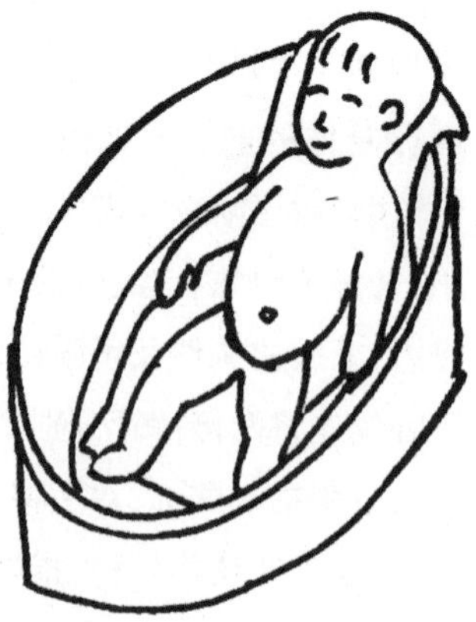

图 23－15　迟缓型患儿沐浴方法

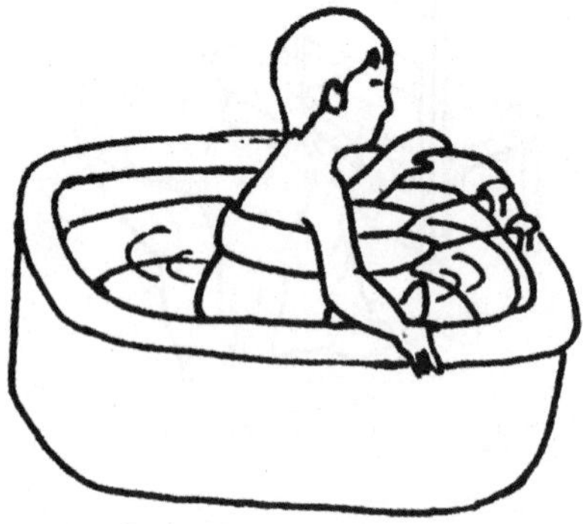

图 23－16　手足徐动型患儿沐浴方法

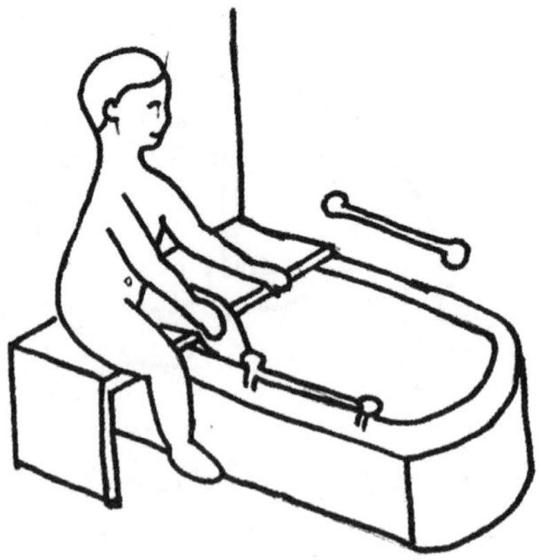

图 23－17　患儿独立沐浴方法

参考文献

[1] Jane C S, Jane C O. Occupational Therapy for Children[M]. 6th ed. Mosby, 2009.

[2] Barbara A B S, Glen G, Marjorie E S. Willard & Spackman's Occupational Therapy[M]. 12th ed. Lippincott Williams and Wilkins, 2013.

[3] 李林.小儿脑性瘫痪作业治疗[M].北京：人民卫生出版社,2014.

第二十四章　儿童自闭症的作业治疗

第一节　概　述

一、概念

儿童自闭症(autism),又称孤独症,是以社会交往障碍、言语和非言语交流障碍、狭隘兴趣和重复刻板行为为主要表现的常见儿童发育行为疾病。属于儿童、青春期精神障碍中广泛性发育障碍的一个诊断类别。常见自闭症形态分成五大类:① 广泛性自闭症(autistic disorder):发生于3岁以前,出现社会互动、语言及社交沟通障碍。与精神分裂症的差异为精神分裂症发病年龄通常是青少年或成年早期,有妄想或幻觉,癫痫并不普遍,现在有抗精神病药物可有效控制病情;而自闭症发病年龄为3岁以前,有严重语言障碍,癫痫相当普遍,没有任何有效的药物可治疗。② 亚斯伯格症候群(Asperger's syndrome)1944年奥地利医师Has Asperger首次做本病症的记录,这类视为智力高又有语言能力的自闭症,所以叫"没有智能障碍的自闭症"或"高功能自闭症"。与自闭症的差异为亚斯伯格症候群的患者其智力测验的分数为平均或平均以上,语言及表达方面趋向正常;而自闭症患者智力测验的分数大多为70分以下,语言及表达方面可看到缺陷。③ 未分类广泛性发展障碍(pervasive developmental disorder-not otherwise specified):指非典型自闭症,具有广泛性行为举止严重发展障碍。④ 雷特症候群(Rett syndrome):是一种女性的神经退化症候群,为造成重度智能障碍女性的主要成因之一。与自闭症的差异为雷特症候群患者通常正常发展直到6~18个月大,之后才丧失手部和语言技能,从小就会有呼吸功能异常及抽搐现象;而自闭症患者从婴儿期就开始,不会丧失已有的技能,呼吸功能正常,25%~33%会在青春期出现抽搐现象。⑤ 儿童崩解症(childhood disintegrative disorder):3~4岁以前发展正常,之后就出现显著的发展和行为退化,10岁以前发生社交语言功能丧失。

二、流行病学

儿童自闭症是一种常见的心理发育障碍性疾病,第二次全国残疾人抽样调查结果显示,我国0~6岁精神残疾儿童占0~6岁儿童总数的1.10‰,约有11.1万人,其中自闭症导致的精神残疾儿童占到36.9%,约为4.1万人。儿童自闭症以男孩多见,其患病率与种族、地域、文化和社会经济发展水平无关。

三、病因与发病机制

1. 生物遗传因素　家系和双生子研究的结果显示遗传因素在自闭症的致病中起了重要作用,自闭症的遗传度高达80%~90%。儿童自闭症存在着明显的家庭聚集现象。

NOTE

2. 神经生理异常 在对脑结构影像学研究中发现自闭症儿童有大脑总体积、顶叶、颞叶及小脑半球的体积增加，并且有明显的局部脑血流灌注减少。

3. 神经生物化学改变 有研究证明，1/3 的自闭症儿童都有高 5 -羟色胺血症。研究发现，部分自闭症儿童的外周血和尿中 5 -羟色胺浓度升高，但随着临床症状的改善，血中 5 -羟色胺水平下降，进而提出了自闭症 5 -羟色胺假说，提示具有降低 5 -羟色胺水平的药物可能对某些自闭症有临床治疗作用。

4. 孕期和围生期并发症 如母亲生育年龄过大、出生时体重轻、孕期缩短、孕期母亲服用药物或者罹患感染、分娩阶段各种损伤及呼吸窘迫综合征等均可以导致自闭症。

5. 感染及免疫功能 自闭症儿童中患疱疹、单纯性脑炎和巨细胞病毒感染率较高，提示胎儿期中枢神经系统的感染损害而诱发自闭症。

6. 神经生理异常 自闭症的核心特征就是在社交和沟通发展方面存在明显缺陷，正是这个特征使得自闭症不同于其他的精神发育障碍，如精神发育迟滞、发展性语言障碍、特殊学习障碍等。

7. 环境因素 堪纳(Kanner)最初报道儿童孤独症时，注意到该症的儿童与父母之间的交往存在缺陷，这是由于父母对小儿淡漠、高傲，冷若冰霜。但目前研究证明，对孩子照料上的不足与儿童孤独症的发生无关。

8. 金属代谢障碍 国内有学者测定自闭症儿童头发金属元素，发现钙、镁、铜、汞、铬、钴、锌、锂、铅等含量与正常儿童有显著的差异。

第二节 临床表现及功能障碍

一、临床表现

1. 自闭症婴儿期 可发现 12 个月大时无法发出咿咿呀呀声，无法以手势表现自己想要的东西，到了 16 个月仍无法说出单字，24 个月无法说出两个字以上。

2. 自闭症儿童期 会抗拒正常反应方式、莫名其妙的笑、模仿别人说话、听而不闻、叫他的名字没反应、不怕危险、对疼痛感觉迟钝、无特别原因却表现极度哭闹、喜欢转动东西、不易与人亲近、持续怪异的游戏方式、与其他儿童相处困难、行为固定拒绝变化、目光不与人接触、态度冷漠、不愿意踢球但会堆积木、操作技巧缺乏一致性、以手势表达需要、对物体喜好表现不恰当、极端好动或过度被动安静、走路看着自己的脚。

3. 自闭症青少年期 会难以理解事物的意义、过分专注细微事物、容易分散注意力、难以进行抽象思考、难以整合不同概念、难以组织排列数据、难以类化所学知识、强烈冲动、过分忧虑、感官知觉能力不正常。

二、功能障碍

1. 感觉与运动功能障碍

(1) 对感觉刺激的反应异常 主要表现为：① 感觉输入似乎无法印记在脑中，因此，常对周围漠然不注意，有时却又反应过度。② 前庭和触觉虽有作用，调节上则相当不良，大多有重力不稳和触觉防御过当现象。③ 对新的或不同的事物，大脑的掌握特别困难，对有目的或需积极处理的事不感兴趣。

NOTE

（2）运动协调性障碍　自闭症患儿的运动能力似乎非常差。他们只做最简单而熟悉的动作，可以记诵，也可做简单的推理，喜欢重复原有的动作，却很难去重新组合这种原有动作，使自己的思考和行动似乎没有弹性可言。

2. 社会交往障碍　大部分自闭症患儿婴幼儿期就表现出对人缺乏兴趣，母亲将其抱着喂奶时，他们不会将身体与母亲贴近，不会望着妈妈微笑，平常不注视父母的走动。6~7个月时还分不清亲人和陌生人，不会像正常小儿一样发出咿呀学语声，只是哭叫或显得特别安静。

3. 语言交流障碍　语言交流障碍在孤独症患儿中表现得较为显著，具体表现有以下几方面。

（1）非语言交流障碍　自闭症患儿常以哭或尖叫表示他们的不舒适或需要。稍大的患儿可能会拉着大人的手，走向他们想要的东西。

（2）语言发育延迟或不发育　患儿常常表现为语言发育较同龄儿晚，有些甚至不发育。有报道说，患儿中约有一半终身保持缄默，仅以手势或其他形式表达自己的要求。

（3）语言内容、形式的异常　自闭症患儿语言功能即使存在，也同样有许多问题。患儿往往不会主动与别人交谈，不会维持或提出话题，或者只会反复纠缠同一话题，而对别人的反应毫不在意。他们常常是在“对”人说话，而不是“与”人交谈，语言交流十分困难。刻板重复性语言及模仿性语言也较多见，和患儿谈话时他常只会重复你的讲话。

4. 想象力障碍　自闭症患儿最困难的事情，就是不能理解事物在时间与空间中的相互联系。因此，患儿不能进行模仿游戏和想象性活动；难于理解其他人的感情，不明白动作的顺序等，常常导致日常生活活动混乱。另外，患儿也难于理解过去、现在、未来等时间概念。

5. 兴趣狭窄、坚持同一格式和仪式性强迫性行为

（1）兴趣狭窄和不寻常的依恋行为　自闭症患儿对一般儿童所喜爱的玩具和游戏缺乏兴趣，尤其不会玩需有想象力的游戏，而对一些通常不作为玩具的物品却特别感兴趣，如车轮、瓶盖等圆的可旋转的东西。有些患儿还对塑料袋、门锁、某些水果等产生依恋行为。

（2）日常生活习惯不愿被改变　自闭症患儿对环境常常固执地要求一成不变，一旦发生变化就会焦虑不安。对日常生活习惯也是如此。

（3）仪式性或强迫性行为　如扭曲或在面前弹弄手指，拍手。有些患儿花费很多时间沉湎于记忆天气预报、一些国家的首都、家庭成员的生日等。

6. 智能和认知障碍　自闭症患儿的智能约有50%处于中度和重度低下水平（IQ低于49），约25%为轻度低下水平（1Q为50~70），还有25%可保持正常。一般医院门诊所见的患儿多属于中度或重度，那些轻度或正常智力水平的患儿也许被认为只是脾气古怪，而不作为病态前往医院就诊。

7. 其他特征　自闭症儿童呈现情感平淡，或与境遇不相称的情感过分或不恰当。他们常出现无理由的哭泣、大声啼哭，并且难以通过安抚使之平息。也有的无故地咯咯笑。对汽车、高楼和有毛动物等一般孩子所害怕的东西无畏惧感。患儿常出现旋转而不头晕，自伤行为多见。癫痫发作可出现在儿童早期或少年期，以后者多见。

第三节　检查与评估

一、询问病史

儿童自闭症的评定，首先需评定患儿的生长发育史、目前的行为特征和能力；其次，应从家长那

NOTE

里获得相关的资料。

二、评定内容

1. 智力检测　孤独症患儿的智力检查，可以根据患儿的年龄，采用不同版本的韦氏智力量表进行检测。但患儿一般很难合作完成此项检查。

发育反射：可参照《人体发育学》儿童发育的先后顺序进行对比判断。

2. 自闭症儿童心理教育评核第3版(PEP-3)　为TEACCH(treatment and education of autistic and related communication handicapped children)课程的评估工具。该课程在国际上享负盛名，被公认为少数具实证成效的自闭症儿童训练模式。PEP-3建立了中国香港自闭症儿童和一般儿童的常模(norm)数据，能更准确地分析个别自闭症儿童的行为和发展情况。此外，可自动计算分数及按评估结果列出建议的训练目标，帮助使用者来为儿童编写个别教育计划和训练活动。PEP-3副测验分数包括两方面：发展及认知副测验(认知、语言表达、语言理解、大肌肉、小肌肉、模仿、情感表达、社交互动、行为特征-非语言、行为特征-语言)和儿童照顾者报告副测验(问题行为、个人自理、适应行为)，评分标准是测试者根据儿童完成程度给予0分、1分、2分。中国香港协康会就PEP-3中文版进行了信度和效度的研究，证实其是一套可靠而有效的评核工具，适用于华裔自闭症儿童。

3. 孤独症治疗评估量表(autism treatment evaluation checklist, ATEC)　该表(表24-1)是用来衡量一个孩子在干预前后的变化，即基线之间的初始ATEC和后续ATEC的分数差。它允许一个人与他人的比较。ATEC包含4个分量表，分别是语言、社交、感觉系统、生理行为，根据出现的频率评分。临床上常用来作为自闭症儿童疗效评估。

表24-1　孤独症治疗评估量表

Ⅰ 言语/语言/交流	不会	有时	总是
1. 知道自己的名字	2	1	0
2. 对“不”或“停下来”有反应	2	1	0
3. 能听从某些指令	2	1	0
4. 能在某些时候使用一些单字(如：不，吃，水等)	2	1	0
5. 能在某些时候使用2字词语(不要，回家)	2	1	0
6. 能在某些时候使用3字短语(还要奶)	2	1	0
7. 知道10个或以上的词语	2	1	0
8. 能使用4个或以上词语组成的句子	2	1	0
9. 解释他/她想要什么	2	1	0
10. 问有意义的问题	2	1	0
11. 说话总是有意义的/恰当的	2	1	0
12. 常常会使用几个连接的句子	2	1	0
13. 能进行相对好的对话	2	1	0
14. 有与其年龄相当的正常交流能力	2	1	0
Ⅱ 社　交	**不是**	**有时**	**总是**
1. 好像包在一个壳子里-你不能接触到他/她	0	1	2
2. 忽略其他人	0	1	2
3. 当向其说话时，极少予以注意或不注意	0	1	2

续表

Ⅱ 社　交	不是	有时	总是
4. 不合作和抵抗	0	1	2
5. 没有目光接触	0	1	2
6. 宁愿独自待着	0	1	2
7. 表现得没有感情	0	1	2
8. 不会讨好父母	0	1	2
9. 避免与他人接触	0	1	2
10. 不会模仿	0	1	2
11. 不喜欢被举起/抱起	0	1	2
12. 不会分享或炫耀	0	1	2
13. 不会挥手“拜拜”	0	1	2
14. 难相处/不听话	0	1	2
15. 易发脾气	0	1	2
16. 没有朋友伙伴	0	1	2
17. 极少微笑	0	1	2
18. 对其他人的感受反应迟钝	0	1	2
19. 对于被喜爱反应冷淡	0	1	2
20. 父母离开时表现得漠不关心	0	1	2

Ⅲ 感觉/知觉	不是	有时	总是
1. 对叫自己的名字有反应	2	1	0
2. 对表扬有反应	2	1	0
3. 会留意人和动物	2	1	0
4. 会看图片（和电视）	2	1	0
5. 会绘画、上颜色、喜欢艺术	2	1	0
6. 适当地玩玩具	2	1	0
7. 恰当的面部表情	2	1	0
8. 理解电视里的情节	2	1	0
9. 能听懂解释	2	1	0
10. 知道所处的环境	2	1	0
11. 知道危险	2	1	0
12. 表现出想象力	2	1	0
13. 有目的地活动	2	1	0
14. 自己穿衣	2	1	0
15. 对事物有好奇心、感兴趣	2	1	0
16. 勇于探索	2	1	0
17. 说话声音抑扬顿挫	2	1	0
18. 会往别人看的地方看	2	1	0

Ⅳ 健康/身体/行为	没有	轻微	中度	重度
1. 尿床	0	1	2	3
2. 尿湿裤子/尿布	0	1	2	3
3. 遗粪	0	1	2	3

续表

Ⅳ 健康/身体/行为	没有	轻微	中度	重度
4. 腹泻	0	1	2	3
5. 便秘	0	1	2	3
6. 睡眠问题	0	1	2	3
7. 吃得过多或过少	0	1	2	3
8. 偏食	0	1	2	3
9. 多动	0	1	2	3
10. 嗜睡	0	1	2	3
11. 打或伤害自己	0	1	2	3
12. 打或伤害别人	0	1	2	3
13. 破坏性	0	1	2	3
14. 声音过敏	0	1	2	3
15. 焦虑/害怕	0	1	2	3
16. 不快乐/哭泣	0	1	2	3
17. 癫痫发作	0	1	2	3
18. 强迫语言	0	1	2	3
19. 快速旋转	0	1	2	3
20. 大叫或尖叫	0	1	2	3
21. 需求单一、重复	0	1	2	3
22. 经常激动不安	0	1	2	3
23. 对疼痛不敏感	0	1	2	3
24. 对某个物体或话题入迷	0	1	2	3
25. 重复动作	0	1	2	3

第四节　方案与实施

一、治疗目标

1. 促进正常的发展　自闭症的个案早期矫治的第一个目标为针对一般儿童会而他们不会的行为，去弥补及加强。亦即一般儿童在成长的过程所应有的知识与技巧，让他们也能正常发展出来。

2. 消除不适当的行为　自闭症个案如未经适当的教导，多会用不恰当的方式表达，不适当行为包括发脾气，无法表达情绪或需要时的自我伤害，若这些行动出现频率高或是强度大，便会干扰到自闭症儿童的学习和生活。避免及消除固定刻板的行为自闭症的儿童常有一些固定行为及习惯，如走固定的路线，在特定的时间做固定的事，如果稍有改变，就会不接受，从而抗拒与哭闹，并造成日常生活的不便及影响新的学习，因此这种妨碍学习的固定行为应该减少及消除。

二、治疗原则

1. 早发现、早治疗　治疗的年龄越早，改善程度越明显。

2. 促进家庭的参与　让父母也成为治疗的合作者或者参与者。

3. 坚持以教育训练为主，药物治疗为辅　两者相互促进的综合化治疗培训方案。

4. 治疗方案应个体化、结构化和系统化　根据患儿病情因人而异地进行治疗。

5. 实用与生活化的原则　自闭症的儿童在抽象理解的能力方面有些困难，因此在教导的过程中，要尽量通过实物的操作来帮助他们理解与学习，此外，自闭症的儿童在沟通和人与人之间互动关系的学习上有困难，因此在教导时，便应将要教的事物应用到与人的互动关系上，从生活的实用例子中，加强其语言、人际关系及相关技巧的学习。

6. 反复练习原则　对于孩子不会的技巧与行为，可以用逐步养成及增强原理，将该行为设计在前后关联的事件中，通过反复的练习，来帮助孩子学习，以训练洗手为例，可以每天吃饭前或吃点心前练习，而养成洗手的习惯。

三、方案与实施

（一）感觉统合训练

感觉统合是指大脑和身体相互协调的学习过程。指机体在环境内有效利用自己的感官，以不同的感觉通路（视觉、听觉、味觉、嗅觉、触觉、前庭觉和本体觉等）从环境中获得信息输入大脑，大脑再对其信息进行加工处理（包括解释、比较、增强、抑制、联系、统一），并做出适应性反应的能力。感觉统合理论由美国南加州大学临床心理学博士安娜·詹·爱尔丝（Anna Jean Ayres）于1969年首先系统提出。1970年欧美、日本先进国家，问题儿童日趋严重，经数百位专家共同研究，终于在1972年由美国南加州大学爱尔丝博士（J. Ayres）根据脑功能研究，提出感觉统合理论。爱尔丝博士认为感觉统合是指将人体器官各部分感觉信息输入组合起来，经大脑统合作用，完成对身体内外知觉做出正确反应。感觉统合术语广泛地应用于行为和脑神经科学的研究，也就是说感觉统合的理论是由脑神经神经生理学基础发展而来。综合起来说，感觉统合的作用主要表现在如下几方面：① 组织功能，我们身上的不同感官，把内外世界的众多感觉刺激传递到脑中，这众多的感觉刺激各有各的传入和传出通道，在此情况下，人要根据这些信息顺利进行活动，脑就必须把这些感觉信息组织好。脑一方面对各种感觉刺激做出反应，下达指令；另一方面又要对各种感觉信息做综合处理。如果各种感觉信息传入和传出的通道畅通，整体协调得当，人的神经系统就会利用这些纷繁的感觉刺激来形成认知、动作等各种适应性活动。这便是感觉统合的组织功能。② 检索功能，输入人脑的感觉刺激是非常多的，人脑在意识水平上不可能对此都做出反应。而感觉统合把各种信息中最有用、最重要的那部分从中检索出来，以供脑使用。脑对统合过的信息进行反应，就更为准确、及时。③ 综合功能，感觉是局部的、分散的，而外部世界常常是以整体的形式呈现给人的，感觉统合的功能便把各种感觉综合，形成整体。人是如何形成对一个苹果的认识的？对苹果的感知是由眼睛、鼻子、嘴巴、皮肤、手指以及关节等各种感觉器官共同来完成的，但是为什么我们会形成一个苹果的整体认识，而不是许多？这是因为人对苹果的各种感觉刺激进行了统合，从而形成一个完整的苹果。

感觉统合训练可以是一对一训练，也可以是儿童之间的合作训练。由于孤独症是神经系统障碍疾病，所以诊断初期，医生都建议对自闭症儿童进行感知觉统合训练。实践证明，科学、系统的感知觉统合训练对于改善自闭症儿童神经系统的信息整合、促进各部感觉器官的发展具有积极作用，是自闭症儿童教育康复的重要内容之一。一般20次为1个疗程，1周至少2次，1次至少1个小时。一般在2~3个月后，自闭症儿童的表现会有所改善。

1. 触觉体系训练　触觉刺激是感觉刺激中最广泛的，日常生活中我们几乎都不断地在接受触觉，游戏活动也较多。

(1) *球池游戏* 把各种颜色大小的塑胶软球或硬球,放在一个由塑钢、橡胶或木制的池子里,开始时由已经能够在其中游玩的孩子先示范游戏,孩子们的欢乐气氛,可以突破触觉敏感儿的心理障碍,进而想进去尝试。对于无法接受的孩子,可以将球拿到外面让他玩,通过适量压力的接触去适应,触觉敏感的孩子在熟悉以后,便比较容易进入球池。

(2) *毛巾或软垫游戏* 用大毛巾将孩子包起来,让他在毛巾中滚动或扭动,有助于身体各部位触觉刺激的强化。由于孩子在毛巾中可以采取主动,让身体各部位充分接受触觉刺激,压力又较小,故比较容易引发他们的兴趣。用软垫将孩子的躯体夹成三明治模样,并在局部轻轻在上面施加压力,对触觉敏感儿的刺激帮助很大,尤其全身承受压力,可以培养自我调节的功能。

(3) *吹风机、软毛刷子游戏* 由于吹风机可以调整各种温度在孩子的敏感部位吹,这种感觉相当特殊,长期使用可以协助孩子养成克制轻微接触刺激的能力。用软性毛刷子触刷患儿身体、用梳子梳头发,也对患儿的触觉刺激有帮助。

(4) *小豆子或水放入小池中游戏* 以一个小盆子,中间放小豆子、小石子或水,让孩子的手指潜入其中,手心、手指、手背接受触摸,可以强化手的感应力,对触觉敏感的消除也有帮助。

2. 前庭体系的训练 自闭症儿童的前庭觉的问题较严重,这就造成了他们在选择和过滤信息方面的异常和困难,从而导致患儿平衡功能障碍。吊缆是处理前庭信息的一种较好的设备。吊缆的种类很多,最好是可以做前后左右摇动或360°旋转的,如圆木筒的骑马游戏,圆筒吊缆及游泳圈吊缆或者轮胎吊缆。

3. 运动协调的训练

(1) *多种游戏活动的组合* 数种游戏活动组合成一个教导计划时,并没有必要做完这个才可以做那个,只要孤独症患儿对这些游戏已经全部熟悉,不妨让他自动连续地去操作,较有益于培养运动协调能力。

(2) *提高患儿的运动企划能力* 最好能在一个活动中有多样的感觉刺激。单一的刺激固然可以加强身体和大脑的直接反射,但对孤独症患儿最需要的运动企划能力的养成,最好有多种刺激同时进行。例如,滑板对前庭体系的刺激,可以结合垫上或拍球运动对触觉体系及视觉体系的刺激,以达成感觉统合的功效。

(二) 精细动作活动

1. 喷水瓶、水枪 发展手部力量与技巧。

2. 使用镊子/钳子 发展使用筷子前的技巧。

3. 双手操作玩具 乐高、串珠、雪花片、穿线版。

4. 气泡包装纸 挤压气泡。

5. 夹衣夹游戏

6. 拼图

7. 开罐技巧 搜集小型透明的塑料瓶罐及容器,装入小的麦片或是葡萄干,练习打开拿点心,按压的盖子最容易,之后再练习旋转的瓶盖,提醒用惯用手进行、另一手协助。

8. 学习"切开" 使用塑料的野餐刀、木制压舌板或棒冰棍作为刀子来练习。

(三) 语言训练

大部分自闭症儿童存在语言发育障碍,重者表现为没有语言,轻者表现为发音不清、词汇量少、语句短、语言理解能力差、语言刻板重复等。训练时大多采取一对一训练模式,选择一个安静而且独立的环境,配置一些训练的材料,如认知卡片、图文配对连接、图卡字卡、看图说话等,根据儿童的能力开展相应的训练。

NOTE

1. 语言前期训练

(1) 目光注视　训练自闭症儿童对人和周围事物的关注,对自己的名字有反应,而不是长时间地沉溺在自己的世界里。

(2) 简单指令的训练　要求孩子能明白并执行简单指令,如丢垃圾、拿水杯、坐下、起立、开门等日常生活中常用的指令。

(3) 动作模仿　包括大肌肉动作模仿、小肌肉动作模仿。作业治疗师在孩子面前做一个动作,指导其模仿。

(4) 正确使用手势　指导自闭症儿童学会正确使用常用手势,如手指指物、挥手、拍手、招手等。

2. 发音及口腔功能训练

(1) 呼吸训练　吹泡泡、吹蜡烛、吹口哨;吸管吸水、吸较浓的酸奶等练习呼吸功能。

(2) 口部训练　需现场使用口部肌肉、关节共同协调来完成动作。如噘嘴、咧嘴、鼓腮、咀嚼等。模仿抿嘴的动作,用嘴唇抿住吸管,练习嘴唇动作能力。

(3) 舌部训练　活动舌部肌肉,训练舌的灵活性,以便发音的时候找到正确的位置。如伸舌、收缩舌、弹响舌等。

(4) 口腔按摩　通过按、揉、搓、弹、捏等手法按摩口腔,从而使参与发音的各部分肌肉的运动功能得到提高。

3. 语言训练　通过一系列的发音训练,孩子掌握了基本的技能,需要给予丰富的语言刺激,积累孩子的词汇量。医生用卡片和日常生活中的物品教孩子语言,帮助孩子积累丰富的感性经验,理解每个词汇的意思。在孩子理解的基础上,鼓励孩子用单词来表达简单的意思,可以从模仿说话开始。如孩子在前期训练的基础上认识物件"杯子",刚开始由医生提示说"杯子",儿童即模仿发音,跟着家长说"杯子"。通过前期的训练,孩子有理解性语言加上模仿,最后到孩子看到杯子,会主动表达并正确说出"杯子"。在训练过程中应注意孩子语调、语速、音量的控制。

(四) 音乐治疗

音乐疗法可以发展自闭症儿童正确的社会与情绪行为。患儿通常都存在着获得正确的社会能力方面的困难,在有组织的音乐活动中,如歌唱、节奏和与运动的结合等活动,可以为他们提供一个学习社会行为的环境刺激。集体的音乐治疗可以增强合作、分享秩序、正确的礼貌行为等体验,例如"找朋友"让患儿学会交朋友的礼貌,正确的礼貌行为(如握手),以及遵守音乐秩序活动所带来的愉悦感,对患儿的参与和配合是一种有力的强化作用。并且通常可以吸引患儿的注意力。

(五) 动物伴侣治疗

科学家发现,人多与小动物接触能改变心情,减轻精神和心理上存在的病症,这是始于20世纪70年代国际流行的"伴侣动物疗法"。纽约州立大学的研究发现,伴侣动物可以直接使人的感觉变好,使环境变得安全。儿童自闭症患者长期和小动物接触交流,慢慢就会变得愿意与人接触了。

(六) 教育矫治

1. 促进正常发育　孤独症儿童在人际关系、语言沟通、日常行为等方面都有明显的缺陷。如做进一步分析,可发现这些缺陷与认知能力有关。教育矫治应针对这些行为缺陷,做出弥补措施。

2. 消除过分行为　所谓过分行为,是指同龄的正常儿童不该有那些行为,如听、嗅、触等感官的自我刺激行为,莫明其妙的大笑、哭泣或害怕、自伤和暴怒等。因这些过分行为常会干扰学习和正常发育,应予以消除。

3. 避免与消除固定僵化行为　如固定的玩法、仪式性和其他刻板重复动作,以及僵化的思维方

NOTE

法等,会对教育和日常生活构成障碍,故应予以消除。更重要的是从教育策略入手,避免形成固定僵化行为。

(七)宣教

应当给予患儿家庭全方位的支持和教育,提高家庭参与程度,帮助家庭评估教育干预的适当性和可行性,并指导家庭选择科学的训练方法。家庭经济状况、父母心态、环境和社会支持均会影响患儿的预后,父母要接受事实,妥善处理患儿教育干预与生活、工作的关系。

参考文献

[1] Powers, M.D. Children with autism: A parent's guide[M]. Woodbine House Inc.: U.S., 1999.

[2] NIH Autism Overview Online. Available at: www.nichd.nih.gov/publications/pubs/autism_overview_2005.pdf.

[3] 田付兰.自闭症患儿的临床表现和心理治疗[J].中国社区医师·医学专业,2011,13(29):111.

NOTE

第四部分　拓展篇

第二十五章　职业康复

本章节主要学习目标：通过学习掌握职业康复的概念及评估内容，熟悉职业康复的训练方法，了解职业康复流程及影响重返岗位的各类因素。

第一节　概　述

工作是成年人不可或缺的一项活动。一份稳定的工作不仅可以提供给人们必需的生存物质和条件（衣、食、住、行），也是获得心理归属感和尊重的重要途径。任何妨碍成人参与积极有效工作中的事件都会对个人的生理、心理健康和个人幸福构成严重影响。职业康复为适工年龄的功能障碍者提供了重返工作的相关的康复服务和机会。

一、职业康复的概念

我们如何去理解职业康复呢？当人们最初在接受医疗康复时，通常会对自己想要解决的问题或者克服的障碍有所期待。那么后来谈及职业康复时，它又能给到我们什么确切有效的结果呢？对于一些人来说职业康复可以帮助他们重新返回岗位，对另一些人来说职业康复能够帮助他们维持工作稳定，对一些人来说职业康复不与工作直接相关，但可以让他们的生活变得有意义，如参与志愿者工作等。“职业康复”一词是英译中的词汇，与两个英文学科名词相关，一是 occupational rehabilitation，另一是 vocational rehabilitation。两者指协助服务对象提升工作能力，投入（或重新投入）工作的一种系统性康复服务，促进他们参与或重新参与社会，前者是偏向于医疗性的职业康复，属于作业治疗（occupational therapy）的一部分，后者是偏向社会性职业康复。这些服务可在康复机构或工作单位进行。

1. 医疗性的职业康复（occupational rehabilitation，OR）　主要对象是身心或肢体功能障碍者，在他们完成医疗康复、恢复一定的再就业能力后，可做工作能力的评估和治疗，尽可能早地了解制约重返工作的障碍，开始职业康复服务，是医疗康复中重要的一个部分。服务针对提升服务对象的体能和信心，改善心态和人际技巧，又促进加强工作单位对服务对象的理解，从而帮助服务对象重返工作岗位。主要服务内容包括工作能力评估（含服务对象能力评估、工作需求分析及两者的比较）、工作能力强化训练、残疾适应训练（残疾自我管理）、复工准备及计划、工作安置及复工后跟进。

2. 社会性的职业康复（vocational rehabilitation，VR）　主要对象是在社区的残疾人士，为他们适应家居及社区生活后有就业意愿所设的服务。主要服务内容包括就业辅导（分析学员能力、学历、兴趣、工作经验及就业市场情况）、简单工作能力评估（含体能、工作行为及基本职业技能评估）、职业技能训练、寻找工作及面试训练、工作安置及跟进服务等。

二、作业治疗师在职业康复中的角色

作业治疗师在帮助个人参与工作的各方面时扮演了重要角色。按照作业治疗实践框架（OTPF），人一生的工作包括以下几个部分：就业的兴趣和追求、工作的搜寻和获得、工作表现、退休的准备和调整、志愿活动的寻觅、志愿活动的参与。作业治疗师可在以下不同的机构，如康复机构、工厂、职业安全预防机构，通过评估、指导干预手段以及给予工人工作、工厂环境相关建议的方式提供服务。职业康复过程所用到的知识领域与作业治疗理论和实践模式相近，其要求作业治疗师掌握较为全面的知识领域（图 25－1）。

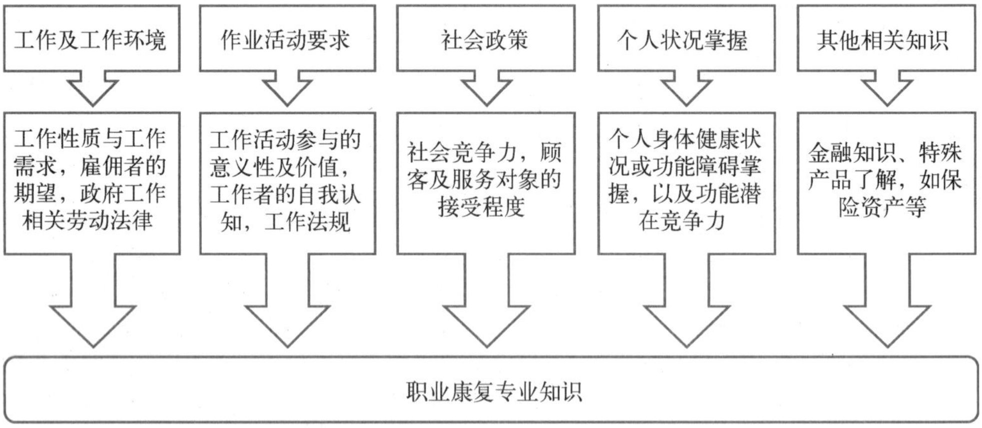

图 25－1　不同领域知识掌握在职业康复中的运用

三、职业康复流程

作业治疗师通过完成功能性能力评估来了解服务对象当前的基本情况。这是一项耗时较少的评估，但详细的评估结果有助于帮助作业治疗师和服务对象决定是否可以回归到工作或某特定工作。当作业治疗师与服务对象不能通过功能性能力评价来决定是否可以回到工作岗位时，或者期望探寻新的工作，职业功能评估可以通过完成职业能力评估来决定是否可以回到某特定工作岗位，但这是一项耗时更长的评估。作业治疗师将会根据工作能力缺失的部分、工作行为、工作耐力设计职业康复训练计划以便为后期复工做好准备。职业康复训练计划也包括其他干预手段，例如给予工作者关于如何提高工作效率的建议。

作业治疗师还将针对工作者所参与的工作进行工作能力需求分析，如有必要可到工作现场进行工作能力需求分析。分析内容包括工作强度、工作时间、工作耐力需求、工作环境分析等。利用以上获得的信息与工作者功能性能力评价的结果进行比较，便可得到该工作者当前能力是否满足其工作的需求。如有需要，作业治疗师将给予工作场地评估，分析是否需要改良工作者在工作时所用工具或环境布置以使得工作者具有更高的工作效率。发现工作环境中潜在的危险，或对工作者身体构成慢性损伤的因素也是十分重要的，这将有助于预防工伤事件的发生。

在职业康复中作业治疗师与服务对象的共同目标为复工（Returning to Work）。因此在作业治疗师对工作者、工作、工作场地以及他们之间的关系做出评价后，通过职业康复的流程（图 25－2），对服务对象制订有针对性的治疗计划，最终促进服务对象顺利回归工作岗位。

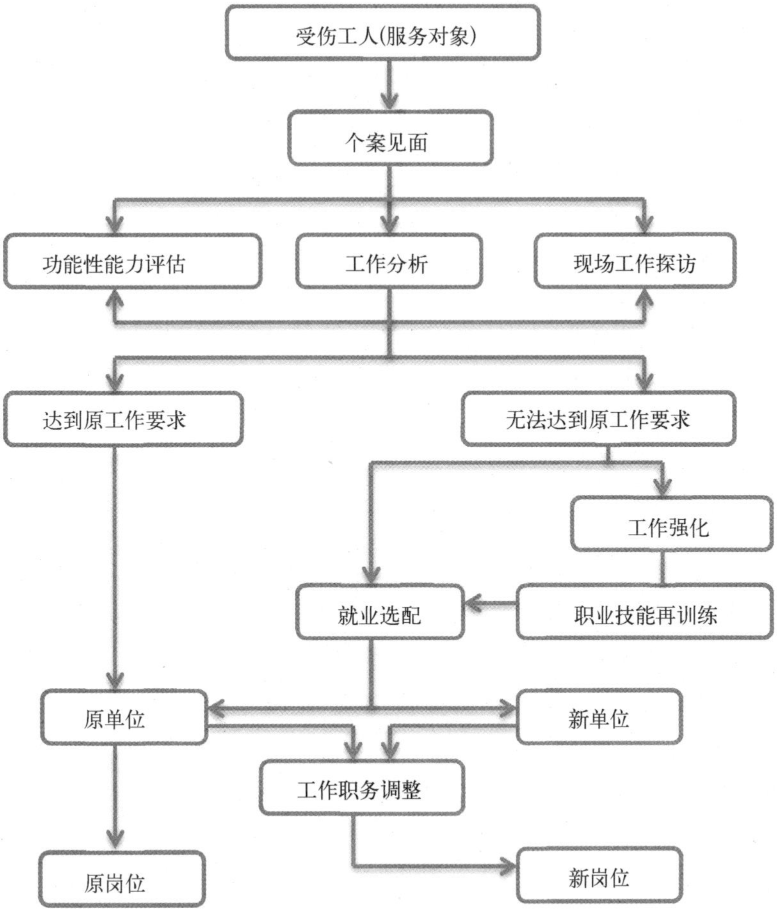

图 25-2　职业康复流程

第二节　职业评估

职业评估是职业康复的第一步，用来了解个人的状况是否满足工作需要的能力，同时也考虑工作性质，如需要雇佣的工作、志愿的工作、庇护工厂的工作等，对于工作的形式也需要相应的评估，如在家从业或者在长期监管下工作。职业评估对整个职业康复框架（图 25-3）来看是至关重要的一个环节，因此职业评估本身需要综合多种因素，根据评估结果，做出最为合理的复工预测。

一、功能性能力评估（functional capacity evaluation，FCE）

功能性能力评估是客观地评估个案完成工作所需相关活动能力的复杂过程，也是职业康复中主要的评估内容。国外作业治疗师在 20 世纪 70 年代就开始使用这些以功能为基本的测试来评判受伤人员是否有能力回到工作岗位。功能性能力评估可以用来帮助设定康复或复工的目标，也可以用来描述受伤人员参与的能力状态。

功能性能力评估的完成主要有以下 3 种目的：① 在伤员安置前，可对伤员的自身能力进行全面了解。开始时或许受伤人员与作业治疗师并没有一致的安置目标，但可根据此项评估的结果来选择安置的种类。② 判断受伤人员当前能力是否可满足某特定工作需求，该工作可能为伤前工作，也可能为一新的工作，例如通过测试个案搬运能力；来判断其是否可胜任搬运工作。③ 某种伤

NOTE

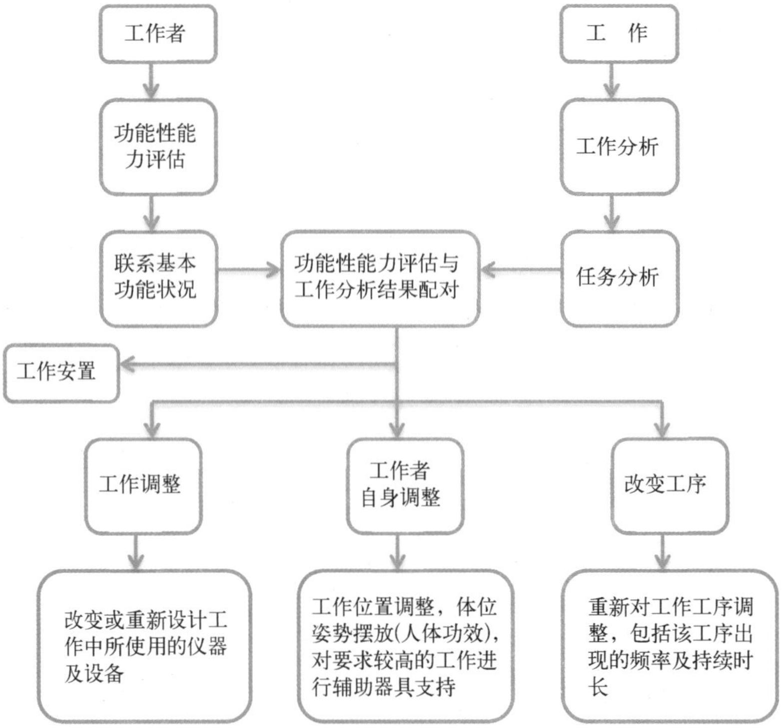

图 25－3　职业康复框架

残后的参与工作能力评估为目的，例如可通过该项评估了解上肢创伤后其参与能力情况，可为后期工作选择做好准备。

功能性能力评估包含基本能力评估（baseline functional assessment）、工作能力需求评估（job capacity evaluation）以及职业能力评估（work capacity evaluation）三方面内容。

（一）基本能力评估

使用可量化的工具对某一项工种的体能需求进行测评，参考美国职业分类大典（DOT）中已经量化的 28 种体能进行评估，它们包括坐、站、行、卧、提起、携带、推、拉、攀、平衡、弯腰、跪、蹲、爬、伸手、操作、灵活、触觉、说话、听力、味/嗅觉、视力、知觉、视力焦点、颜色分辨、视域等。由于这些功能活动与工作相关，因此对于不同损伤疾病评估内容具有偏向性（表 25－1）。可使用职业能力评定系统（BTE）进行评估（图 25－4），除基本体能外美国职业大典根据工作本身的特质对完成工作所需的力量、频率做了分类说明（表 25－2）。

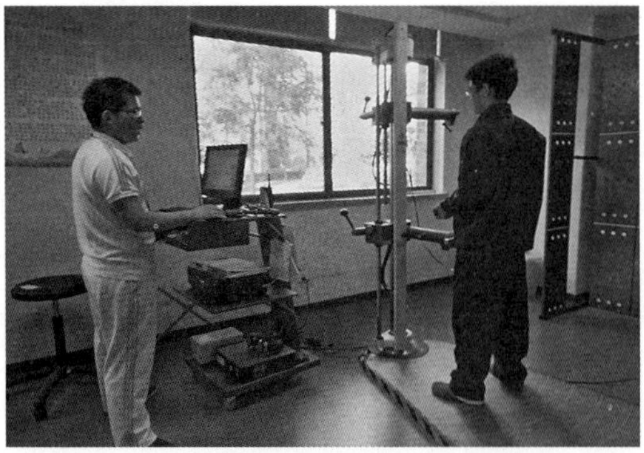

图 25－4　职业能力评估系统（BTE）

表 25－1　不同骨创体能评估偏向性

基本体能/疾病	一般骨创伤	上肢创伤	下肢及腰背创伤
站			✓
行			✓
攀			✓
平衡			✓✓

续表

基本体能/疾病	一般骨创伤	上肢创伤	下肢及腰背创伤
弯腰			✓✓
蹲			✓✓
跪			✓✓
爬			✓✓
提	✓	✓	
携带	✓✓	✓✓	
推	✓✓	✓	
拉	✓✓	✓✓	
伸手	✓	✓	
操作	✓	✓	
灵活度	✓	✓	

表 25－2　美国职业分类大典对工作所需力量分类说明

分　类	有时 1/3 工作时间	经常 1/3~2/3 工作时间	经常 2/3 以上工作时间
极轻度	<10 磅		
轻　度	<20 磅	<10 磅	
中　度	20~50 磅	10~25 磅	<10 磅
重　度	50~100 磅	25~50 磅	10~20 磅
极重度	>100 磅	>50 磅	>20 磅

除了以上对服务对象提供功能测试外，还需要对其疼痛、感觉、关节活动度、肌力测评、握力、捏力等基本的骨骼肌肉系统进行评定（图 25－5），同时对于其认知功能水平也需要评定，尤其针对中枢神经损伤引起的功能障碍导致无法回归工作岗位的服务对象来说尤为重要。

（二）工作能力需求评估

基于已知服务对象将要从事的工种后，需要评估其个人能力与工作能力需求之间的匹配程度。评估的结果应该包括从事该工作需要的基本体能情况，以及个人与工种之间的匹配程度。在职业康复过程中评估某特定工作的体能需求是十分重要的。一份好的工作能力需求评估报告需要包括以下信息：体能需求、认知需求、教育需求、设备操作技能需求、工作环境、工作相关改良建议、最后建议。工作能力需求评估不可与人体功效学评估、工作风险评估相混淆。工作能力需求评估重点在于该项工作的实际需求是什么，而人体工效学、工作风险评估则是重点在于工作的操作与工作的危险性，例如工作的姿势，徒手的操作，工具使用的风险（图 25－6）。

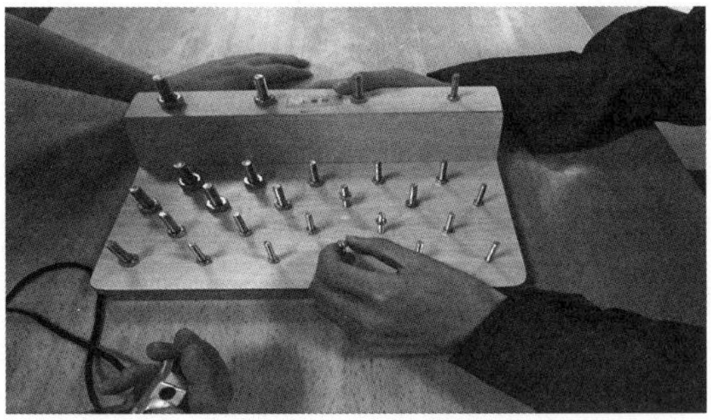

图 25－5　手指灵活性评定

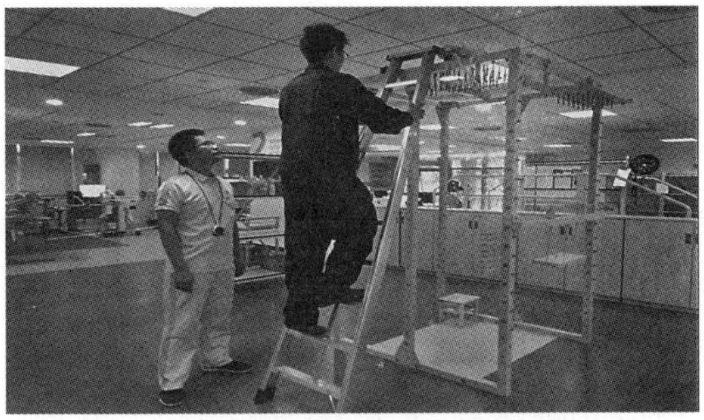

图 25－6　正确攀爬姿势及保护

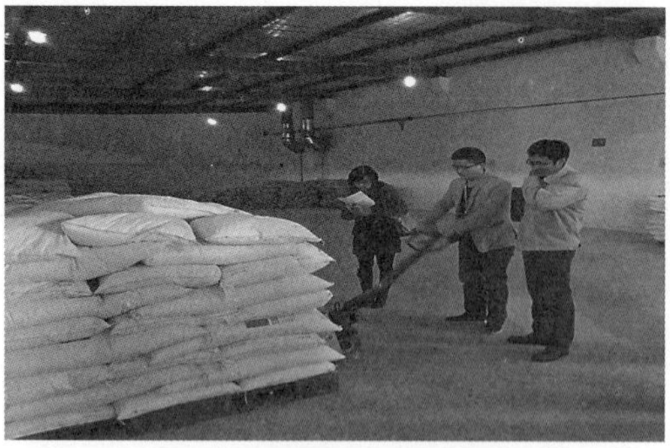

图 25-7 现场工作需求评估

工作能力需求评估方式可以是问卷、访问、观察、正式的测量。访问伤员的同事和雇主是一种十分常用的方式。由于作业治疗师需要将基本能力评估的结果与工作分析的结果进行比对才能判断受伤人员是否有能力回到工作岗位,因此准确的评估结果将显得尤为重要。在实际工作中,像通过询问受伤人员其工作的体能需求这样的不正式的评估可能会给评估的结果可信度带来质疑。而通常正式的评估结果需要作业治疗师访问受伤人员的真实工作环境才可获得,也就是通常所说的现场工作能力需求评估(图 25-7)。

(三) 职业能力评估

职业能力评估是一个系统性的运用真实工作或模拟工作来综合性评估受伤人员工作能力的过程,该评估可以是发生在作业治疗部门,也可以部分发生在工作现场。按照 CARF 认证要求,在职业评估过程中需要考虑受伤人员以下因素:体能、智力情绪控制能力、兴趣爱好、天资、工作技能、工作耐力、工作习惯。以上这些评估需要 3~5 个工作日才可全部完成。一般来说,职业评估者只有在私人职业评估机构才会完成以上如此多的评估,但目前也有少许职业治疗师会在公立医院完成以上评估内容。可利用标准的职业评估工具,例如 Valpar 评估系统[Valpar component work sample system(图 25-8)]来评估某些特殊的技能。如果没有上述标准评估设备,可采用模拟评估设备来制造出类似的、与工作相关的工作环境。例如可利用水管拆装模拟评估水管工人在工作时的工作表现(图 25-9)。也可以采用真实现场工作的方式来评估受伤人员完成真实工作的能力,以此达到职业评估的目的。

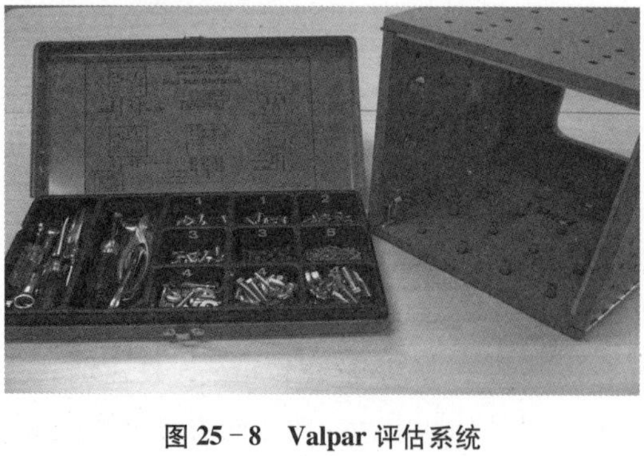

图 25-8 Valpar 评估系统

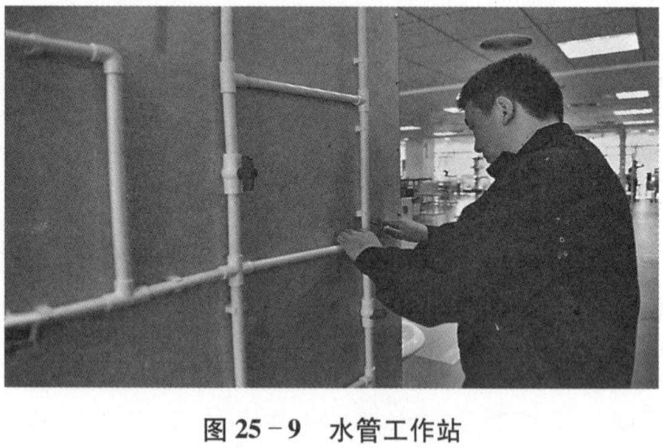

图 25-9 水管工作站

通常来说职业评估有以下两种方式。一般职业评估是综合性评估某人对待任何工作的潜能的评估。对于一个从未工作过的人,或者一个不可能回到原来工作岗位的工人来说,这种评估可以帮助作业治疗师了解此人的各种能力和天赋,以此帮助探寻合适的工作岗位。特定职业评估是评估一个人回到特定工作的准备情况。对于一个中风患者想回到办公室的参与一般职员的工作,那么特定的职业评估将有助于评估该患者回归该特定工作的可能性。因此可模拟职员工作的特定环境来评估此人的工作能力,例如对待细节的能力,接听电话的能力,以及处理文案的能力。

在工作能力需求分析中需重点把握该工作的关键任务(Key Task)。所谓关键任务就是在该项工作中,某些任务是该工作所必需的,是不能被他人代替的,一旦不能完成这些任务,那么该工人就不能胜任该项工作。例如一名电脑程序开发人员可以不能完成电脑清洁任务,但是必须能够完成使用双手操作电脑的任务,因此可以说操作电脑是电脑程序开发人员的关键任务。工作是由不同的任务组成的，每一个任务是由不同的体能需求所组成的，这就包括了每个任务需要处理的重量是多少，需要工人发出多大的力气才可完成该任务，以及完成这些任务的频率是多少。

工作行为评估在职业能力评定中重要性尤为突出。其需要评定服务对象的工作动机、外表是否得体、工作姿势矫正、出席率、工作守时状况、对工作的完成度、与同事间的人际交往、在工作中产生的情绪处理方式以及其工作中的抗压能力。这些将成为对于最终判断其是否能够坚持维持一份工作的重要参考指标。可使用林氏就业意愿量表（表25-3）对其就业意愿度进行评定。

表25-3 林氏就业意愿量表

此问卷可能帮助我们更了解你的需要。每个句子描述了一个人开始求职服务计划时的感觉。请在适当的方格用（√）号指出你对每句句子的同意程度。请依照你现在的感觉去决定你的选择，而非你过去或将来的感觉。		非常不同意	不同意	不确定	同意	非常同意
1	我觉得我或许已经准备好了重返工作岗位					
2	我正在为重返工作岗位而努力					
3	我觉得为重返工作岗位而做的努力或许是值得的					
4	我已经订好了计划，在未来数周内重返工作岗位					
5	我没有工作的能力，我不明白为什么要到这儿来参加职业康复训练					
6	我终于开始为重返工作岗位而努力了					
7	我一直在想，应该是时候重返工作岗位了					
8	我正在搜寻关于工作的消息和资料					
9	我为自己重返工作岗位做准备其实就是浪费时间，因为我根本不可能再工作了					
10	我知道失业是不太好的，但目前我对重返工作岗位的事情无能为力					
11	我明白应该要重返工作岗位，并且我真的觉得自己应该为此而努力					
12	我一直都在想办法重返工作岗位					
13	别人认为我应该重返工作岗位，但我不认同他们的说法					
14	每个人都只懂得说要重返工作岗位，而我现在确实在为此而努力					
15	我正计划在未来的数周内重返工作岗位					
16	所有关于工作的话题都令我厌烦，可以不要再来烦我吗					
17	我正在为重返工作岗位而积极努力					
18	我为自己重返工作岗位做准备其实就是浪费时间，因为我根本不想去工作					

综合上述三者评定结果，作业治疗师需要定时与医生及康复其他团队成员汇报评估结果，给出相应干预意见，如：是否对医疗康复项目调整；是否对体能训练调整；是否需要进行现场工作需求评估（工厂探访）；是否需要开始工作能力强化训练；是否需要进行其他心态相关评估；是否需要参加复工准备小组；是否需要加强社区适应等。

二、工作分析（job analysis）

工作分析是一种收集工作讯息的方法，了解工作中的具体任务以及完成该任务所需要的专业知识以及出色完成该工作所需的专业技能。通常作业治疗师通过直接询问服务对象获得相关工作讯息，包括了解工作技能以及所需工具，也可以通过询问雇主了解完成工作的流程及职责以及最终产出效益。使用现场工作探访是最有效、最直接获取工作讯息的方式。

1. 工作分析的特性 工作本身所具备的特性包括材料、工具/仪器、行业、服务/数据/物件、产品。而对工人所具备的特性包括教育水平、文字/推理/数学能力、职业技能培训、能力倾向、体能、兴趣、工作环境适应能力。

2. 常用工作分析方法 目前主要有加拿大 GULHEMP 工作分析系统、国家职业分类大典(Dictionary of occupational titles, DOT)、O * NET 在线工作分析系统和评估对象的现场工作分析等。由于工作分析本身属于作业活动分析中的一部分内容，故本章节不做详细阐述，但可通过网络方式找到相应职业分类大典，且获取相应工作需求。

第三节 职业治疗

一、工作能力训练(work capacity training)

工作能力训练可分三个层次：工作能力调适训练(work conditioning)，工作能力强化训练(work hardening training)，以及工作模拟训练(work simulation)。三个层次的训练时机、性质、目标、设备、方法和环境都有所差异，但有时亦会综合交叉应用(表 25－4)。

表 25－4 工作能力训练对比表

项目	工作能力调适训练	工作能力强化训练	工作模拟训练
时机	医疗康复后期及职业康复初期	职业康复前、中期及后期	职业康复后期
性质	按特定肢体功能训练	按特定工作任务做训练	按工作岗位做训练
目的	提升工作相关体能，包括肌力、耐力及心肺功能；训练正确安全工作姿势	提升工作相关体能，促进受伤部位的应用；提升适应疼痛能力，训练正确安全的工作姿势；帮助自己了解自身长处及弱处；促进服务对象至工人角色转换	培养良好的工作行为习惯；提高工作的耐受力；促进服务对象至工人角色转换
设备	体能训练器材 模拟工作站	模拟工作站	模拟工作站 实际工作场地
方法	针对工作体能相关体能渐进式训练	针对工作过程中较重要且较困难的部分进行渐进式训练	完成岗位要求的所有工序；满足岗位生产及人际需求

1. 工作能力调适训练 主要是指提高康复期工人的基本体能，包括肢体力量、心肺耐力、肌肉耐力、肢体柔韧性。通常体能训练也是职业康复训练的第一阶段训练，待体能训练提高后则进入第二阶段，也就是工作能力强化训练。

2. 工作能力强化训练 提高康复期工人工作能力为目的训练的方法，训练涉及运用真实工作相关的工具进行模拟受伤工人工作状态，最大化提高其工作表现能力。

开展系统的工作能力强化训练前，作业治疗师先分析工伤职工的工作岗位要求，根据服务对象的功能情况，以及向服务对象深入了解，共同找出可能受伤势影响的工序，然后选择合适的工作站及工作任务进行训练。在职业康复初期，作业治疗师可按受伤前的工作岗位要求做参考，设计训练计划。对服务对象受训后的工作能力有更清楚的掌握，又对回归单位后的实际工作安排有较确定的了解，特别是知道回归工作后会更改工作岗位，作业治疗师要评估新岗位的工作要求，再重新设计针对性的训练计划。

工作能力强化训练计划要平衡训练强度及因训练受伤的风险。如训练强度太低，便没有训练效果。强度太高会容易引起受伤。训练项目的重点和难度要经常调整，一般每几天就要考虑调整一下，确保训练效果。作业治疗师可考虑客观评估，如最大力量，最高心率及血压，以及临床观察等指标来调整训练强度。亦要考虑服务对象的反馈及感受，如主观困难度、主观辛苦度及是否愿意加快训练步伐等。工作能力强化训练强度比一般医疗康复训练为高，受训者存在一定的再受伤风险，除要小心做训练计划外，要有一套工作能力强化训练区域安全运作的规则，严格执行，亦要有足够的作业治疗师现场监督指导训练。

二、工作单位协调

经过工作能力训练后，工作单位协调是影响服务对象是否返回岗位的重要因素。通常在工作单位协调前需与服务对象进行自我协调，包括对其进行求职技巧培训、劳动市场竞争力分析、就业申请书书写以及帮助其提升自身就业信心。工作分析是工作安置的成功关键，对其工作环境的掌握度越高，在与工作单位协调的过程中就越容易被接受，也意味着服务对象今后维持该工作的时间越长。

工作单位协调过程中对于用人单位的沟通尤为重要。需要对雇主进行充分交谈，了解其对该岗位的期许值，可作为工作能力训练中的目标进行训练。如有必要也可在交流过程中提出进行现场工作训练建议。

工作单位协调结果包含6种情况：原单位原岗位、原单位新岗位、新单位原岗位、新单位新岗位、自主创业、无就业能力。作业治疗师也可就6种结果作为服务对象的最终康复目标。

第四节　职业技能指导

本节主要选用职业康复中常见的工种进行职业技能指导，包括木工、金工、手工编织活动、缝纫活动以及计算机使用。

一、木工活动

木工是一门工艺，一门独有的技术，也是建筑常用的技术，是中国传统三行（即木工、木头、木匠）之一。据说远古时代建造房屋，房屋建好封顶之日必须请“木工”镇邪！镇邪之时木工拿出独门工具站在屋脊之上高喊大吉大利之话，以保日后平安富贵！当今社会“木工”职业应用领域广泛，比如房屋建设领域，船舶领域，美化景观建设，还有现在最常见的装饰装潢领域。而在当前作业治疗领域也常常把木工作为一种常用的作业治疗活动。

1. 活动目的　作业治疗师可根据不同的目的为患者选择木工活动。一般在木工活动中可以发现有较多上肢协调操作，双手配合运用的任务以及长时间平衡需求和操作工具的过程，因此合适的功能障碍人群参与木工活动可提高其上肢协调能力、双手运作能力以及平衡能力。这些功能障碍的人群通常有脑损伤后、手外伤后、上肢骨折后、下肢骨折后、部分脊髓损伤后等广泛人群。

2. 活动特点　容易引起各类人群较高的积极性；方便，材料易获得；工具易操作，易掌握。

3. 常用工具及材料　木工所需工具易获得，可从一般建材市场或互联网上获得，且操作相关工具简单。常用工具有斧、弓形锯、弓形钻、铲、凿、羊角锤、尺等。常用材料有实木板、大芯板、竹拼板、密度板、饰面板、细芯板、指接板、钉等。

4. 活动任务　木工活动任务较为广泛，包括了选料、测量、划线、锯木、刨木、组装、打钉、着色等。

（1）锯木　主要治疗作用为训练上肢肌力和耐力，改善上肢关节活动度，提高下肢站立耐力以及肢体平衡能力。活动步骤：① 固定木材：可采用一侧下肢踩踏木材于矮凳的方法或采用台钳固定木料的方法。② 站立拉锯：双手或单手发力拉动锯条。

（2）刨木　刨木主要治疗作用为训练上肢、躯干协调控制能力，改善下肢站立能力。活动步骤：① 固定木材于台钳，用固定在桌面上的台钳固定木料，固定过程中需用力锁紧木料。② 刨木，待固定稳定后，双手刨木，刨木过程中需保持双手用力一致。

（3）钉钉子　主要治疗作用是增强上肢肌力和耐力，尤其是肘部、腕部肌群肌力和握力，改善肩关节内外旋转，提高手眼协调以及双手协作能力。活动步骤：① 固定木料，可固定木料与种类不同的台钳或夹子上。② 打钉入木：待固定后便可开始打钉入木。

5. 活动调节

（1）工具　可用不同大小、重量调节工具操作的难易程度。

（2）木料　不同的木料材质硬度不同，完成所需的体力也各异。

（3）姿势　不同的活动姿势其主要治疗的目的也不同，例如蹲位打钉可提高下肢骨折膝关节活动度，而站立打钉其主要治疗目的在下肢站立耐力训练。

6. 活动注意事项

（1）安全防护，需头戴安全帽

（2）使用锋利器具需避免割伤

（3）使用油漆需避免污染无关物品

二、金工活动

金工为金属工艺的简称，是指用金属材料制作物品的过程，金工包括车工、铣工、磨工、镗工、焊工等多个工种。金工作业和木工作业一样，均为作业治疗师常采用的作业治疗方法。其主要治疗目的与木工等治疗方法类似。

1. 活动目的　金工的主要治疗目的有：训练上肢肌力，提高患侧上肢协调灵活能力，此外也有培养工伤人员复工积极性的作用。

2. 活动特点　活动强度大：① 金工作业活动因活动强度大，比较适合用于增强上肢肌力和耐力训练的人群。② 此类手工活动可较容易吸引人们兴趣。③ 制作成品易于保存。

3. 常用工具及材料　大型金工工具例如车床等不易获得，但可在互联网或一般五金店获得一些简单工具，如：焊具，摩打吊机，戒指铁，坑铁，手寸尺，卡尺，各种粗、细、圆、扁、三角锉刀，各种牙针，钻针，卓弓（锯弓），卓条（锯条），剪钳，平嘴钳，铁锤，玛瑙刀，虎钳，铝钳口，毛刷，锉刷，游标卡尺，直角尺，秋叶等。常用的金工材料有铝条、铝块、铁块、钉子、螺丝等。

4. 活动任务　金工活动内容广泛，可选作为作业治疗活动的任务有敲打、打磨、拧螺丝。

（1）敲打　敲打的主要治疗作用为训练上肢肌力和耐力，改善上肢关节活动度，提高下肢站立耐力以及肢体平衡能力。活动步骤：① 固定被敲打物，可用台钳固定，被敲打物可为金属铁块。② 选择不同类型锤子，不同重量的锤子对上肢的训练强度不同，目前市面上有大小不一的铁锤，还有不同型号的橡皮锤子。③ 敲打，敲打过程中需严格控制敲打力度，避免危险发生。

（2）打磨　打磨的主要治疗作用在于上肢灵活控制能力的训练。活动步骤：① 确定打磨边缘，打磨前需掌握需打磨的尺寸，可虚线用笔做记号。② 选择不同把手、大小的锉刀，不同大小的锉刀对手部抓握有着不同的要求，比如较大把手需操作人员有着更加良好的手部抓握能力和协调

NOTE

能力。③ 打磨过程中需注意安全，避免锉刀伤手；对于功能较差人群，需从简单步骤开始。

（3）拧螺丝　拧螺丝活动的主要治疗作用是改善手的灵活性，扩大前臂旋转以及手指的活动范围。活动步骤：① 手势准备，使用拇指、示指、中指捏持，或手握螺丝刀捏持。② 旋转，利用手指的活动拧螺丝，或利用前臂的旋转带动螺丝刀拧螺丝。

5. 活动调节

（1）工具　在训练中手部功能较差者可使用把手较粗或重量较轻的工具。

（2）体位　根据训练目的可选坐位、站立位完成，也可通过位置的变化扩大关节活动范围。

（3）工序的调节　若由于功能受限无法全部完成所有工序，也可只完成部分工序。

6. 注意事项

（1）有攻击或自伤行为者禁用。

（2）金属处理过程可由高温产生，需防止烫伤。

（3）操作过程中可有飞沫产生，需防止进入眼睛。

（4）接触锋利物品时需注意切割伤。

三、手工编织活动

手工编织在我国有着悠久的历史，在几千年前人们就开始编织简单的织物。随着科技的发展，编织材料也有了很大的发展，同时编织工艺也有明显的改进。目前手工编织的物品主要有日用品、欣赏品、家具、玩具、鞋帽五类。按照工艺技法有交织、针织、编织、钩织等。按原料分有竹编、藤编、草编、棕编、柳编、麻编六大类。编织是一门心灵手巧的艺术，通过编织既锻炼身体功能，同时也让我们的生活更加丰富多彩。

1. 活动目的　编织的主要治疗作用有提高上肢肌力、提高手指精细活动能力、改善手眼协调能力、缓解情绪压力、促进再就业等目的。

2. 活动特点　编织是一种让众多女性追捧的活动，因此把编织作为一种治疗活动能够较快地吸引众多女性朋友的参与。编织所需的材料在日常生活中极易获得，可通过市面购买与互联网购买的方式获得，且价格便宜。

3. 常用工具及材料　编织常用的工具有编织筐、挂棒、毛衣棒针、钩针、剪刀、针、镊子、尺等。常用编织物料有毛线、茅草、竹片、柳条等。

4. 活动任务　手工编织有着较多不同的编织方法，例如针织方法、藤条编织方法、钩针方法。

（1）针织方法　针织是以纱线成圈的方法互相联结而成的织物，如毛衣、帽子等，基本方法如图 25－10。

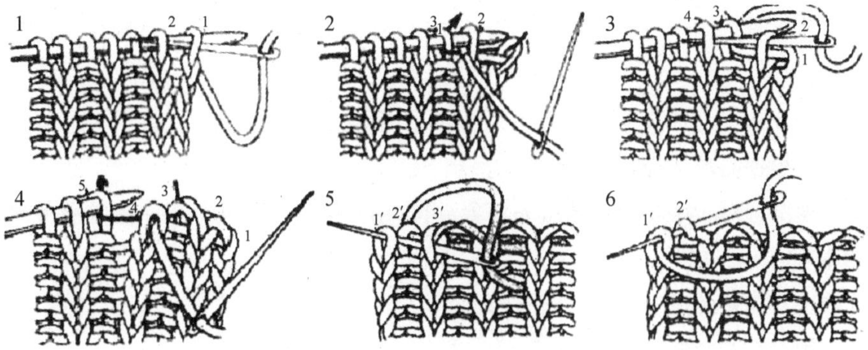

图 25－10　基本针织方法

（2）*藤条编织方法*　藤条编织是利用天然织物的枝条编织物品的方法，可用柳条编织、竹片编织等。基本方法如图 25－11。

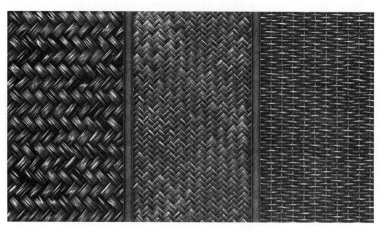

图 25－11　常见编织图案

（3）*钩针方法*　钩针是使用钩针制作出小物品的方法，基本方法如图 25－12。

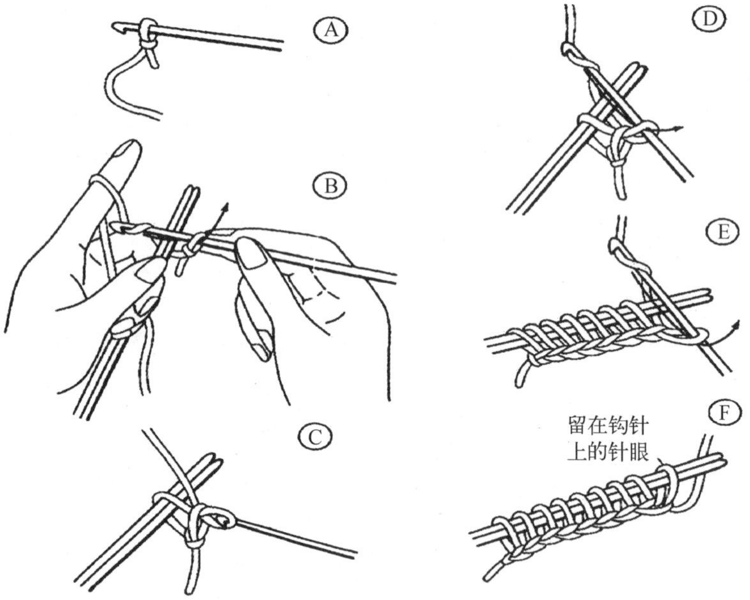

图 25－12　钩针的基本方法

5. 活动的调节　编织活动难易程度差别较大，因此需根据不同的功能障碍调节该活动。

（1）*编织的材料*　对于手功能较差的服务对象，可选用较粗的材料进行操作，待功能改善后再选用较细材料。

（2）*工具或方法*　为提高手指灵活性，可选用图案较为复杂的进行操作。

（3）*体位*　根据需求选择站立位、坐位。

（4）*工序调节*　对于手功能较差服务对象，可选用其中一个或几个工序要求服务对象完成。

6. 注意事项

（1）选取工具需避免过于尖锐，防止伤人。

（2）藤条边缘需避免锋利，防止伤人。

（3）原料较细时需避免勒伤。

四、缝纫活动

缝纫是手工或利用缝纫机在缝料上形成一种或多种线迹，使一层或多层缝料交织或缝合起来的过程。缝纫机能缝制棉、麻、丝、毛、人造纤维等织物和皮革、塑料、纸张等制品，缝出的线迹整齐美观、平整牢固，缝纫速度快、使用简便。将缝纫活动作为作业治疗活动有着较多优势，一方面该活动趣味性较高，另一方面该活动治疗意义较大。

1. 活动目的　缝纫活动的主要治疗目的在于提高服务对象手眼协调能力，改善手指精细操作能力，也可用作提高服务对象参与作业活动兴趣。

2. 活动特点　缝纫活动有着工具易活动，操作简单易学，能较好吸引参与者的特点。

3. 常用工具及材料　缝纫活动常用工具有家用缝纫机、剪刀、针。主要材料有线、布料。

4. 活动任务　缝纫可分为手工缝纫活动、手工缝沙包活动与缝纫机缝纫活动。可根据不同需要选择。

（1）*手工缝纫活动*　手工缝纫活动可用于提高手指精细功能，如手功能较差，要完成该项活动具有危险，建议禁止此类人群。手工缝纫常用针法见图 25－13。

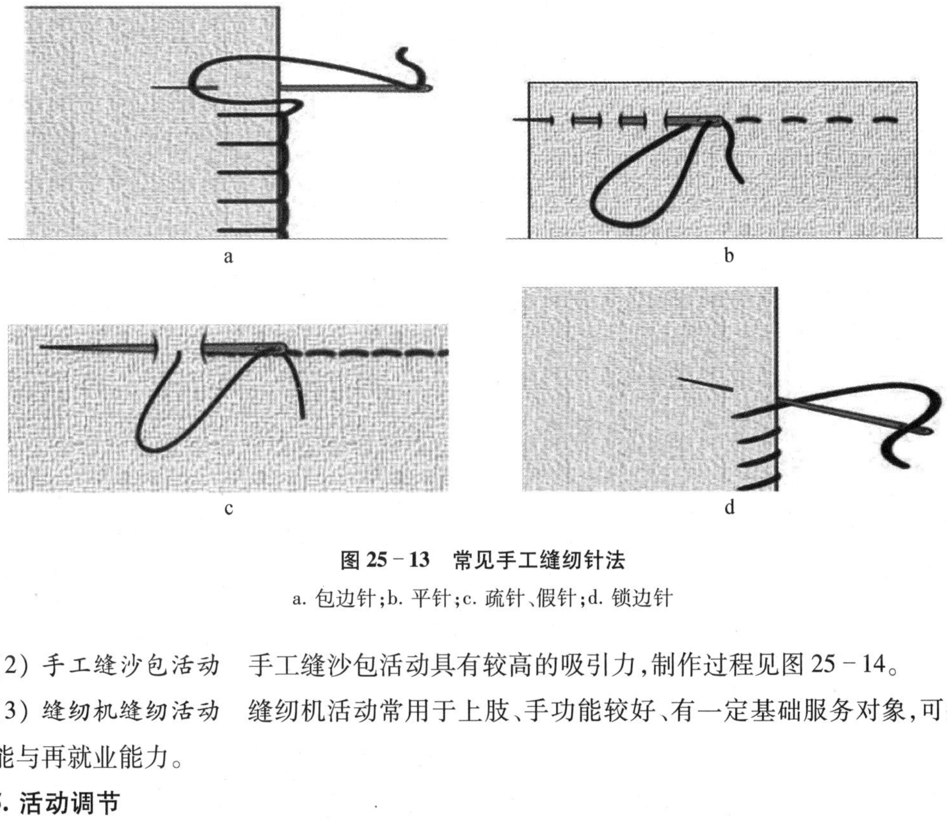

图 25－13　常见手工缝纫针法

a. 包边针；b. 平针；c. 疏针、假针；d. 锁边针

（2）*手工缝沙包活动*　手工缝沙包活动具有较高的吸引力，制作过程见图 25－14。

（3）*缝纫机缝纫活动*　缝纫机活动常用于上肢、手功能较好、有一定基础服务对象，可提高其手功能与再就业能力。

5. 活动调节

（1）*布料*　在较大布料上操作比在小布料上操作容易。

（2）*方法*　手工缝纫方法较缝纫机操作方法简单。

（3）*工序*　对于难以完成完整工序服务对象来说，可只完成部分工序。

6. 注意事项

（1）给针穿线需谨慎对待，手功能较差服务对象可由他人帮助完成穿线。

（2）使用剪刀等锋利工具需谨慎，防止割伤。

（3）操作电动缝纫机需谨慎，防止触电。

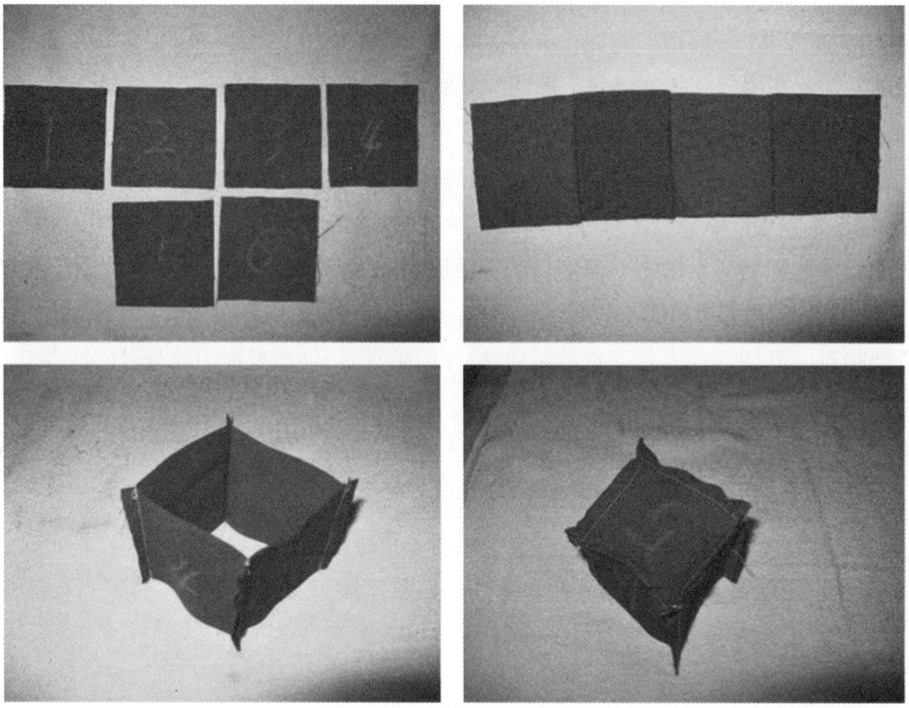

图 25－14 沙包制作过程

五、计算机使用

计算机是一种用于高速计算的电子计算机器，可以进行数值计算，又可以进行逻辑计算，还具有存储记忆功能，是能够按照程序运行，自动、高速处理海量数据的现代化智能电子设备。计算机是 20 世纪最先进的科学技术发明之一，对人类的生产活动和社会活动产生了极其重要的影响，并以强大的生命力飞速发展。它的应用领域从最初的军事科研应用扩展到社会的各个领域，已形成了规模巨大的计算机产业，带动了全球范围的技术进步，由此引发了深刻的社会变革，计算机已遍及一般学校、企事业单位，进入寻常百姓家，成为信息社会中必不可少的工具。因此将计算机使用作为治疗活动具有重要的意义。

1. 活动目的 计算机使用活动目的可分为两种，一种是作为手功能训练工具，可以提高其手指灵活性。另一种是将计算机使用训练作为一种职业培训的工具，由于越来越多的工作对计算机使用的能力有着较高的要求，因此掌握计算机使用技能可以提高其工作竞争能力。

2. 活动特点 计算机使用活动具有较强的趣味性，可以吸引不同年龄阶段的人群。其次计算机使用活动具有简单、易开展的特点。

3. 常用工具及材料 计算机活动开展所需工具为一台计算机，另外可配有一本计算机操作教学书籍。

4. 活动任务 计算机使用活动任务可以是以手工训练为目的的打字训练任务，另外，也可以是以计算机使用能力为目的的常用软件学习任务。

（1）打字训练 目前电脑打字训练有众多训练软件可供免费下载，其主要治疗目的有手指精细功能训练、前臂旋转功能训练。活动步骤：① 下载免费打字软件。② 打字：开始打字训练，对于手指功能较差服务对象可先由较简单任务开始。

（2）软件学习 软件学习任务是较高难度的计算机使用训练任务，该任务可以提高参与者操作计算机能力,增强职业竞争能力。活动步骤:① 下载免费办公自动化软件。② 根据参考书目学习软件操作。

5. 活动调节　计算机使用训练任务变化多样,可根据实际需求调节。

(1) 软件　根据参与者对软件学习的需求选择适当的软件学习。

(2) 任务方式　可要求参与者在规定时间内完成某种任务,待操作能力提升后再缩短时间。

6. 注意事项

(1) 操作姿势　计算机使用活动训练时需保持正确的姿势,避免不适产生。

(2) 时间　任务时间不宜过长,避免疲劳。